吃、睡、動！

自我管理健康守則

崎田ミナ

Kuu Neru Ugoku!
KARADA MENTE
Mina Sakita

「生活散漫也想常保健康！」

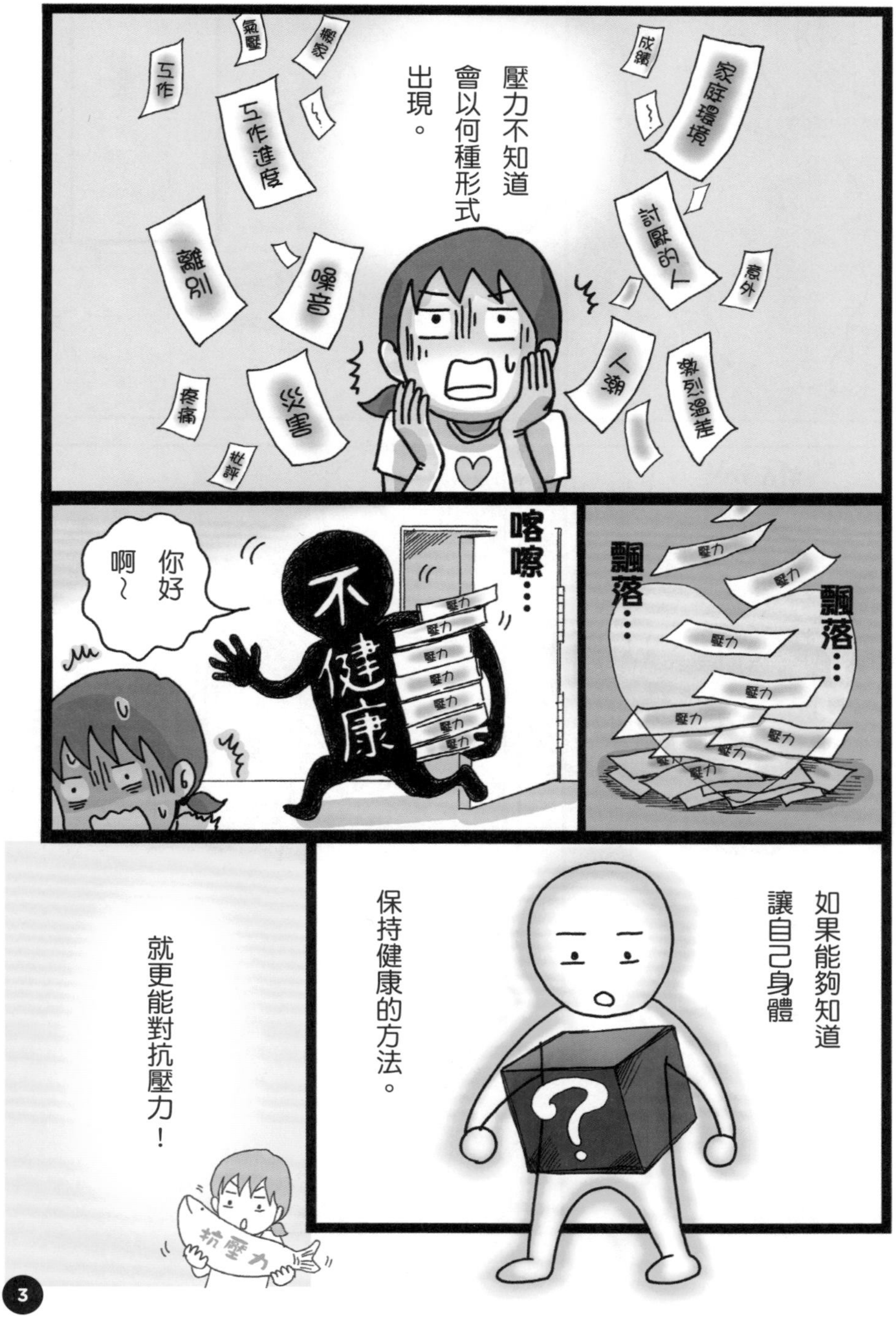
壓力不知道
會以何種形式
出現。
家庭環境
成績
討厭的人
意外
激烈溫差
人潮
氣壓
搬家
工作
工作進度
離別
噪音
災害
疼痛
批評
喀嚓…
你好
啊～
不健康
壓力
飄落…
飄落…
如果能夠知道
讓自己身體
保持健康的方法。
就更能對抗壓力！
抗壓力

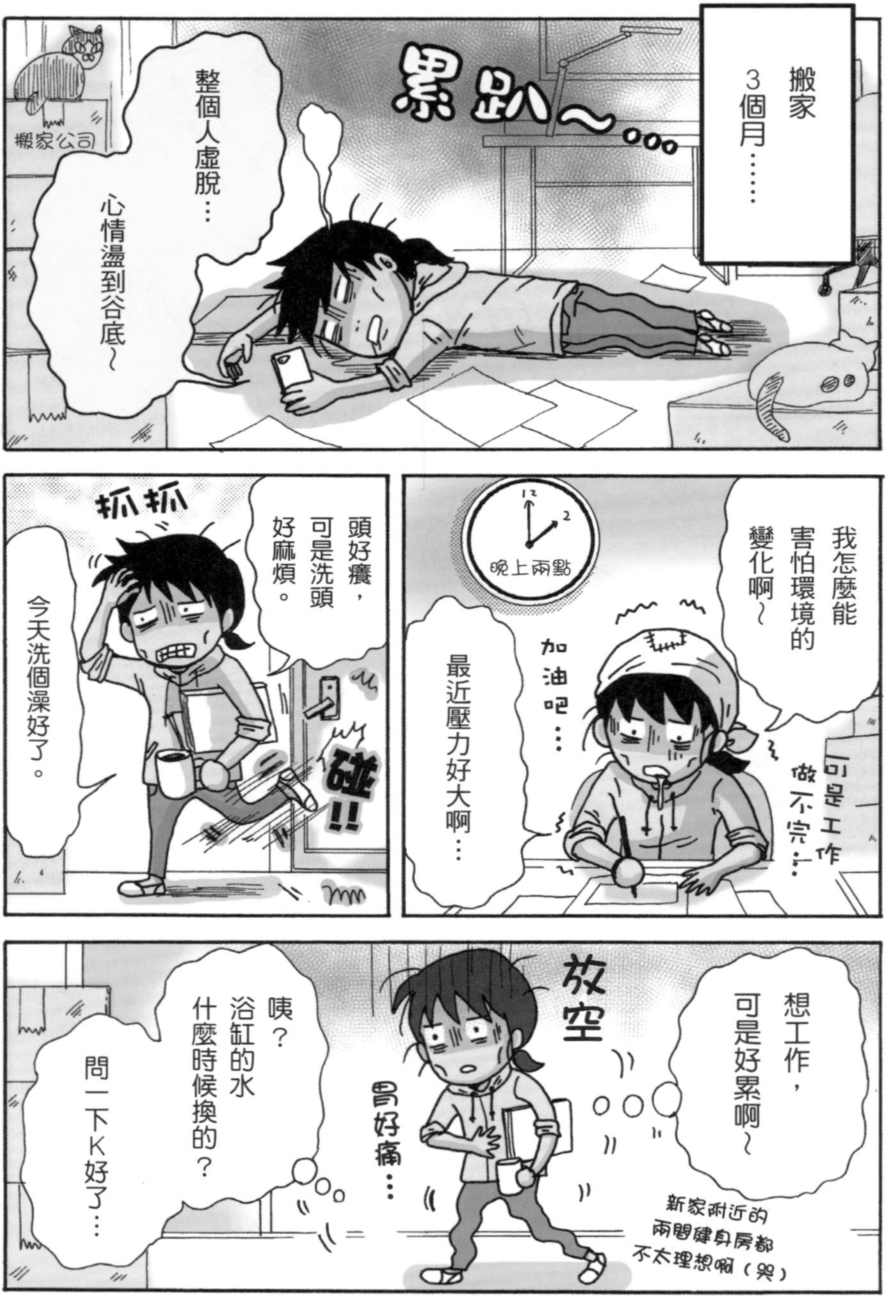
搬家3個月……
累趴～…
整個人虛脫…
心情盪到谷底～
搬家公司
我怎麼能害怕環境的變化啊～
晚上兩點
可是工作做不完…
加油吧…
最近壓力好大啊…
頭好癢，可是洗頭好麻煩。
抓抓
碰!!
今天洗個澡好了。
想工作，可是好累啊～
放空
胃好痛…
新家附近的兩間健身房都不太理想啊（哭）
咦？浴缸的水什麼時候換的？
問一下K好了…

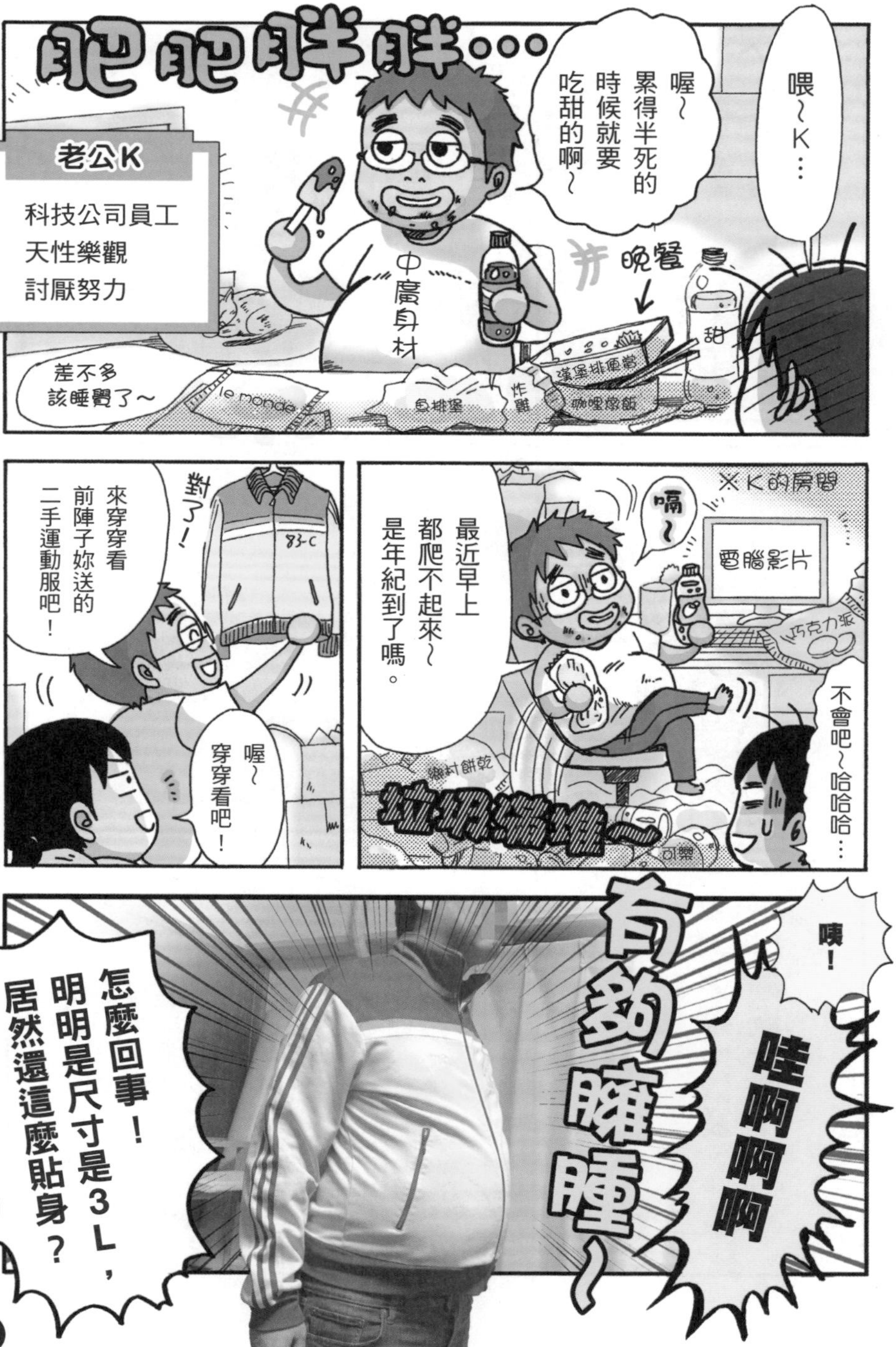
喂～K…
喔～累得半死的時候就要吃甜的啊～
肥肥胖胖…
老公K
科技公司員工
天性樂觀
討厭努力
中廣身材
晚餐
甜
漢堡排便當
咖哩燴飯
炸雞
魚排堡
le monde
差不多該睡覺了～
※K的房間
嗝～
電腦影片
最近早上都爬不起來～是年紀到了嗎。
巧克力派
鄉村餅乾
可樂
不會吧～哈哈哈…
對了！
來穿穿看前陣子妳送的二手運動服吧！
83-C
喔～穿穿看吧！
咦！
有夠臃腫～
哇啊啊啊
怎麼回事！明明是尺寸是3L，居然還這麼貼身？

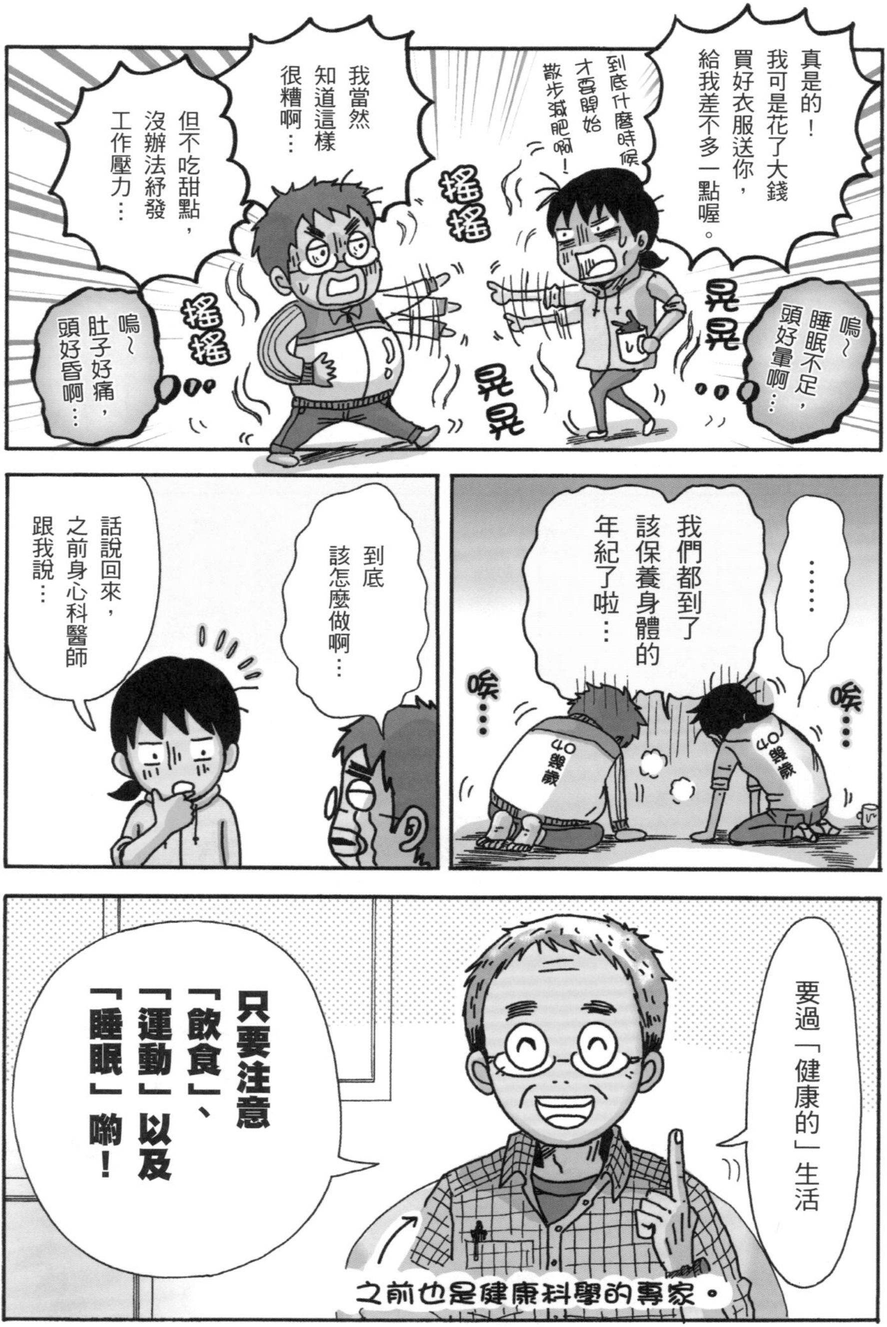
真是的！我可是花了大錢買好衣服送你，給我差不多一點喔。
到底什麼時候才要開始散步減肥啊！
我當然知道這樣很糟啊…
但不吃甜點，沒辦法紓發工作壓力…
搖搖
搖搖
晃晃
晃晃
嗚～睡眠不足，頭好暈啊…
嗚～肚子好痛，頭好昏啊…
……
我們都到了該保養身體的年紀了啦…
唉…
唉…
40幾歲
40幾歲
到底該怎麼做啊…
話說回來，之前身心科醫師跟我說…
要過「健康的」生活
只要注意「飲食」、「運動」以及「睡眠」喲！
之前也是健康科學的專家。

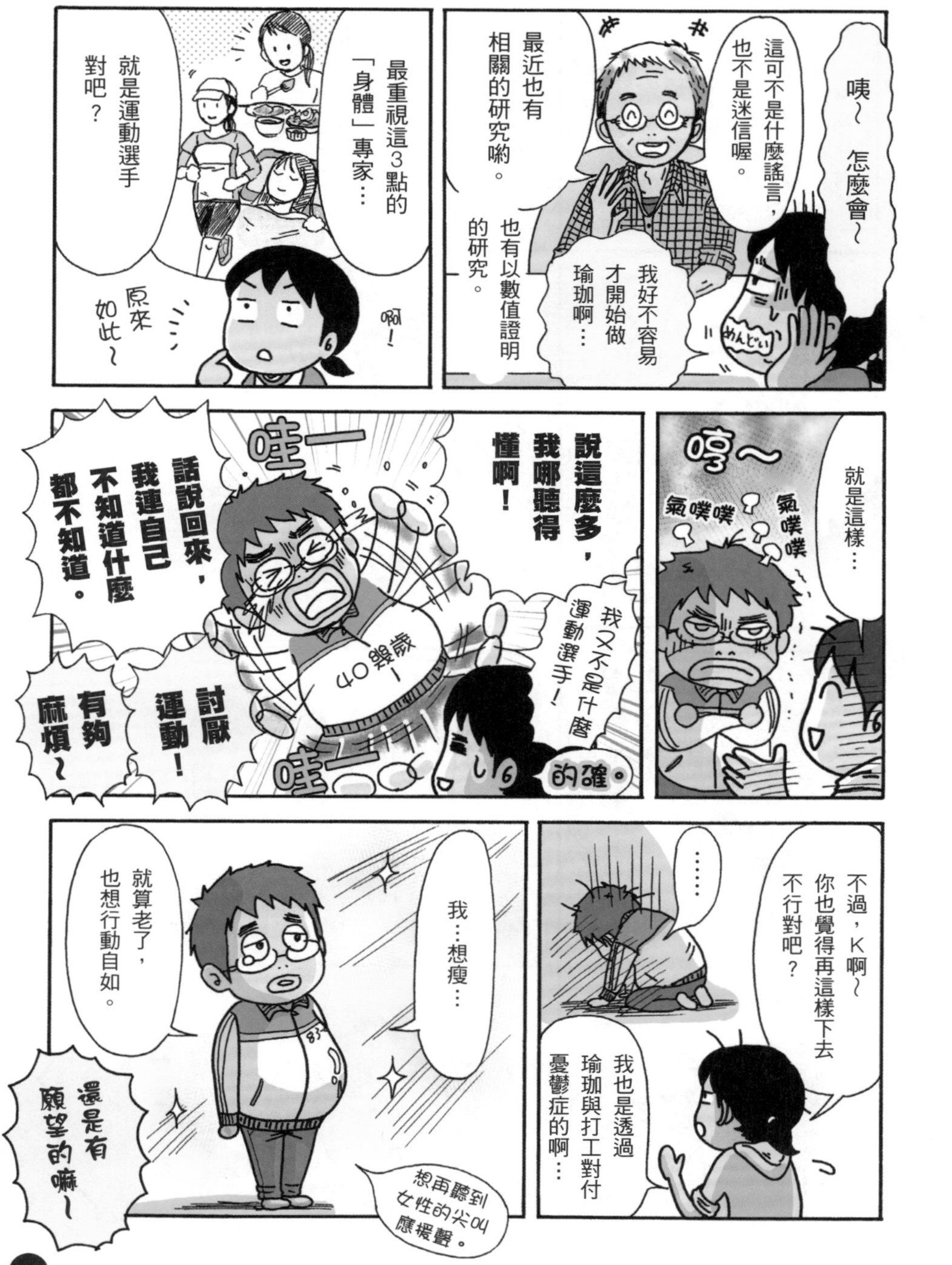

咦～怎麼會～
這可不是什麼謠言，也不是迷信喔。
最近也有相關的研究喲。
也有以數值證明的研究。
我好不容易才開始做瑜珈啊…
めんどい
最重視這3點的「身體」專家…
就是運動選手對吧？
啊！
原來如此～
哼～
就是這樣…
氣噗噗
氣噗噗
說這麼多，我哪聽得懂啊！
哇ー
我又不是什麼運動選手！
話說回來，我連自己不知道什麼都不知道。
40幾歲ー
討厭運動！
有夠麻煩～
哇ー
的確。
不過，K啊～你也覺得再這樣下去不行對吧？
……
我也是透過瑜珈與打工對付憂鬱症的啊…
我…想瘦…
就算老了，也想行動自如。
想再聽到女性的尖叫應援聲。
還是有願望的嘛～

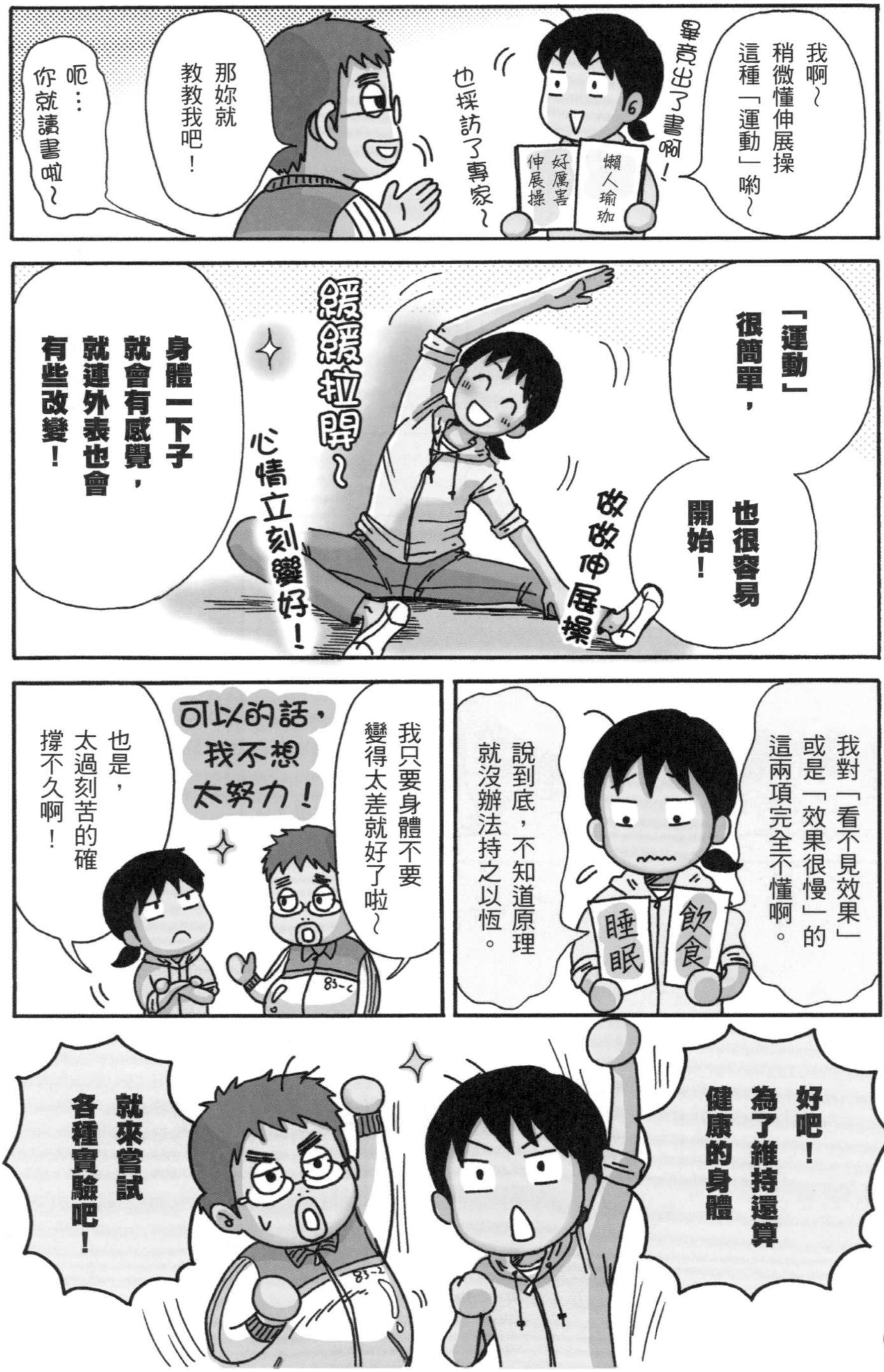

我啊～稍微懂伸展操這種「運動」喲～
畢竟出了書啊！
也採訪了專家～
懶人瑜珈
好厲害伸展操
那妳就教教我吧！
呃…你就讀書啦～
「運動」很簡單，
也很容易開始！
做做伸展操
緩緩拉開～
心情立刻變好！
身體一下子就會有感覺，就連外表也會有些改變！
我對「看不見效果」或是「效果很慢」的這兩項完全不懂啊。
飲食
睡眠
說到底，不知道原理就沒辦法持之以恆。
我只要身體不要變得太差就好了啦～
可以的話，我不想太努力！
也是，太過刻苦的確撐不久啊！
好吧！為了維持還算健康的身體
就來嘗試各種實驗吧！

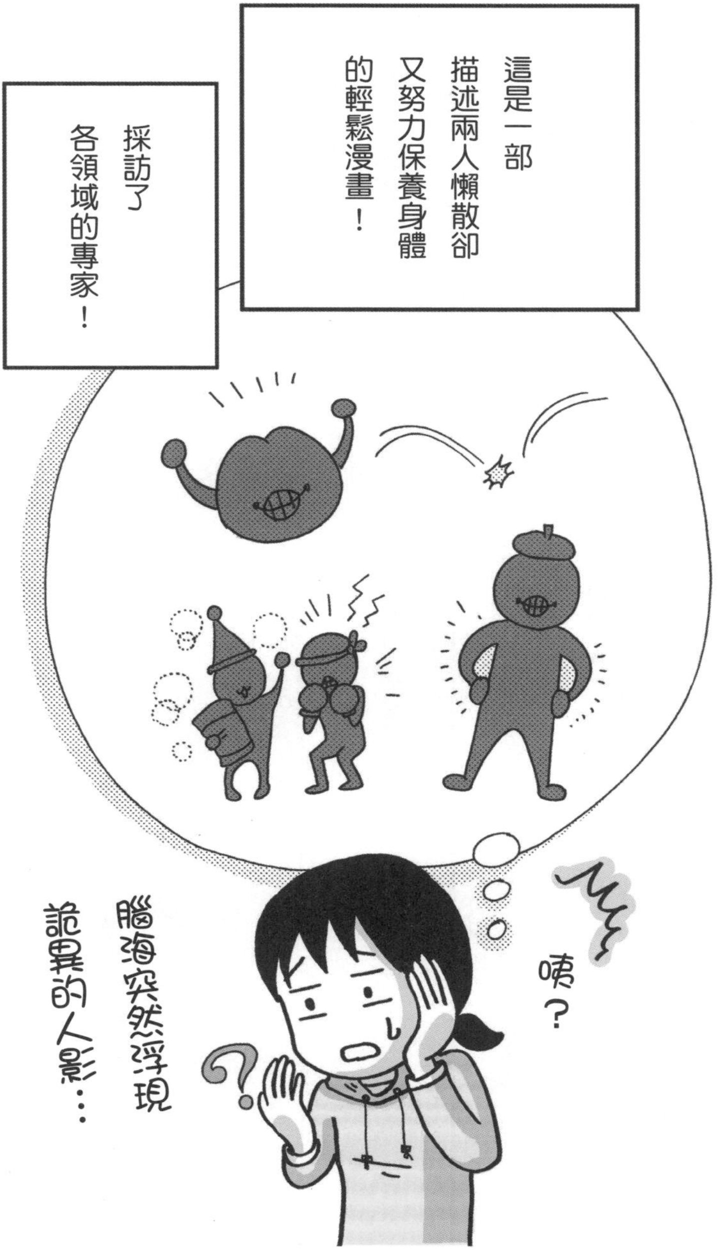
這是一部
描述兩人懶散卻
又努力保養身體
的輕鬆漫畫！
採訪了
各領域的專家！
咦？
腦海突然浮現
詭異的人影…

目錄

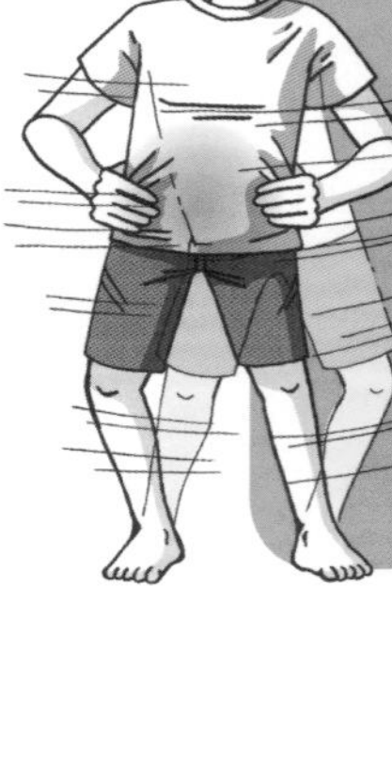

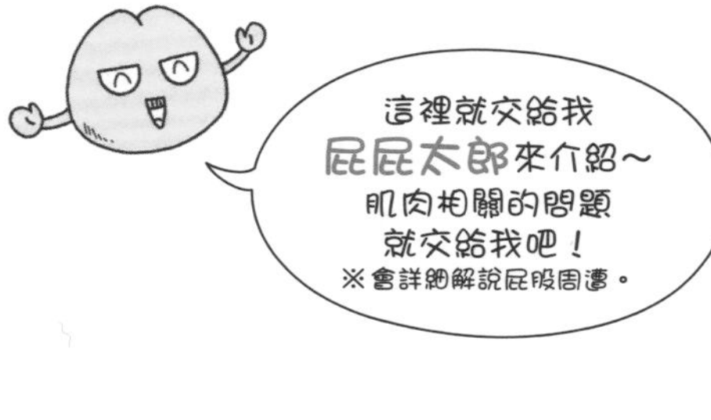
這裡就交給我
屁屁太郎來介紹～
肌肉相關的問題
就交給我吧！
※會詳細解說屁股周遭。

入門的下半身重訓生活

慢慢培養體力的步行方式

目錄

第2章 吃得恰到好處，讓身體清爽無負擔！飲食篇

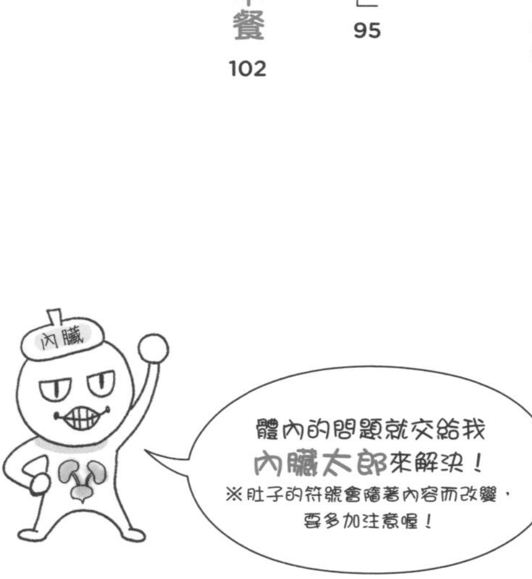

內臟
體內的問題就交給我
內臟太郎來解決！
※肚子的符號會隨著內容而改變，
要多加注意喔！

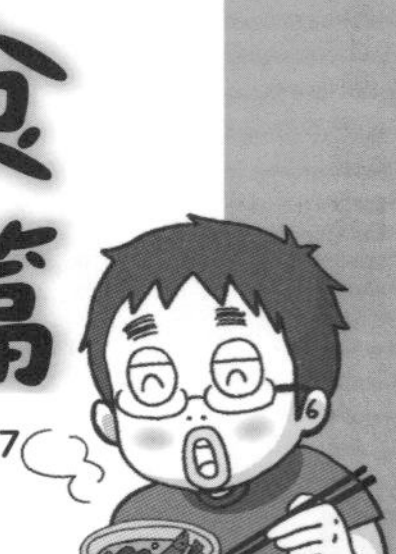

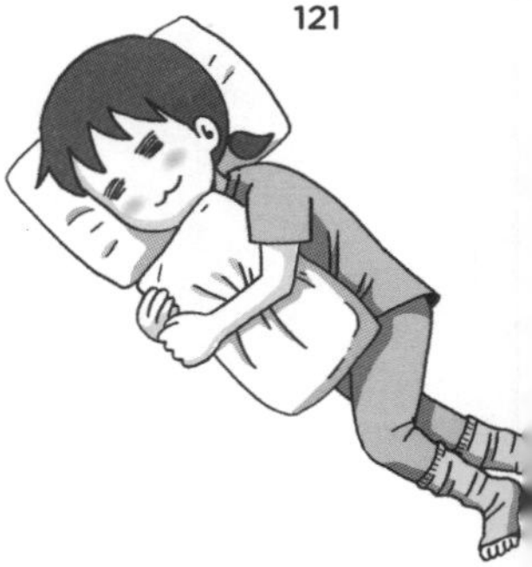

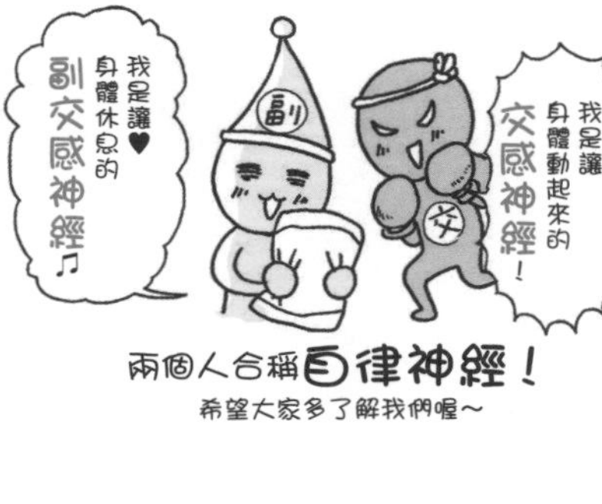

我是讓身體休息的副交感神經♪
副
我是讓身體動起來的交感神經！
交
兩個人合稱自律神經！
希望大家多了解我們喔～

第1章 運動篇
伸展操
重量訓練
步行方式
第2章 飲食篇
點心
慢活早餐
五大營養素
酒
第3章 睡眠篇
① 入睡
② 入睡

自我管理健康守則

吃、睡、動！

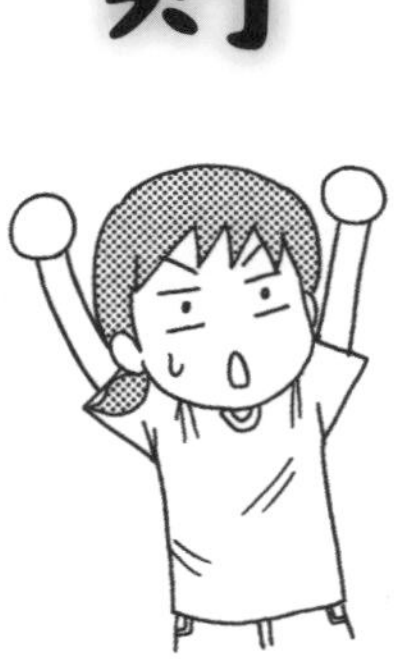

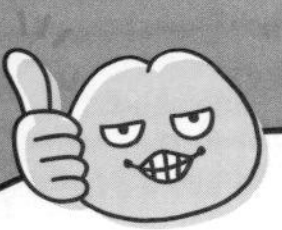

適當地動一動，
讓身體神清氣爽！

第1章 運動篇

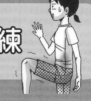

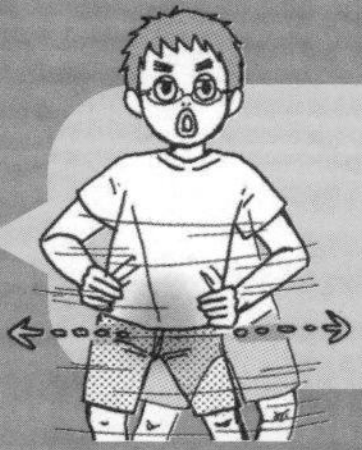

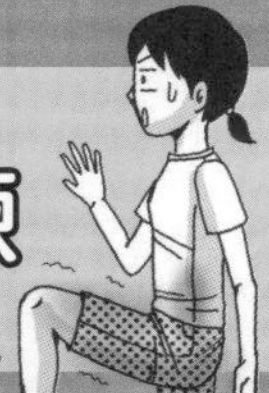

伸展操

下半身伸展操

屁股×髖關節放鬆術 18

解說漫畫「屁股與髖關節的關係」

解說漫畫「屁股的奮鬥故事」

● 屁股×髖關節舒爽流

解說漫畫「讓屁股放鬆有什麼好處？」

● 骨盆屁屁動一動

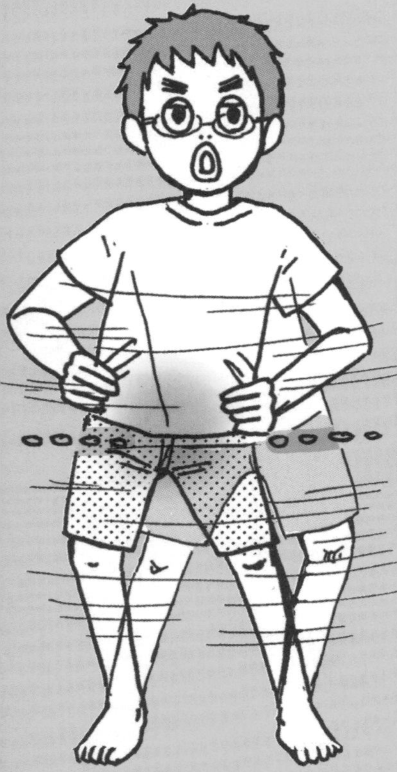

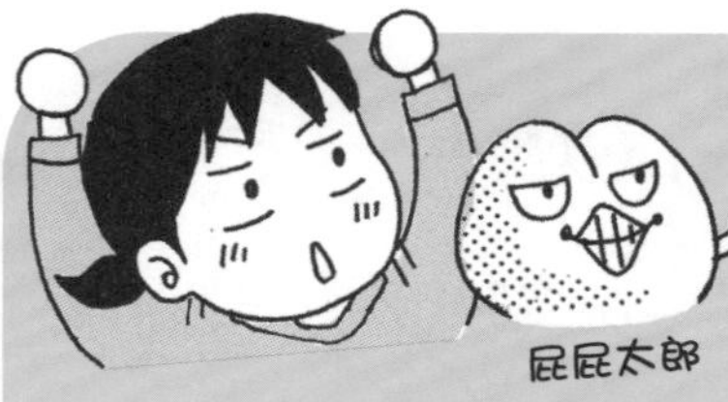

**首先從這裡開始！
嚴選消除氣結與疲勞的
放鬆技巧！**

一切都是
為了怕麻煩的人
所介紹！

上半身伸展操
隨便一學便會！放鬆技巧33

- 肩關節伸展操
- 貓背式、脖子伸展操
- 眼睛與脊椎扭轉伸展操
- 懶人枕頭伸展操

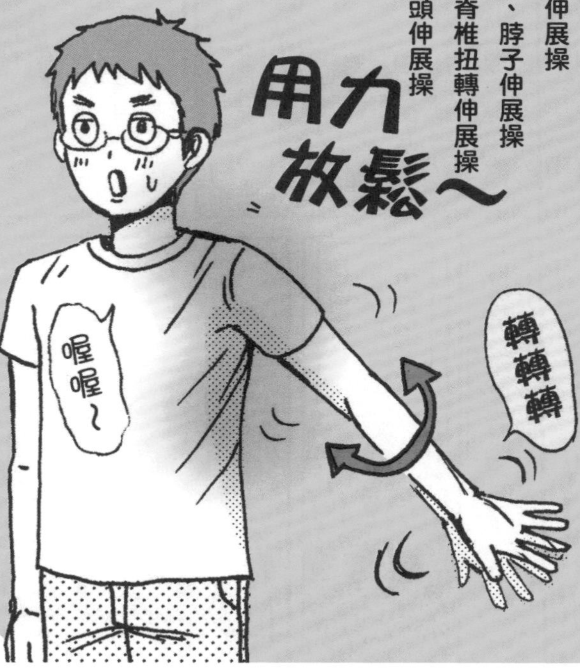

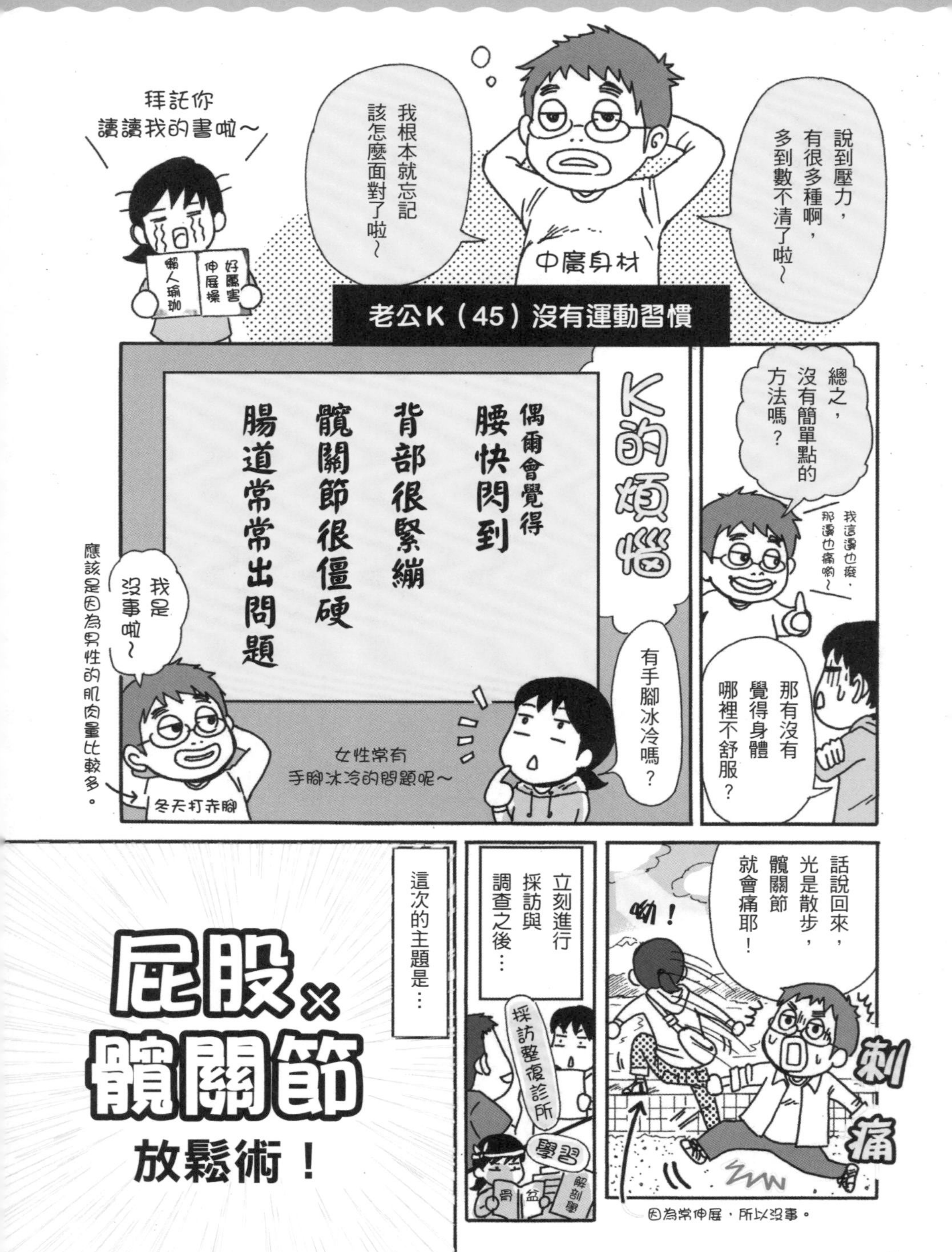
說到壓力，有很多種啊，多到數不清了啦～
我根本就忘記該怎麼面對了啦～
拜託你讀讀我的書啦～
好厲害伸展操
懶人瑜珈
中廣身材
老公K（45）沒有運動習慣
總之，沒有簡單點的方法嗎？
我這邊也痠，那邊也痛喲～
那有沒有覺得身體哪裡不舒服？
K的煩惱
偶爾會覺得腰快閃到
背部很緊繃
髖關節很僵硬
腸道常常出問題
有手腳冰冷嗎？
女性常有手腳冰冷的問題呢～
我是沒事啦～
應該是因為男性的肌肉量比較多。
冬天打赤腳
話說回來，光是散步，髖關節就會痛耶！
喲！
刺痛
因為常伸展，所以沒事。
立刻進行採訪與調查之後…
採訪整復診所
學習
解剖學
骨盆
這次的主題是…
屁股×髖關節
放鬆術！

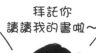

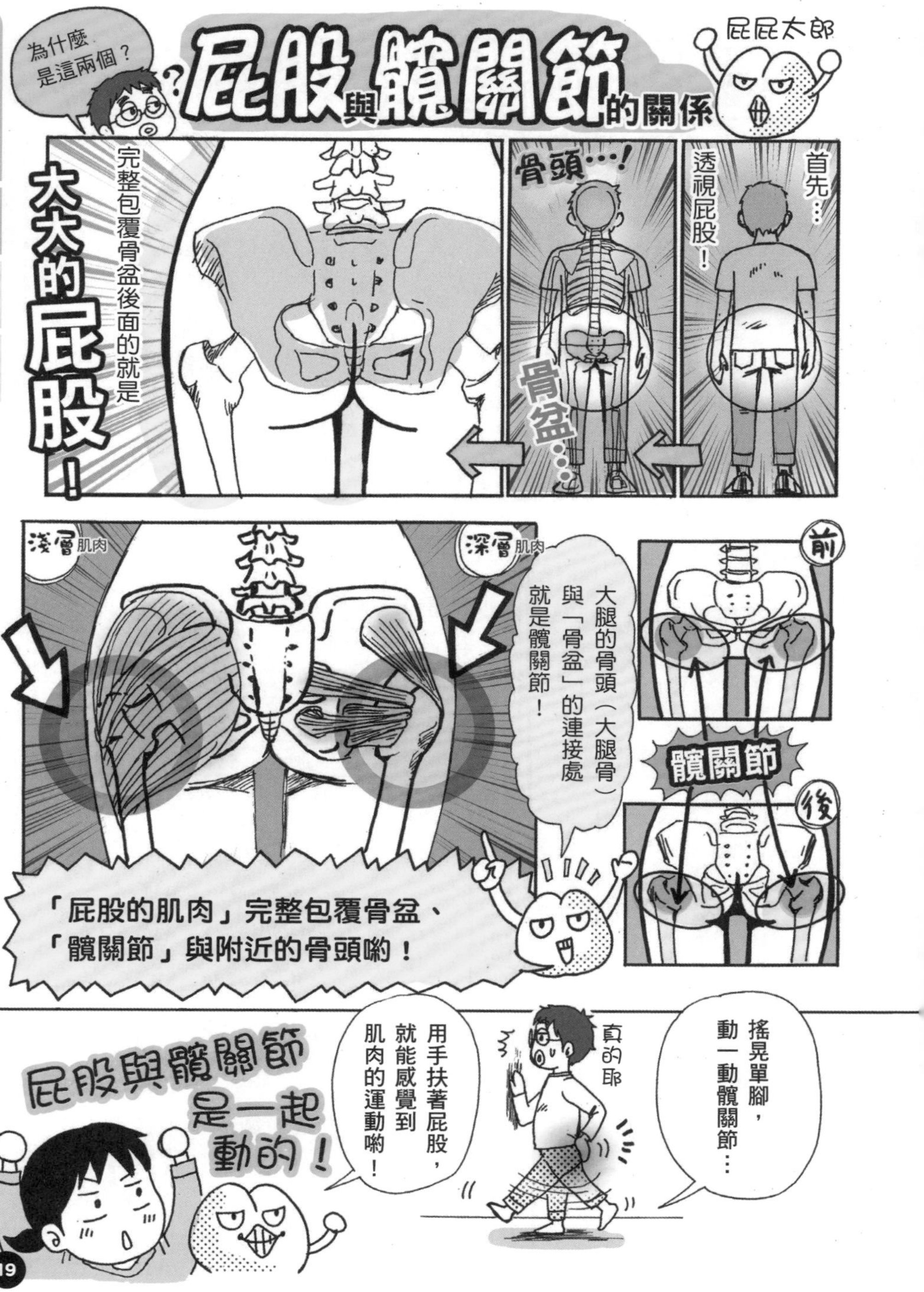
為什麼是這兩個？
屁股與髖關節的關係
屁屁太郎
首先…
透視屁股！
骨頭…！
骨盆…
完整包覆骨盆後面的就是
大大的屁股！
前
後
髖關節
大腿的骨頭（大腿骨）與「骨盆」的連接處
就是髖關節！
深層肌肉
淺層肌肉
「屁股的肌肉」完整包覆骨盆、「髖關節」與附近的骨頭喲！
搖晃單腳，動一動髖關節…
真的耶
用手扶著屁股，就能感覺到肌肉的運動喲！
屁股與髖關節是一起動的！

屁股的奮鬥故事

奮鬥人生

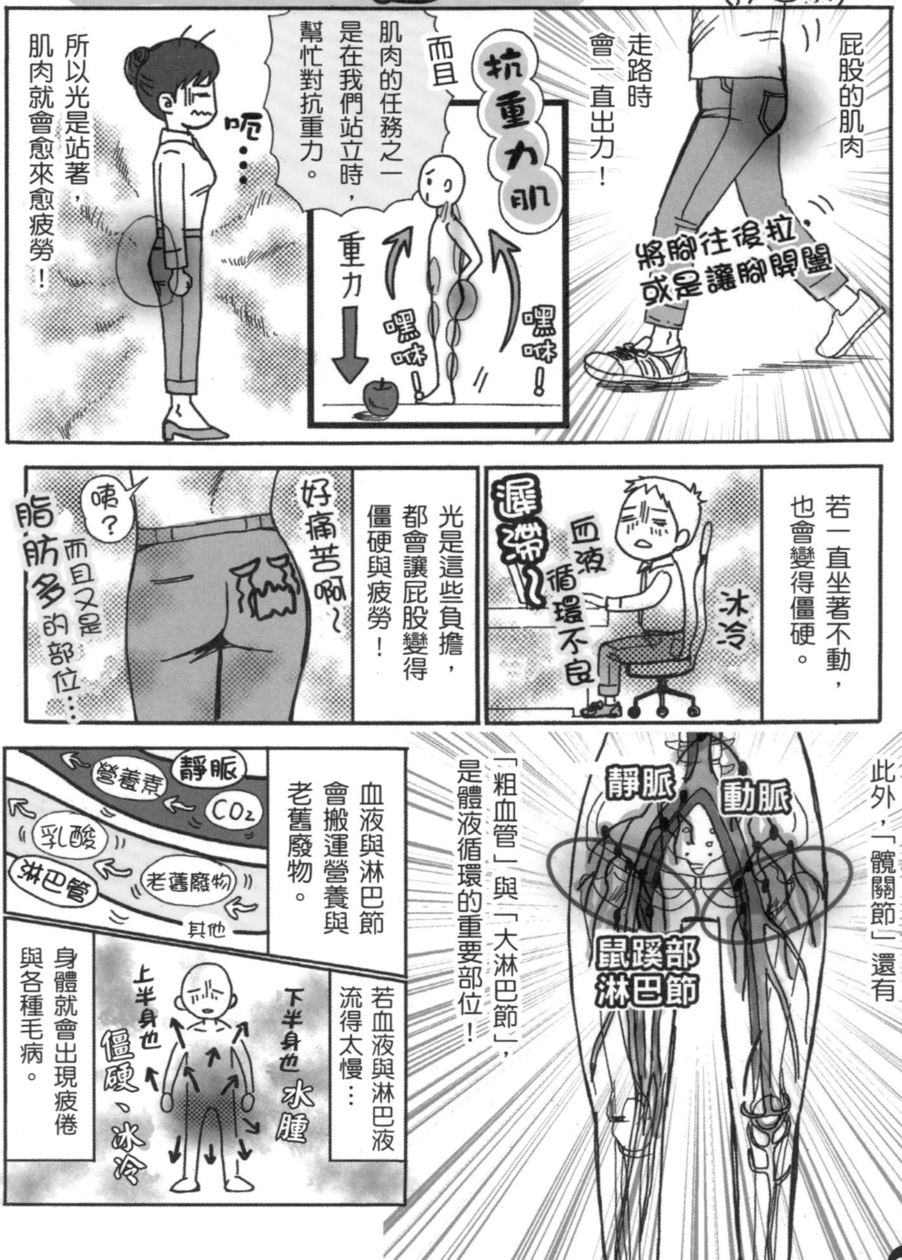

屁股的肌肉
走路時會一直出力！
將腳往後拉，或是讓腳髀闔
而且
抗重力肌
肌肉的任務之一是在我們站立時，幫忙對抗重力。
重力
嘿咻！
嘿咻！
所以光是站著，肌肉就會愈來愈疲勞！
呃…
若一直坐著不動，也會變得僵硬。
遲滯～
血液循環不良
冰冷
光是這些負擔，都會讓屁股變得僵硬與疲勞！
好痛苦啊～
咦？
而且又是脂肪多的部位…
此外，「髖關節」還有
靜脈
動脈
鼠蹊部淋巴節
「粗血管」與「大淋巴節」，是體液循環的重要部位！
血液與淋巴節會搬運營養與老舊廢物。
靜脈
營養素
CO_2
乳酸
淋巴管
老舊廢物
其他
若血液與淋巴液流得太慢…
上半身也僵硬、冰冷
下半身也水腫
身體就會出現疲倦與各種毛病。

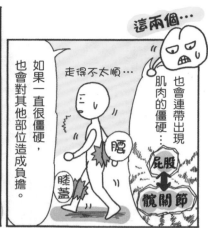

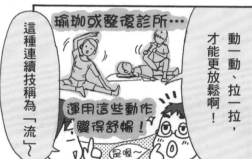

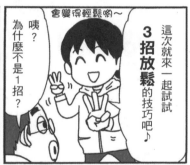

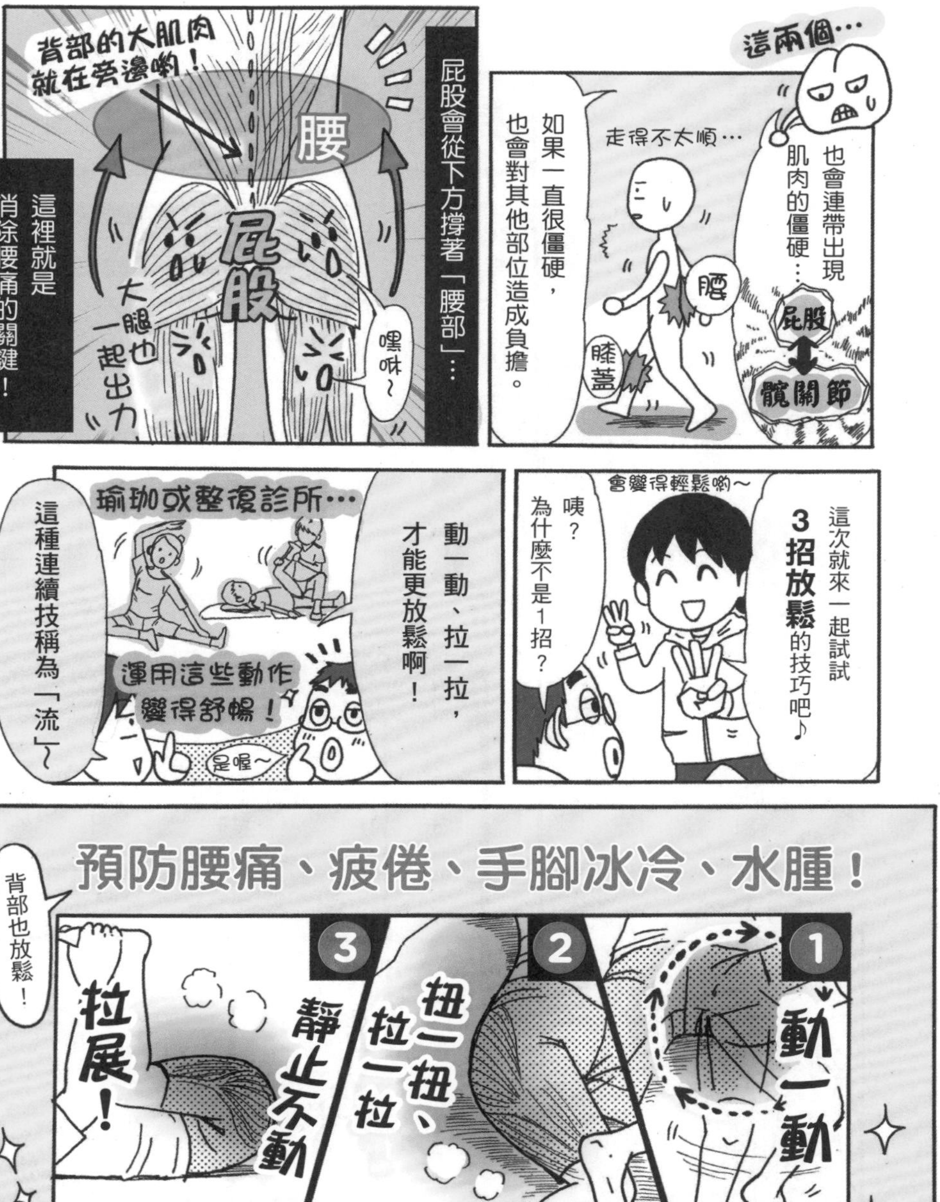
這兩個…
也會連帶出現肌肉的僵硬…
屁股
髖關節
走得不太順…
腰
膝蓋
如果一直很僵硬,也會對其他部位造成負擔。
屁股會從下方撐著「腰部」…
背部的大肌肉就在旁邊喲!
腰
屁股
大腿也一起出力
嘿咻~
這裡就是消除腰痛的關鍵!
這次就來一起試試3招放鬆的技巧吧♪
會變得輕鬆喲~
咦?為什麼不是1招?
動一動、拉一拉,才能更放鬆啊!
瑜珈或整復診所…
運用這些動作變得舒暢!
是喔~
這種連續技稱為「流」~
預防腰痛、疲倦、手腳冰冷、水腫!
背部也放鬆!
1 動一動
2 扭一扭、拉一拉
3 靜止不動 拉展!
屁股×髖關節放鬆「舒爽流」

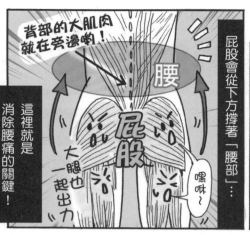

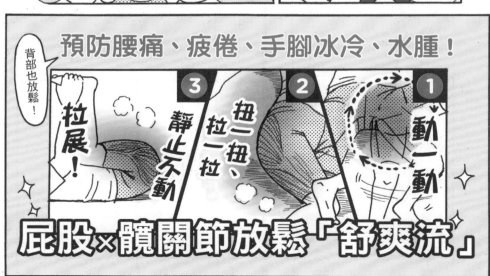

躺著放鬆♪

屁股×髖關節 ●舒爽流

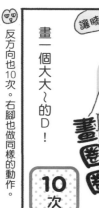

反方向也10次。右腳也做同樣的動作。

1 轉動髖關節

躺著，

腳與腰同寬

讓左膝蓋立起來。

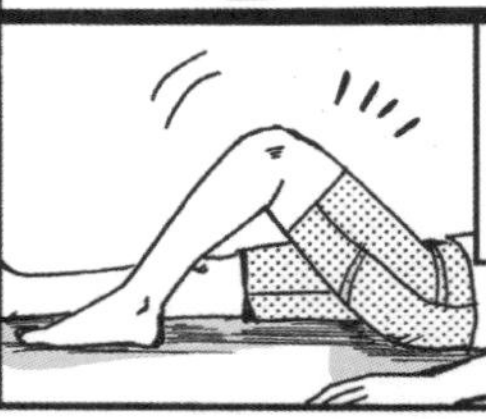

讓腳底一邊在地板滑動，一邊盡可能放慢速度。

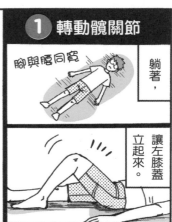

讓膝蓋
邊彎曲，邊打直~
畫圈圈

畫一個大大~的D！

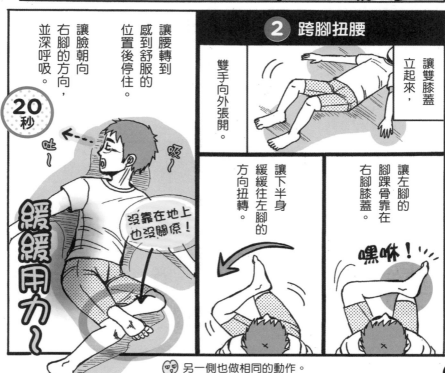

10次

2 跨腳扭腰

讓雙膝蓋立起來，

雙手向外張開。

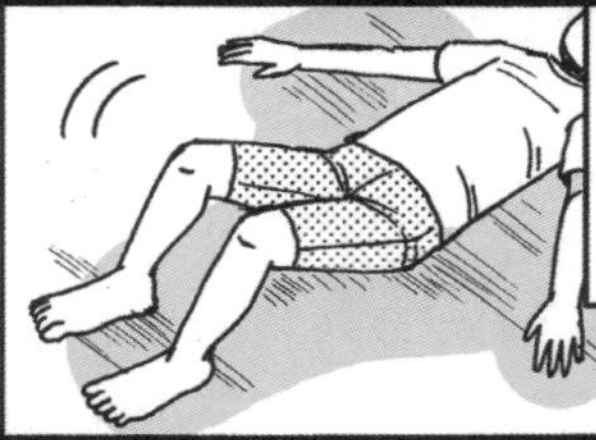

讓左腳的腳踝骨靠在右腳膝蓋。

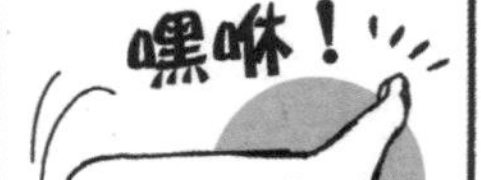

嘿咻！

讓下半身緩緩往左腳的方向扭轉。

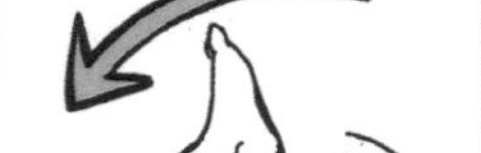

讓腰轉到感到舒服的位置後停住。

讓臉朝向右腳的方向，並深呼吸。

20秒

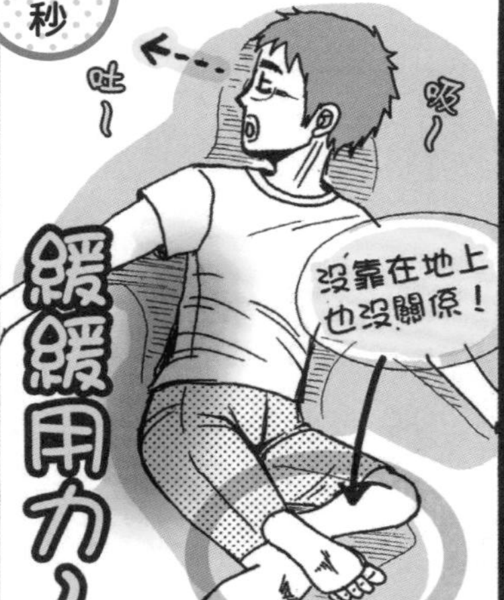

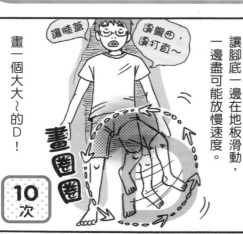

吐~
吸~
沒靠在地上也沒關係！
緩緩用力~

另一側也做相同的動作。

3 反向的桌子伸展操

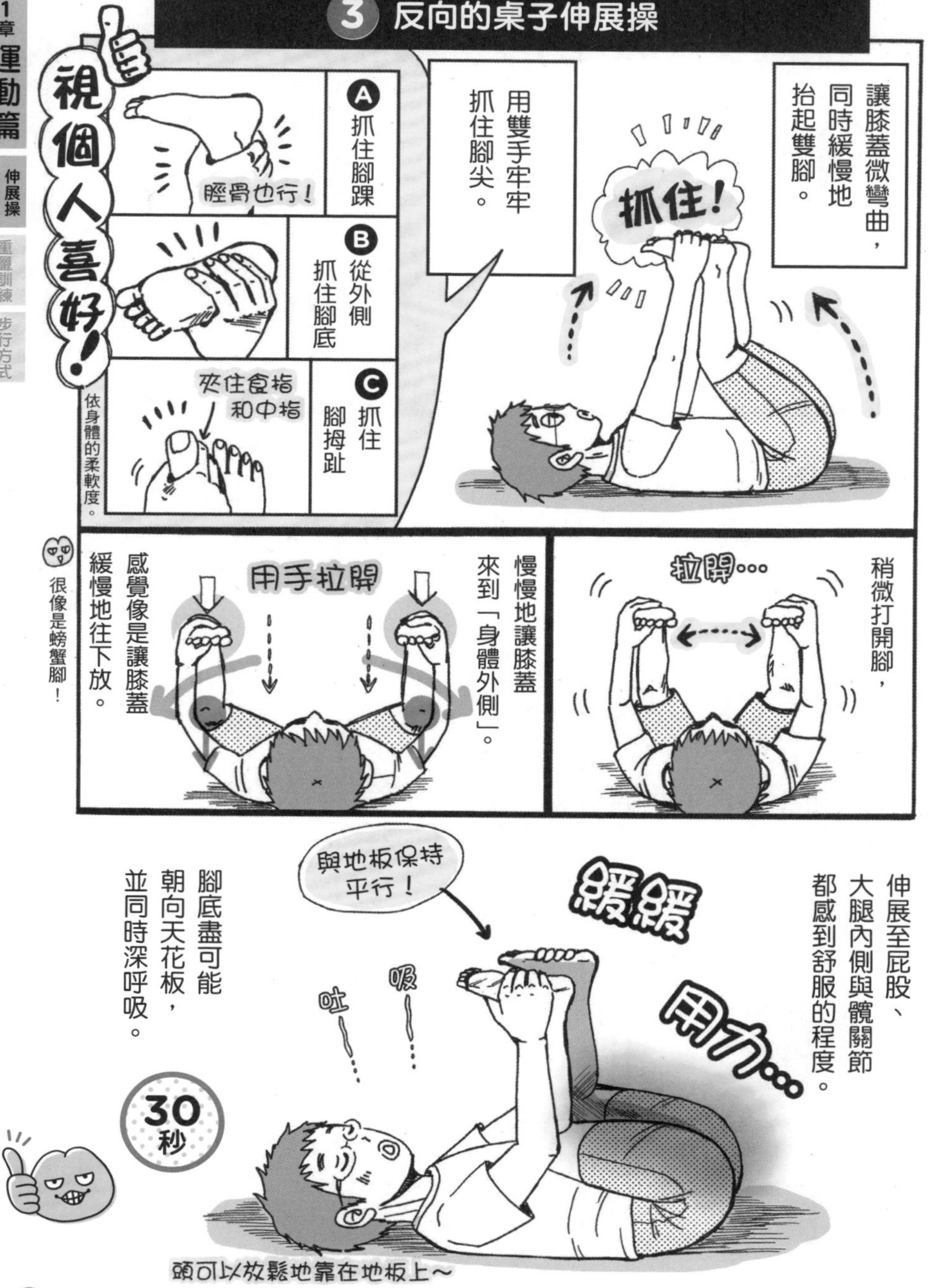
讓膝蓋微彎曲，同時緩慢地抬起雙腳。
用雙手牢牢抓住腳尖。
抓住！
視個人喜好！
依身體的柔軟度。
A 抓住腳踝
脛骨也行！
B 從外側抓住腳底
C 抓住腳拇趾
夾住食指和中指
稍微打開腳，
拉開…
慢慢地讓膝蓋來到「身體外側」。
感覺像是讓膝蓋緩慢地往下放。
用手拉開
很像是螃蟹腳！
伸展至屁股、大腿內側與髖關節都感到舒服的程度。
緩緩
用力…
與地板保持平行！
腳底盡可能朝向天花板，並同時深呼吸。
吸～
吐～
30秒
頭可以放鬆地靠在地板上～

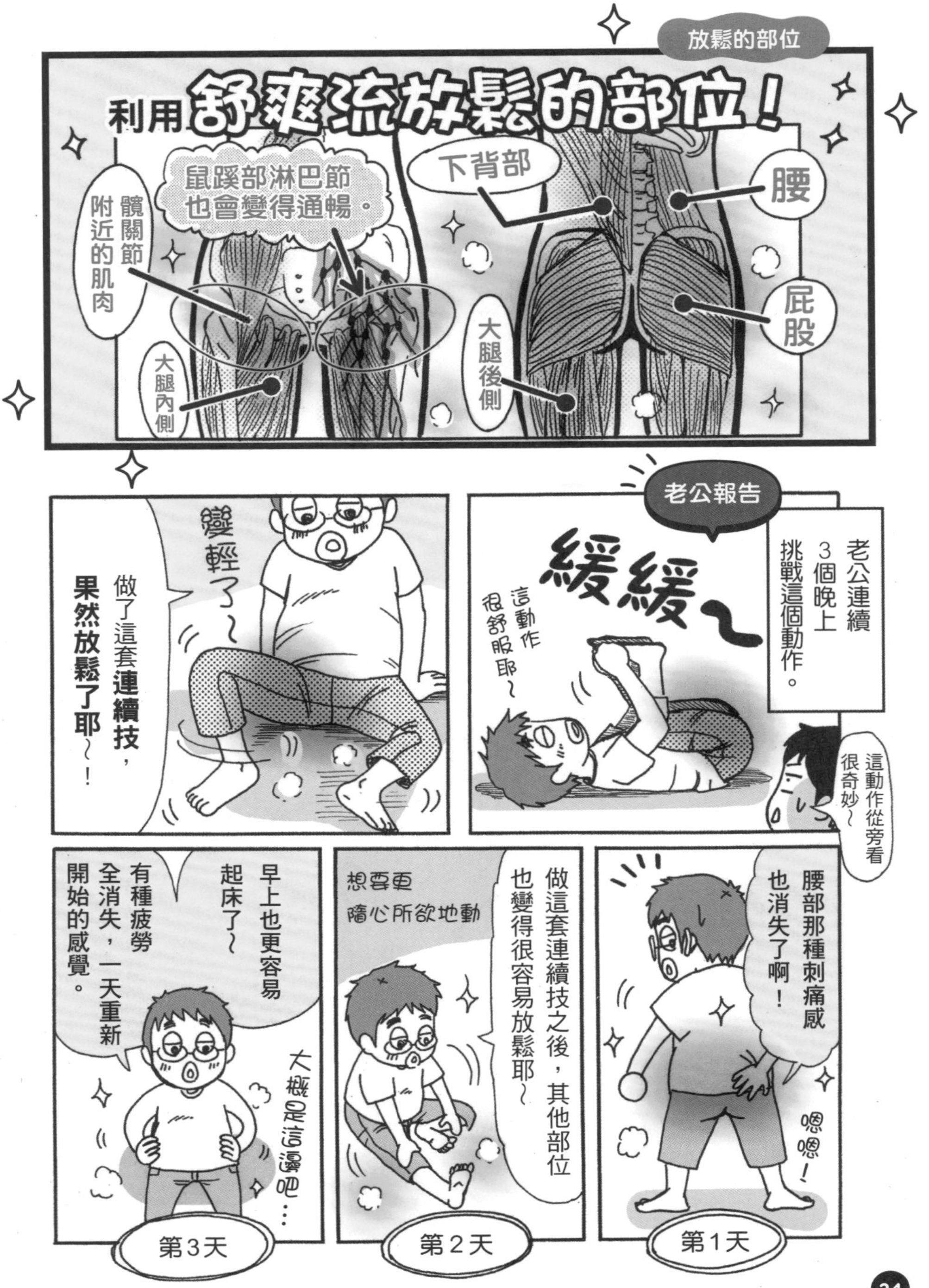
利用舒爽流放鬆的部位！
鼠蹊部淋巴節也會變得通暢。
髖關節附近的肌肉
大腿內側
下背部
腰
屁股
大腿後側
老公報告
老公連續3個晚上挑戰這個動作。
緩緩～
這動作很舒服耶～
這動作從旁看很奇妙～
變輕了～
做了這套**連續技**，**果然放鬆了耶**～！
第1天
腰部那種刺痛感也消失了啊！
嗯嗯！
第2天
做這套連續技之後，其他部位也變得很容易放鬆耶～
想要更隨心所欲地動
第3天
早上也更容易起床了～
有種疲勞全消失，一天重新開始的感覺。
大概是這邊吧……

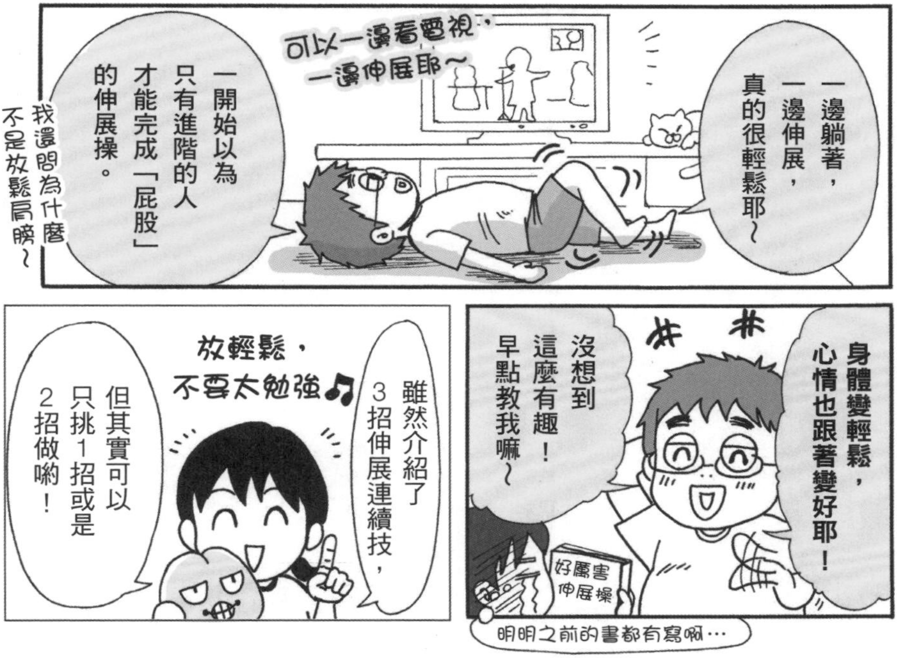
一邊躺著，一邊伸展，真的很輕鬆耶～
可以一邊看電視，一邊伸展耶～
一開始以為只有進階的人才能完成「屁股」的伸展操。
我還問為什麼不是放鬆肩膀～
身體變輕鬆，心情也跟著變好耶！
沒想到這麼有趣！早點教我嘛～
好厲害伸展操
明明之前的書都有寫啊…
雖然介紹了3招伸展連續技，
放輕鬆，不要太勉強♫
但其實可以只挑1招或是2招做喲！

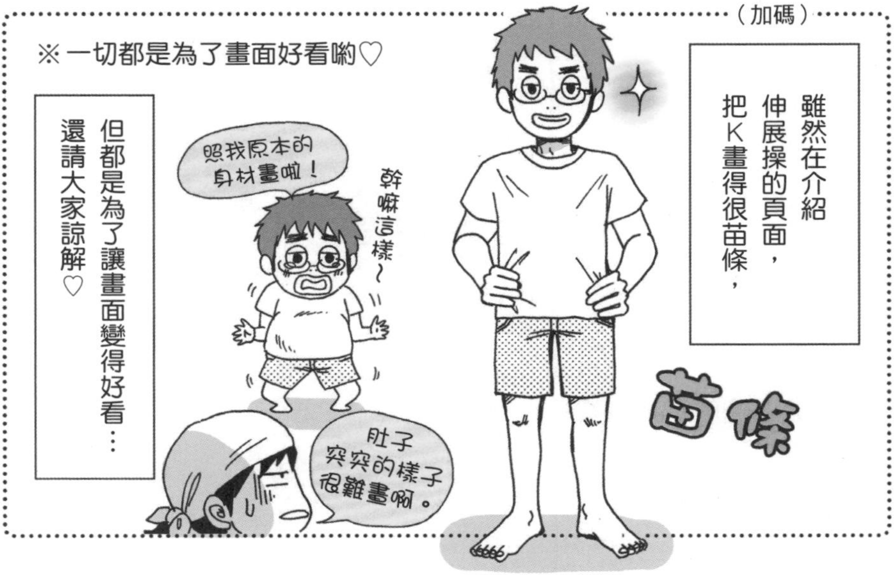
（加碼）
※一切都是為了畫面好看喲♡
雖然在介紹伸展操的頁面，把K畫得很苗條，
苗條
照我原本的身材畫啦！
幹嘛這樣～
但都是為了讓畫面變得好看…還請大家諒解♡
肚子突突的樣子很難畫啊。

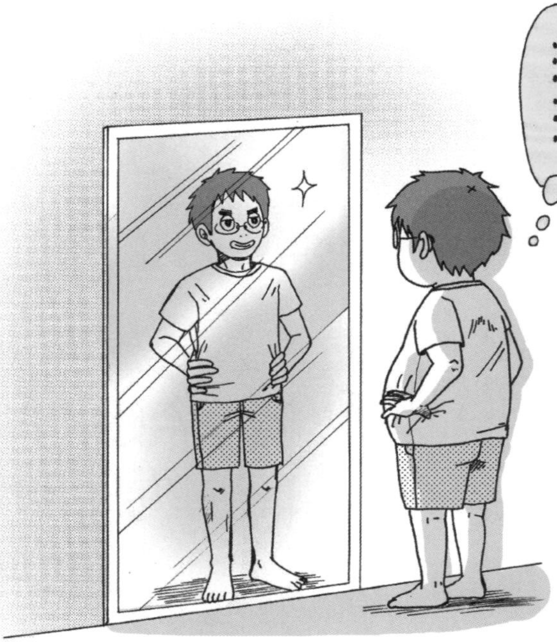

「讓屁股放鬆有什麼好處？」

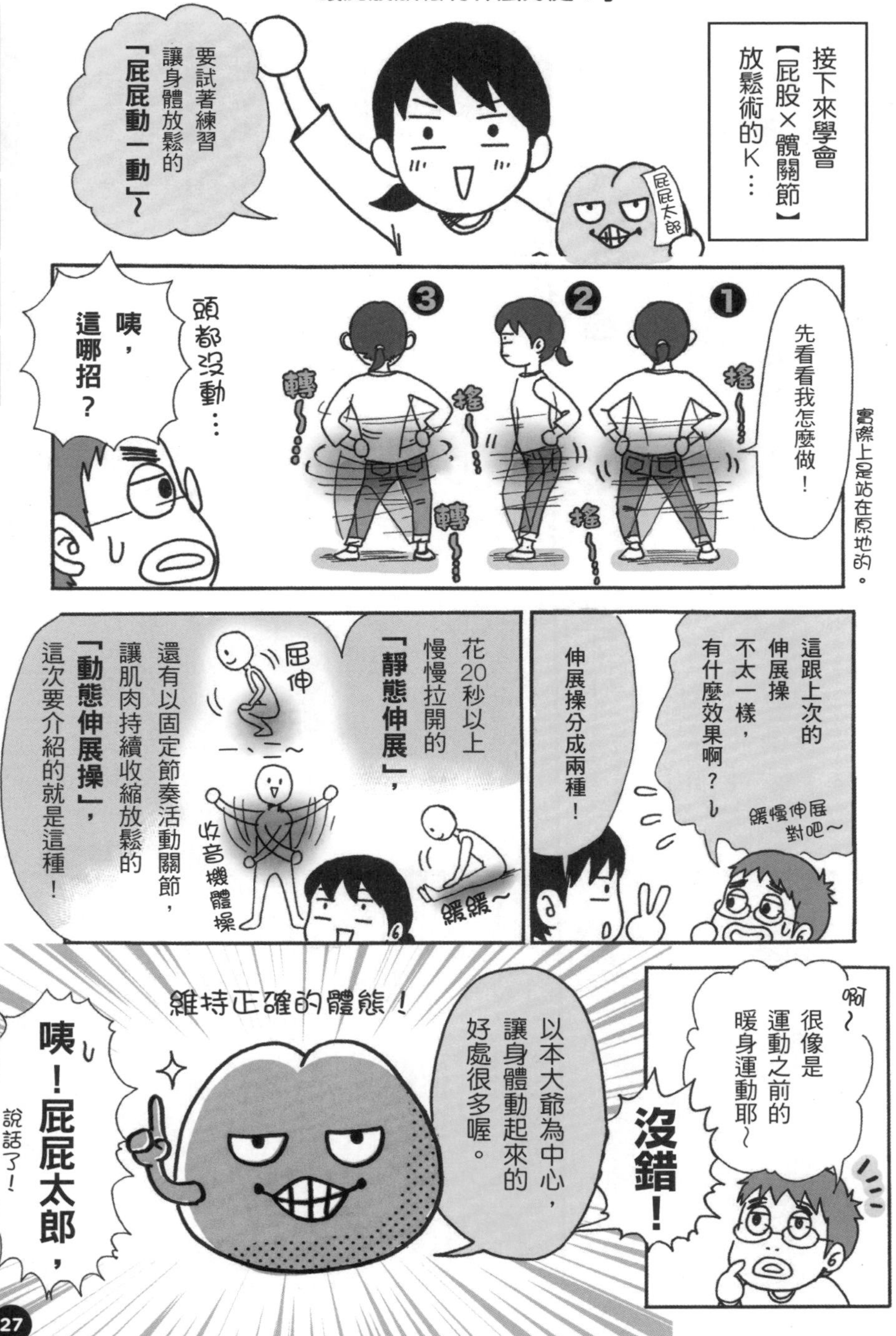
接下來學會【屁股×髖關節】放鬆術的K…
要試著練習讓身體放鬆的「屁屁動一動」~
屁屁太郎
先看看我怎麼做！
實際上是站在原地的。
❶ 搖~
❷ 搖~
❸ 轉~
轉~
搖~
頭都沒動…
咦，這哪招？
這跟上次的伸展操不太一樣，有什麼效果啊？~
緩慢伸展對吧~
伸展操分成兩種！
花20秒以上慢慢拉開的「靜態伸展」，
緩緩~
屈伸
一、二~
收音機體操
還有以固定節奏活動關節，讓肌肉持續收縮放鬆的「動態伸展操」，這次要介紹的就是這種！
啊~
很像是運動之前的暖身運動耶~
沒錯！
以本大爺為中心，讓身體動起來的好處很多喔。
維持正確的體態！
咦！屁屁太郎，說話了！

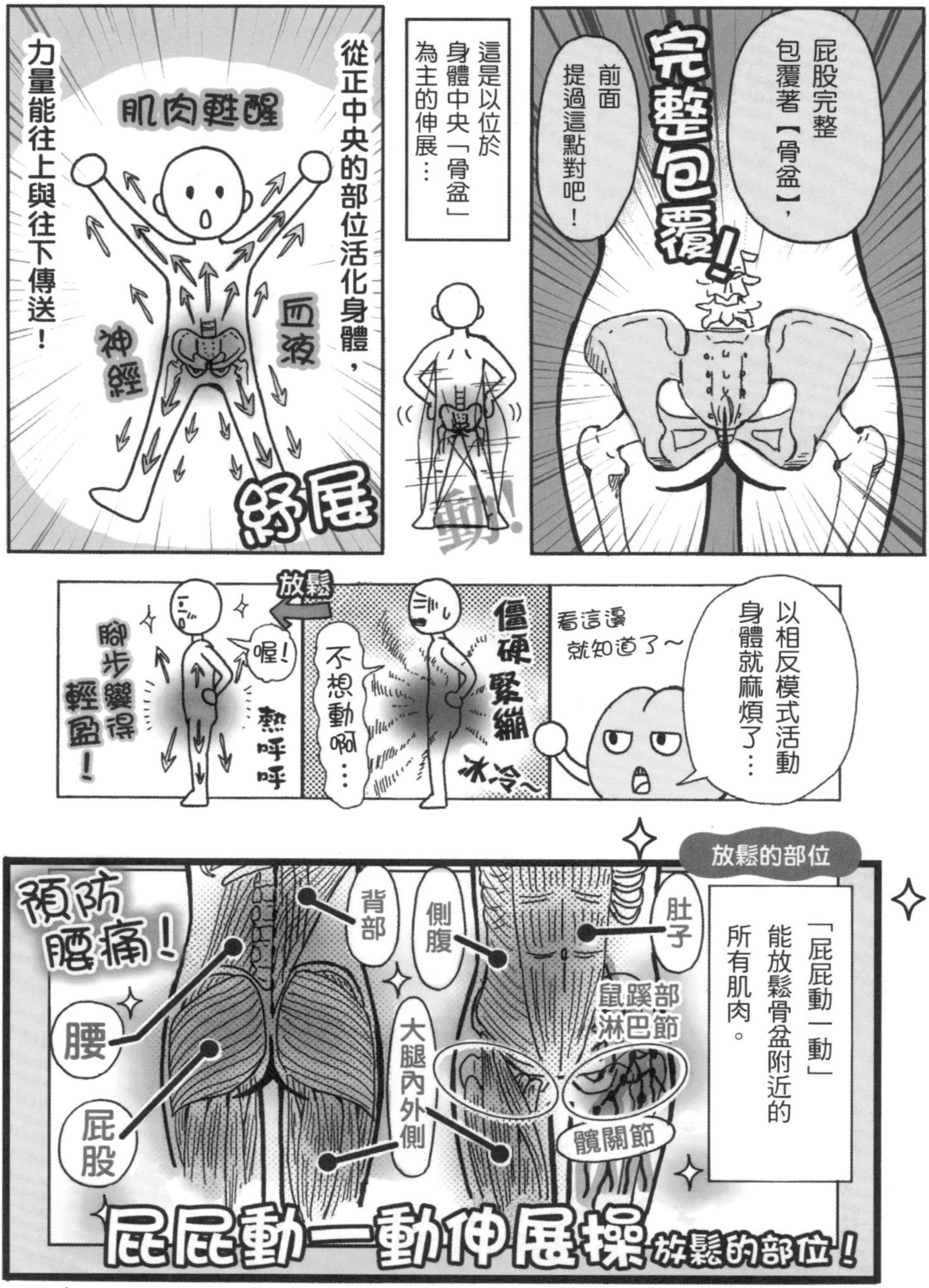
屁股完整包覆著【骨盆】，
前面提過這點對吧！
完整包覆！
這是以位於身體中央「骨盆」為主的伸展…
動！
從正中央的部位活化身體，
力量能往上與往下傳送！
肌肉甦醒
血液
神經
舒展
以相反模式活動身體就麻煩了…
看這邊就知道了～
僵硬緊繃
冰冷～
不想動啊…
放鬆
喔！
腳步變得輕盈！
熱呼呼
放鬆的部位
「屁屁動一動」能放鬆骨盆附近的所有肌肉。
預防腰痛！
背部
側腹
肚子
鼠蹊部淋巴節
大腿內外側
腰
屁股
髖關節
屁屁動一動伸展操 放鬆的部位！

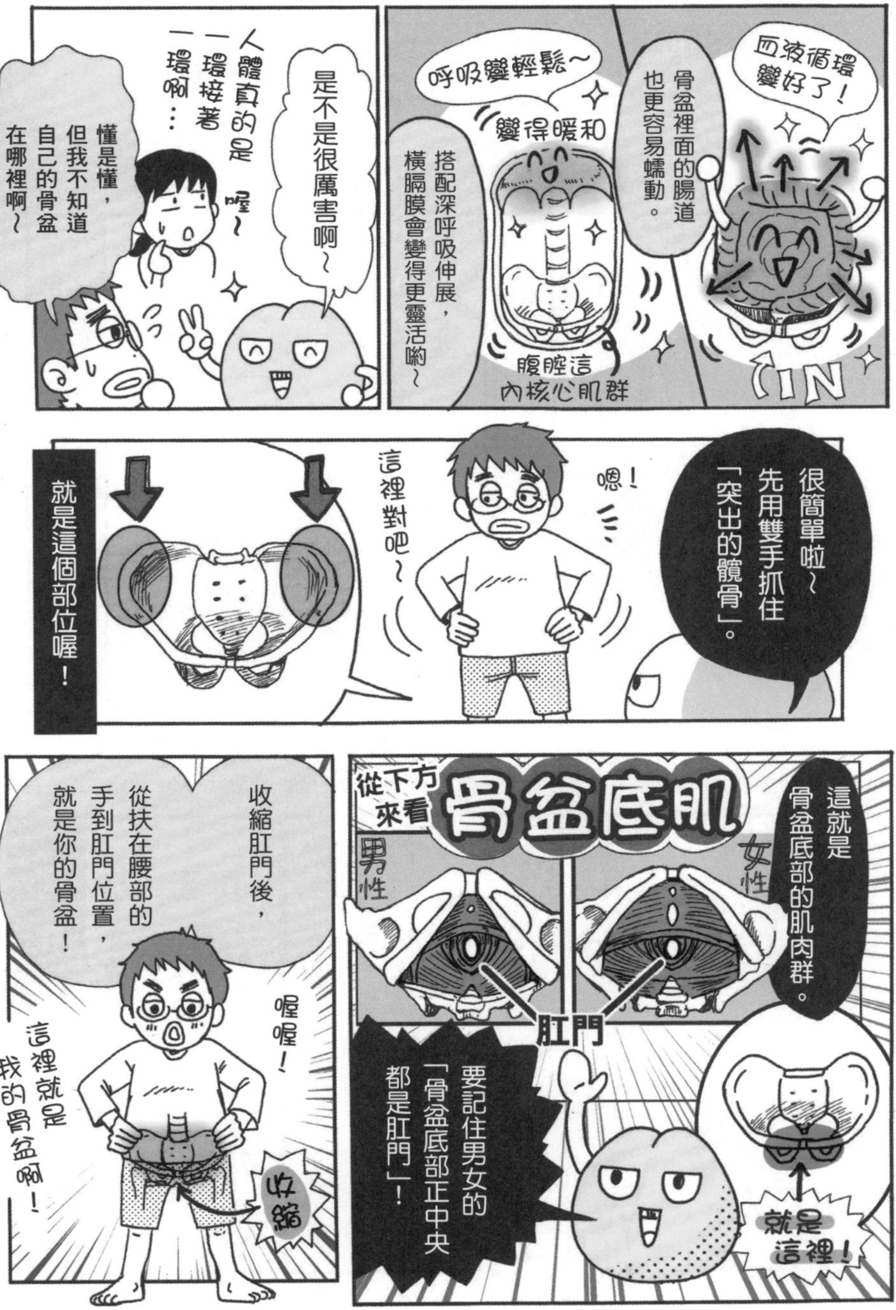
血液循環變好了！
骨盆裡面的腸道也更容易蠕動。
呼吸變輕鬆～
變得暖和
搭配深呼吸伸展，橫膈膜會變得更靈活喲～
腹腔這內核心肌群
IN
是不是很厲害啊～
人體真的是一環接著一環啊…
喔～
懂是懂，但我不知道自己的骨盆在哪裡啊～
很簡單啦～先用雙手抓住「突出的髖骨」。
嗯！
這裡對吧～
就是這個部位喔！
從下方來看
骨盆底肌
這就是骨盆底部的肌肉群。
男性
女性
肛門
要記住男女的「骨盆底部正中央都是肛門」！
就是這裡！
收縮肛門後，從扶在腰部的手到肛門位置，就是你的骨盆！
喔喔！
這裡就是我的骨盆啊！
收縮

身體變苗條、預防腰痛、手腳冰冷與便祕

骨盆 屁屁動一動

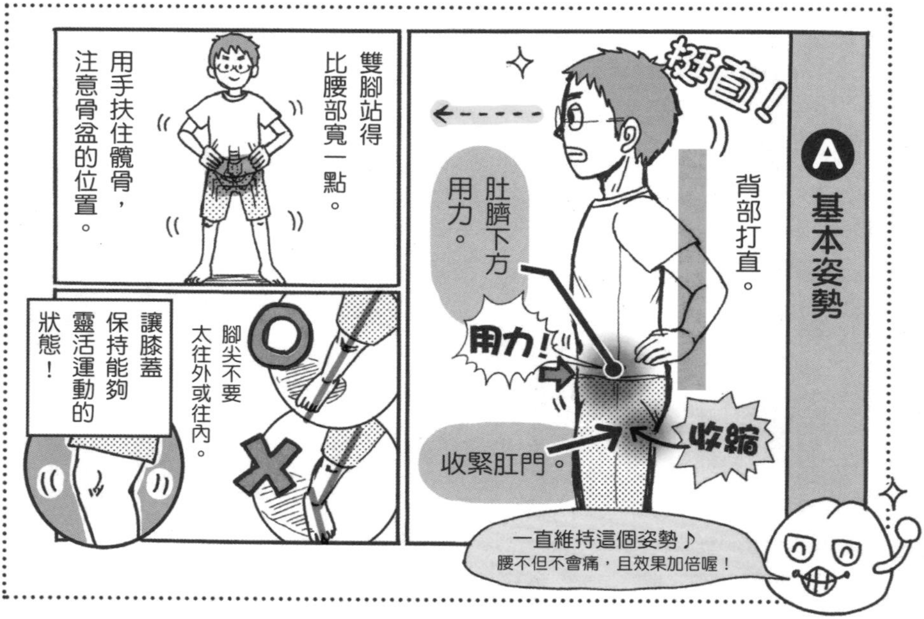
A 基本姿勢
背部打直。
挺直！
肚臍下方用力。
用力！
收縮
收緊肛門。
雙腳站得比腰部寬一點。
用手扶住髖骨，注意骨盆的位置。
腳尖不要太往外或往內。
讓膝蓋保持能夠靈活運動的狀態！
一直維持這個姿勢♪
腰不但不會痛，且效果加倍喔！

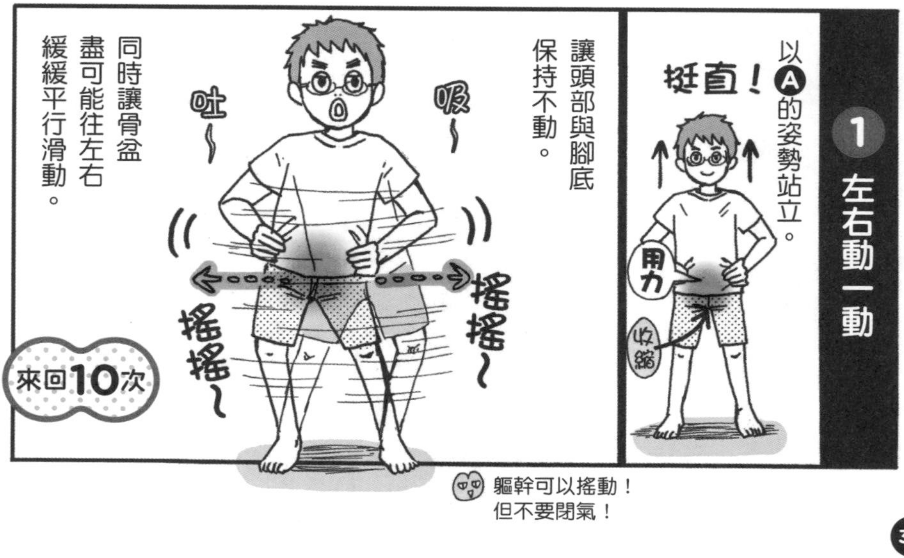
1 左右動一動
以A的姿勢站立。
挺直！
用力
收縮
讓頭部與腳底保持不動。
吸～
吐～
同時讓骨盆盡可能往左右緩緩平行滑動。
搖搖～
搖搖～
來回10次

軀幹可以搖動！
但不要閉氣！

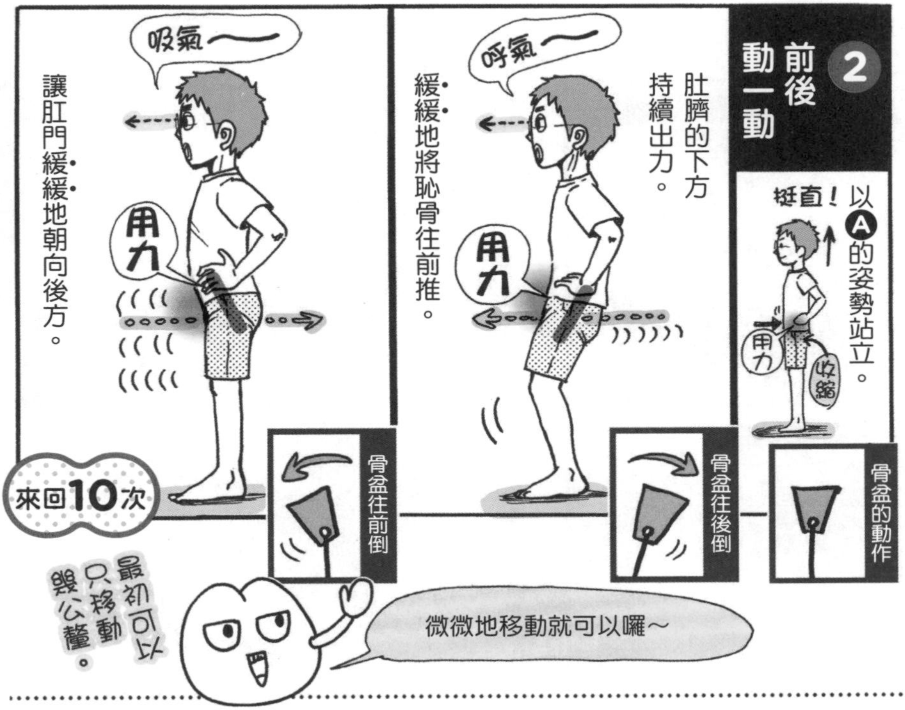
2
前後動一動
以A的姿勢站立。
挺直！
用力
收縮
骨盆的動作
肚臍的下方持續出力。
呼氣——
緩緩地將恥骨往前推。
用力
骨盆往後倒
吸氣——
讓肛門緩緩地朝向後方。
用力
骨盆往前倒
來回10次
最初可以只移動幾公釐。
微微地移動就可以囉～

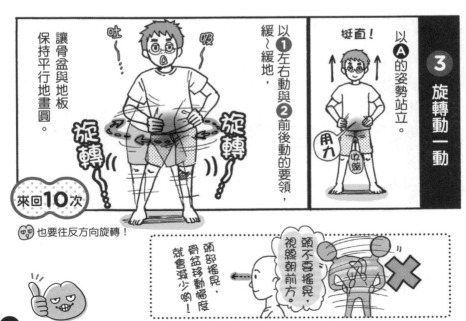

3
旋轉動一動
以A的姿勢站立。
挺直！
用力
收縮
以1左右動與2前後動的要領，緩～緩地，
讓骨盆與地板保持平行地畫圓。
吐～
吸～
旋轉
旋轉
來回10次
也要往反方向旋轉！

頭不要搖晃，視線朝前方。
頭部搖晃，骨盆移動幅度就會減少喲！

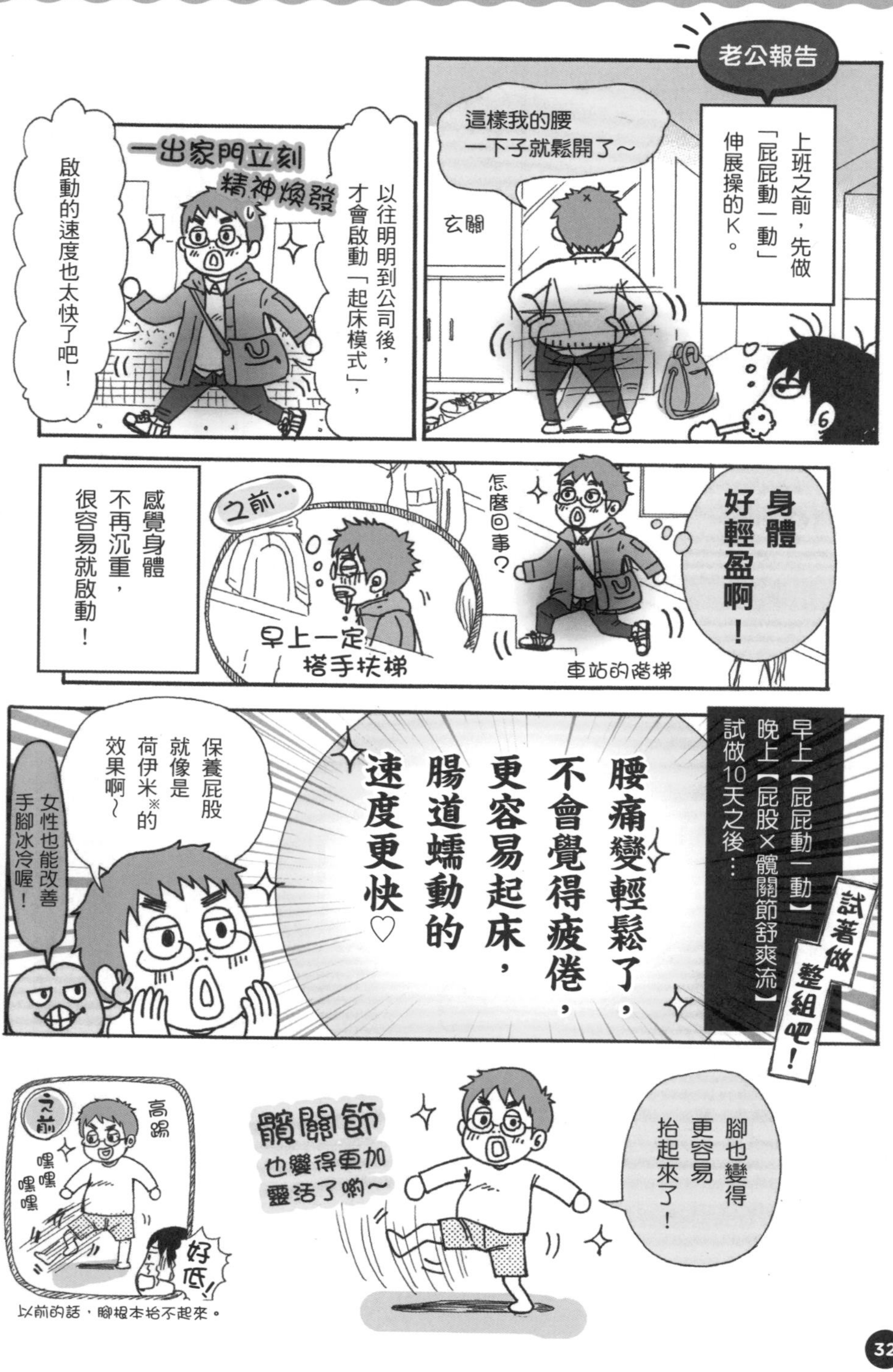

老公報告
上班之前，先做「屁屁動一動」伸展操的K。
這樣我的腰一下子就鬆開了～
玄關
以往明明到公司後，才會啟動「起床模式」，
一出家門立刻精神煥發
啟動的速度也太快了吧！
身體好輕盈啊！
怎麼回事？
車站的階梯
之前…
早上一定搭手扶梯
感覺身體不再沉重，很容易就啟動！
早上【屁屁動一動】晚上【屁股×髖關節舒爽流】試做10天之後…
試著做整組吧！
腰痛變輕鬆了，不會覺得疲倦，更容易起床，腸道蠕動的速度更快♡
保養屁股就像是荷伊米※的效果啊～
女性也能改善手腳冰冷喔！
腳也變得更容易抬起來了！
髖關節也變得更加靈活了喲～
之前
高踢
嘿嘿嘿嘿
好低！
以前的話，腳根本抬不起來。

※荷伊米是《勇者鬥惡龍》裡的復活咒文喔。

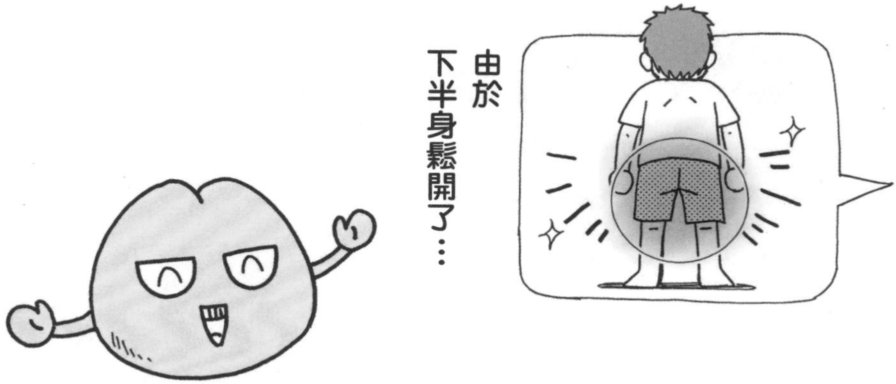
由於下半身鬆開了…

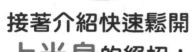

接著介紹快速鬆開上半身的絕招！

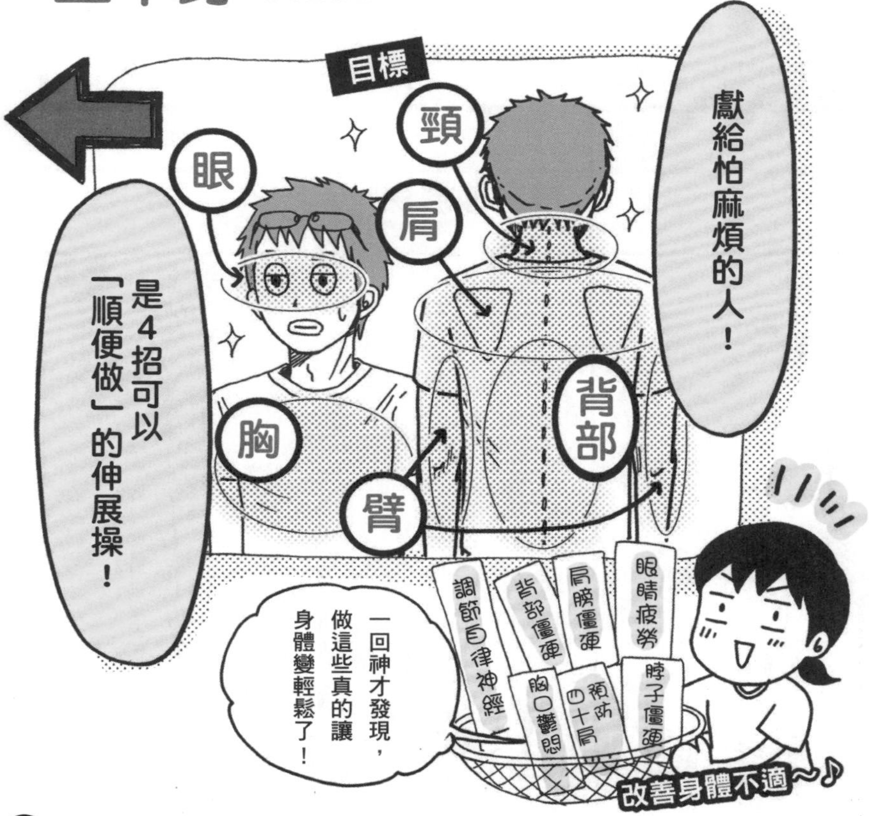
獻給怕麻煩的人！
目標
頸
眼
肩
背部
胸
臂
是4招可以「順便做」的伸展操！
調節自律神經
背部僵硬
肩膀僵硬
眼睛疲勞
胸口鬱悶
預防四十肩
脖子僵硬
一回神才發現，做這些真的讓身體變輕鬆了！
改善身體不適～♪

紓緩肩膀與預防四十肩，就靠這2招！

簡單隨時可做！ 肩關節伸展操

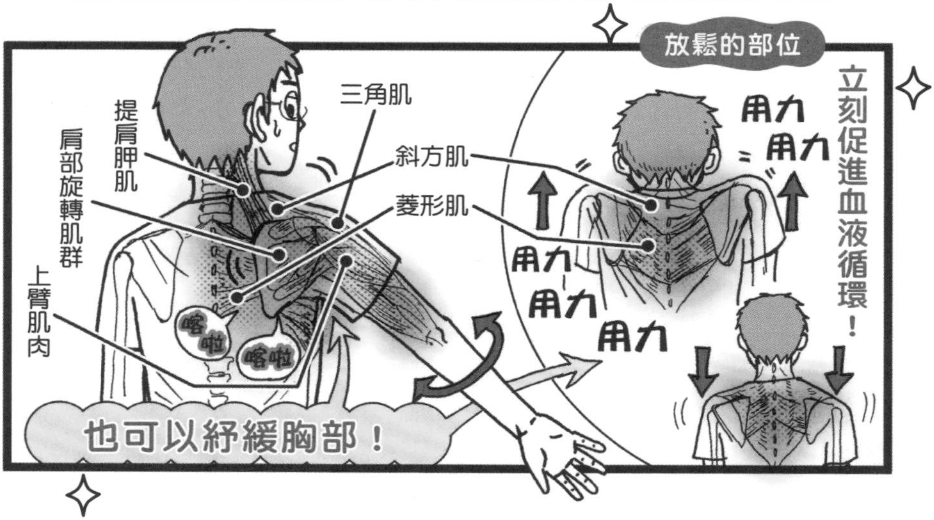

放鬆的部位
提肩胛肌
肩部旋轉肌群
上臂肌肉
三角肌
斜方肌
菱形肌
喀啦
喀啦
也可以紓緩胸部！
用力
用力
用力
用力
用力
立刻促進血液循環！

聳肩伸展操

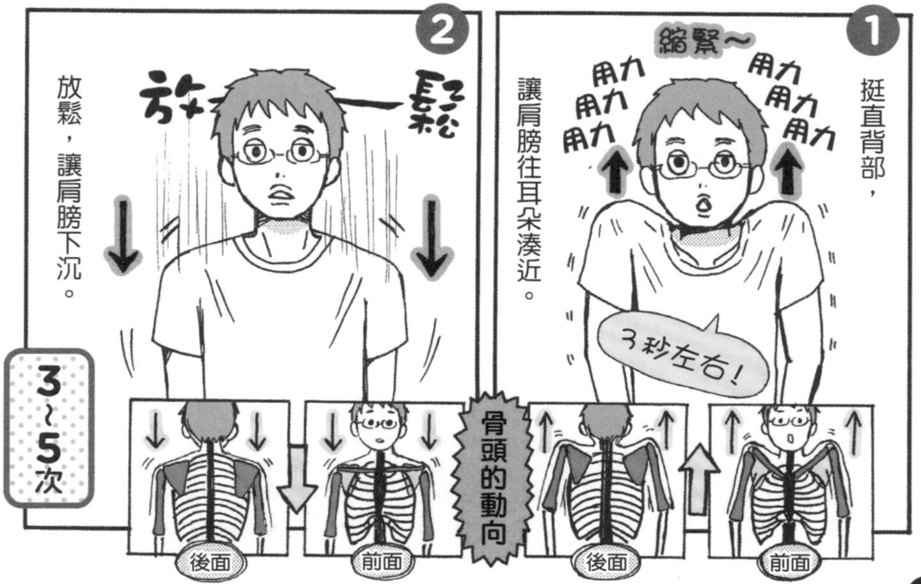

1
挺直背部，
讓肩膀往耳朵湊近。
縮緊～
用力
用力
用力
用力
用力
用力
3秒左右！
2
放鬆，讓肩膀下沉。
放鬆
3~5次
骨頭的動向
後面
前面
後面
前面

扭臂伸展操

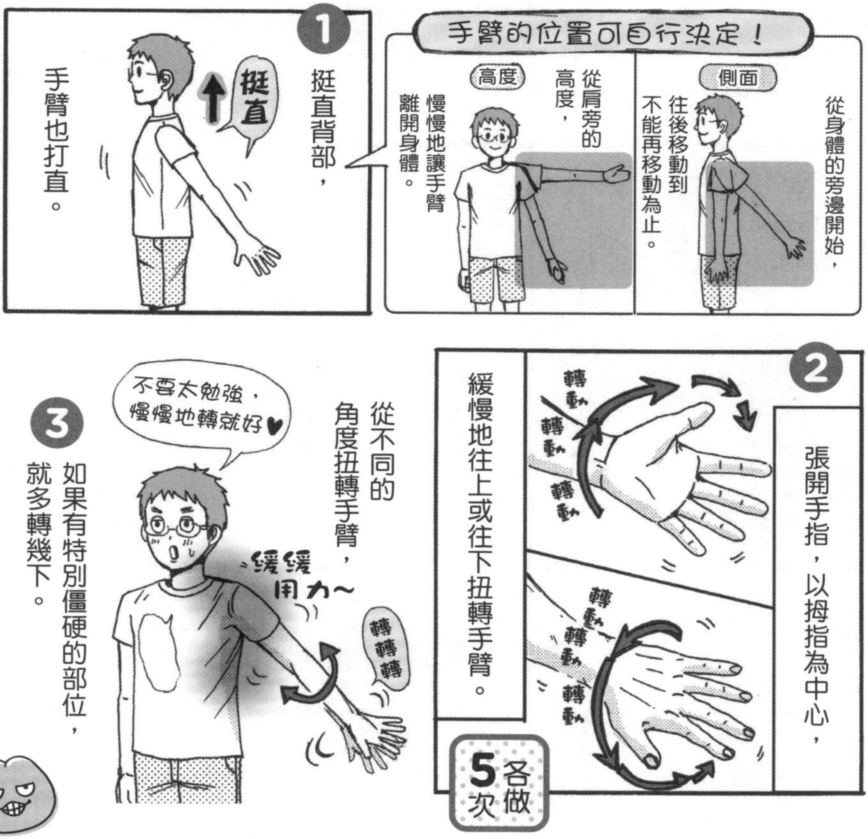
1
挺直背部，
手臂也打直。
挺直
手臂的位置可自行決定！
高度
從肩旁的高度，
慢慢地讓手臂離開身體。
側面
從身體的旁邊開始，
往後移動到不能再移動為止。
2
張開手指，以拇指為中心，
緩慢地往上或往下扭轉手臂。
轉動
轉動
轉動
轉動
轉動
轉動
各做5次
3
從不同的角度扭轉手臂，
如果有特別僵硬的部位，
就多轉幾下。
不要太勉強，
慢慢地轉就好♥
緩緩用力~
轉轉轉

預防四十肩的祕訣！

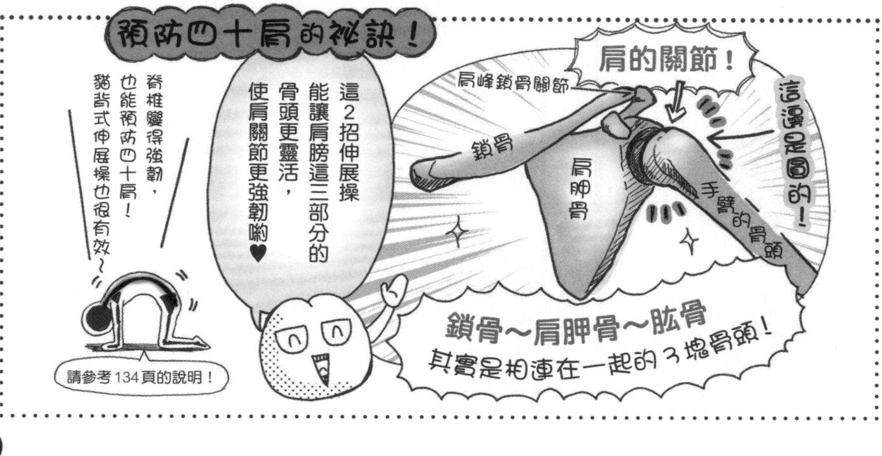
這2招伸展操
能讓肩膀這三部分的
骨頭更靈活，
使肩關節更強韌喲♥
脊椎變得強韌，
也能預防四十肩！
貓背式伸展操也很有效~
請參考134頁的說明！
肩的關節！
肩峰鎖骨關節
鎖骨
肩胛骨
手臂的骨頭
這邊是圓的！
鎖骨～肩胛骨～肱骨
其實是相連在一起的3塊骨頭！

放鬆脖子與消除手臂疲勞，一石二鳥的效果！

可以偷偷做！ 貓背式、脖子伸展操

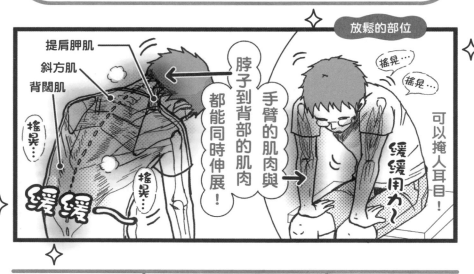

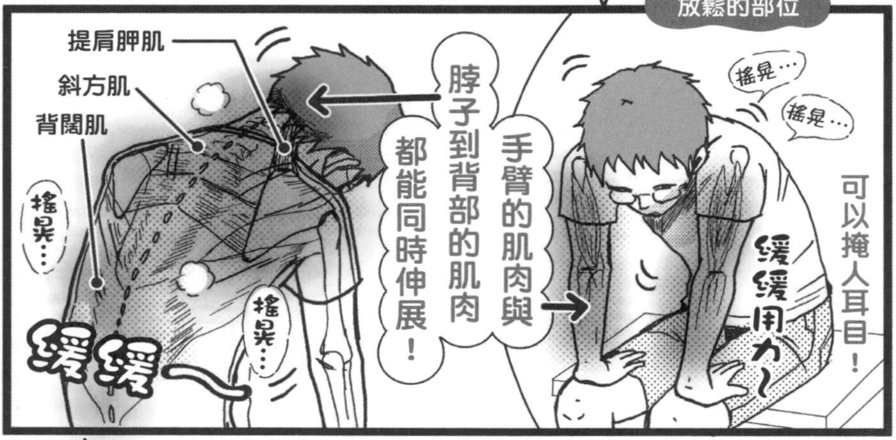
放鬆的部位
提肩胛肌
斜方肌
背闊肌
搖晃…
搖晃…
緩緩～
手臂的肌肉與
脖子到背部的肌肉
都能同時伸展！
搖晃…
搖晃…
緩緩用力～
可以掩人耳目！

脖子的基本伸展操

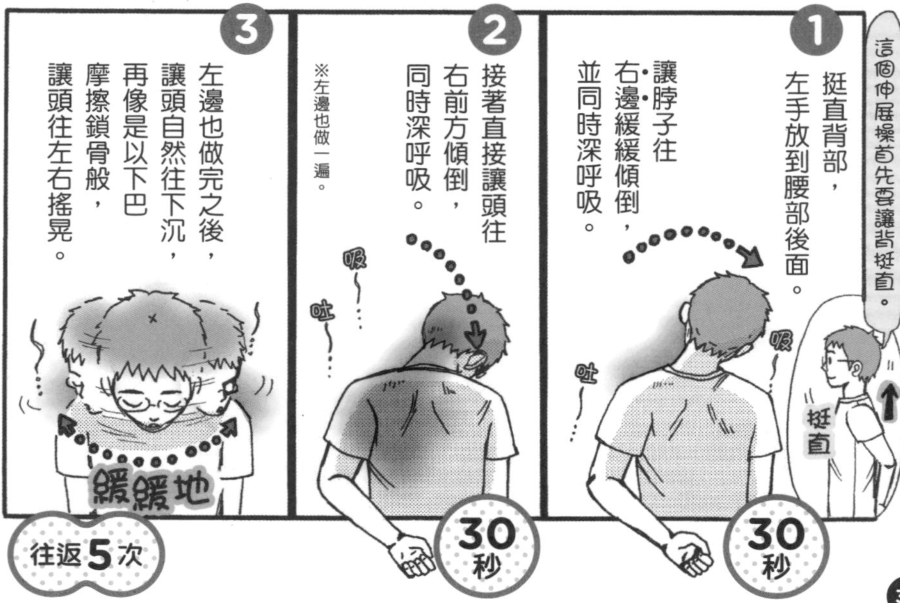
1
這個伸展操首先要讓背挺直。
挺直背部，
左手放到腰部後面。
讓脖子往
右邊緩緩傾倒，
並同時深呼吸。
挺直
吸～
吐～…
30秒
2
接著直接讓頭往
右前方傾倒，
同時深呼吸。
※左邊也做一遍。
吸～
吐～…
30秒
3
左邊也做完之後，
讓頭自然往下沉，
再像是以下巴
摩擦鎖骨般，
讓頭往左右搖晃。
緩緩地
往返5次

掩人耳目的貓背式、脖子伸展操

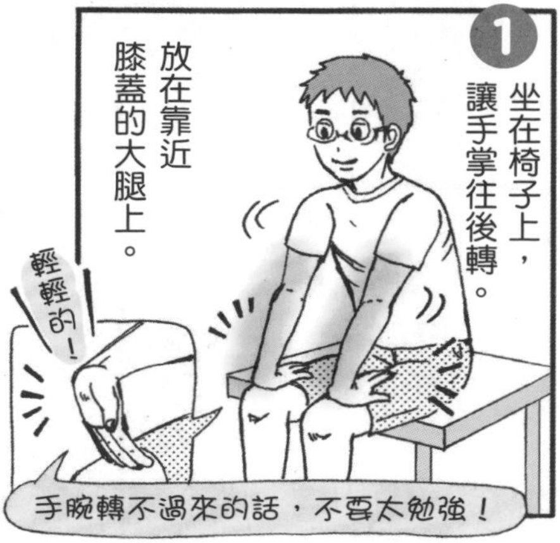
1
坐在椅子上，讓手掌往後轉。
放在靠近膝蓋的大腿上。
輕輕的！
手腕轉不過來的話，不要太勉強！

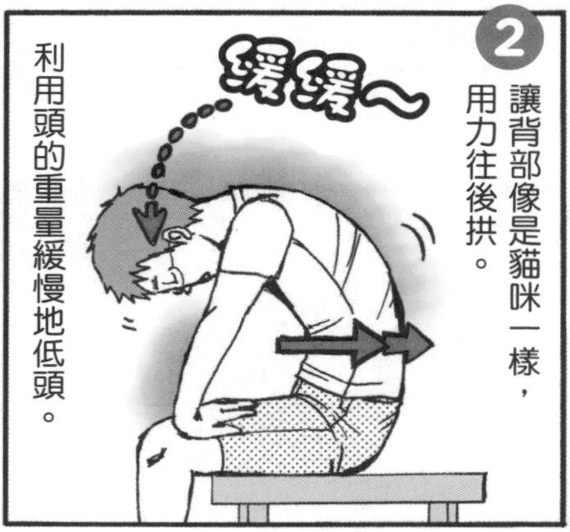
2
讓背部像是貓咪一樣，用力往後拱。
利用頭的重量緩慢地低頭。
緩緩～

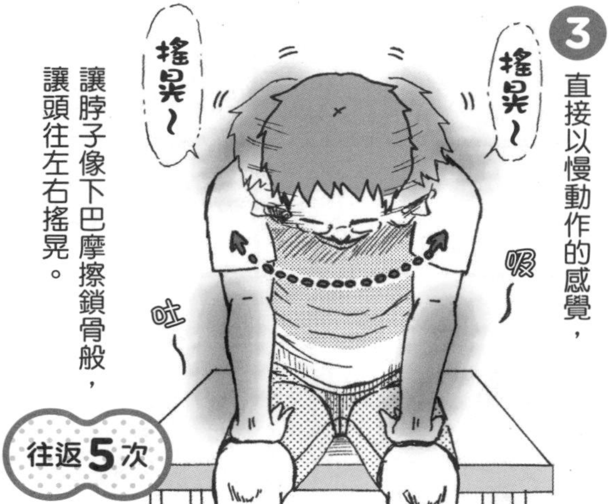
3
直接以慢動作的感覺，
讓脖子像下巴摩擦鎖骨般，讓頭往左右搖晃。
搖晃～
搖晃～
吸～
吐～
往返5次

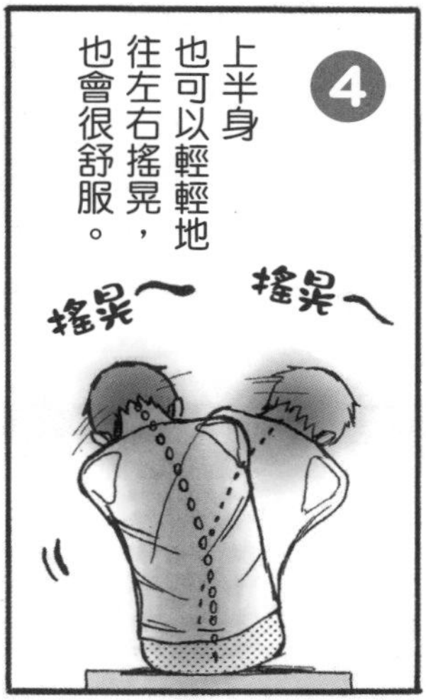
4
上半身也可以輕輕地往左右搖晃，也會很舒服。
搖晃～
搖晃～

※可以正坐或盤腿坐。

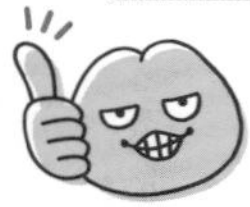

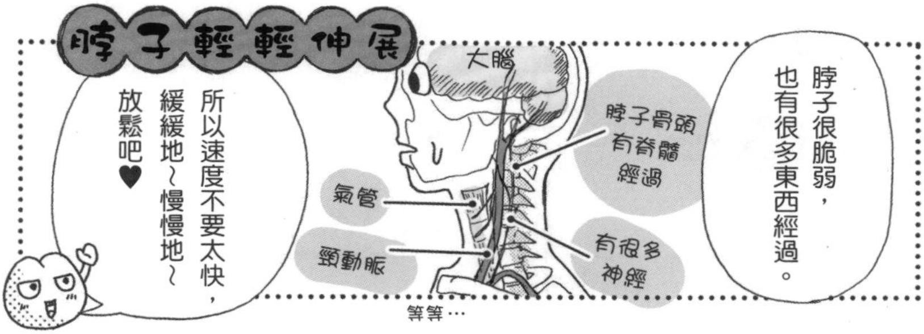
脖子輕輕伸展
脖子很脆弱，也有很多東西經過。
大腦
脖子骨頭有脊髓經過
氣管
頸動脈
有很多神經
等等…
所以速度不要太快，緩緩地～慢慢地～放鬆吧♥

消除眼睛深處疲勞與紓緩背部 一石二鳥的效果！

眼睛與脊椎扭轉伸展操

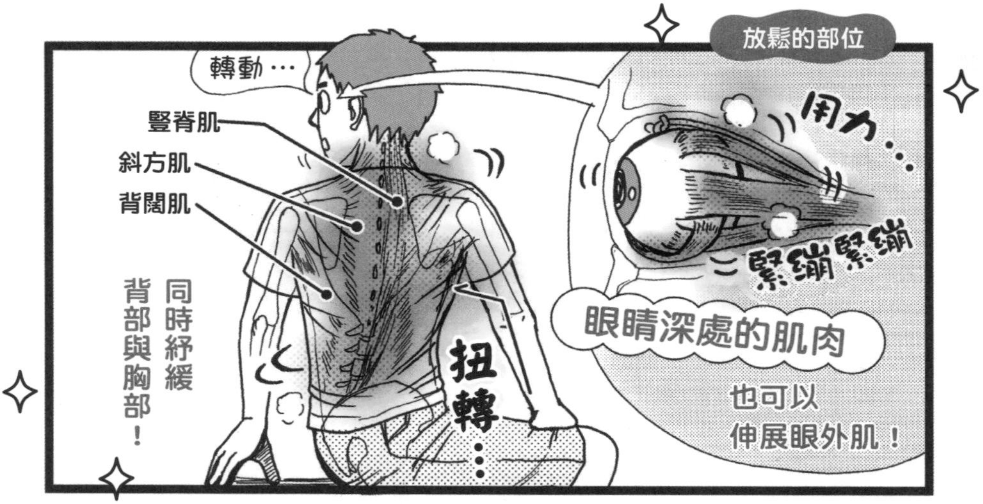

放鬆的部位
轉動…
豎脊肌
斜方肌
背闊肌
同時紓緩背部與胸部！
扭轉…
用力…
緊繃緊繃
眼睛深處的肌肉
也可以伸展眼外肌！

眼睛的基本伸展操

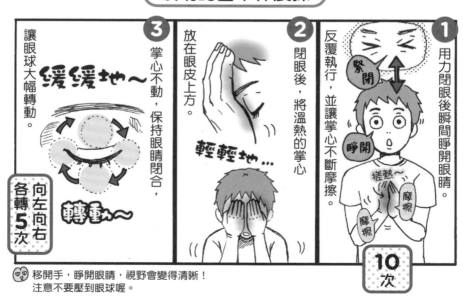

1 用力閉眼後瞬間睜開眼睛。
反覆執行，並讓掌心不斷摩擦。
緊閉
睜開
搓熱～
摩擦
摩擦
10次
2 閉眼後，將溫熱的掌心放在眼皮上方。
輕輕地…
3 掌心不動，保持眼睛閉合，讓眼球大幅轉動。
緩緩地～
轉動～
向左向右各轉5次

移開手，睜開眼睛，視野會變得清晰！
注意不要壓到眼球喔。

眼睛與脊椎扭轉伸展操

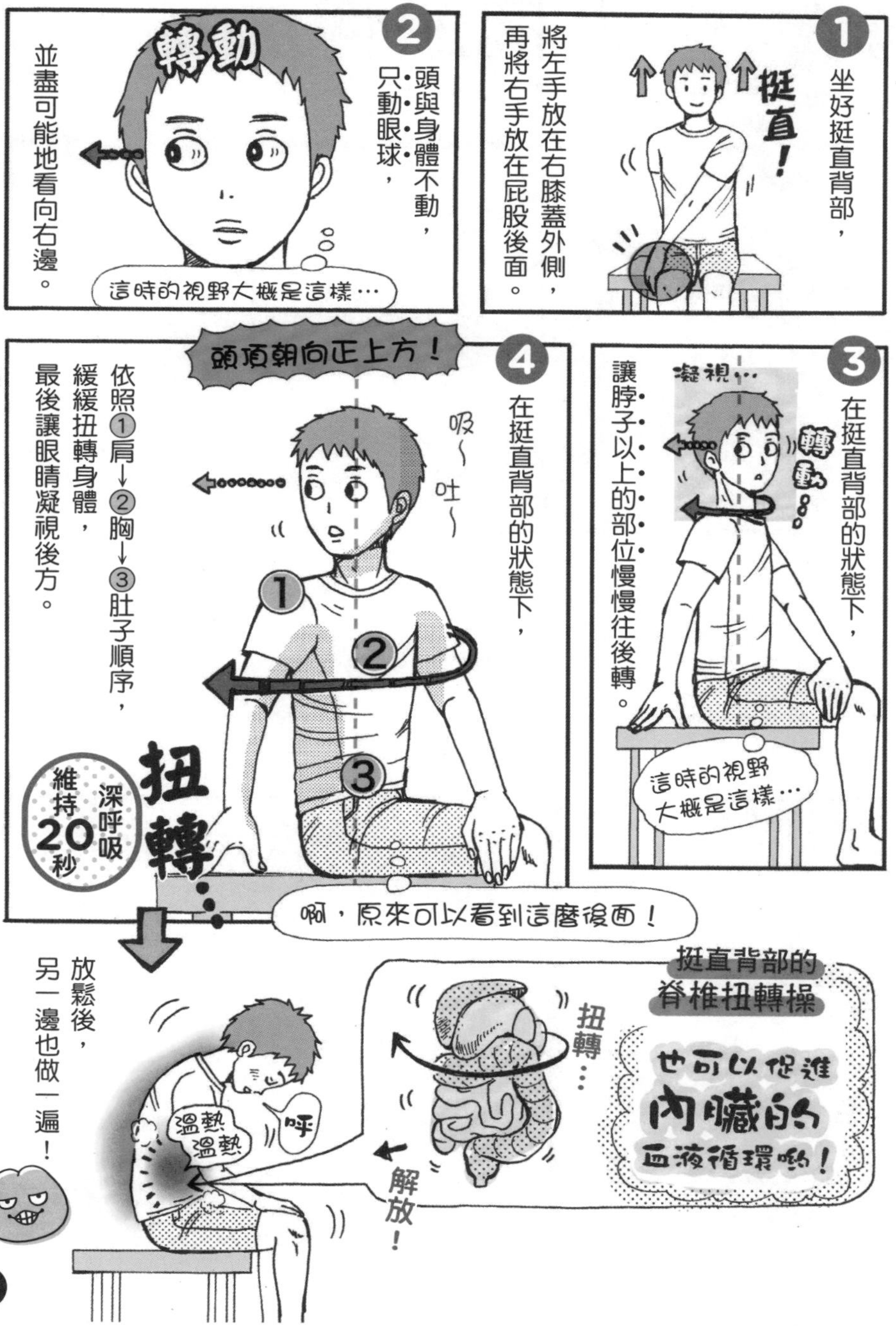

1 坐好挺直背部，將左手放在右膝蓋外側，再將右手放在屁股後面。
挺直！
2 頭與身體不動，只動眼球，並盡可能地看向右邊。
轉動
這時的視野大概是這樣…
3 在挺直背部的狀態下，讓脖子以上的部位慢慢往後轉。
凝視…
轉動
這時的視野大概是這樣…
4 在挺直背部的狀態下，依照①肩→②胸→③肚子順序，緩緩扭轉身體，最後讓眼睛凝視後方。
頭頂朝向正上方！
吸～
吐～
扭轉
深呼吸 維持20秒
啊，原來可以看到這麼後面！
放鬆後，另一邊也做一遍！
溫熱溫熱
呼
解放！
挺直背部的脊椎扭轉操
扭轉…
也可以促進內臟的血液循環喲！

※可以正坐或盤腿坐。

消除腿部水腫、疲勞，開胸與放鬆

只需要躺著！

懶人枕頭伸展操

放鬆的部位

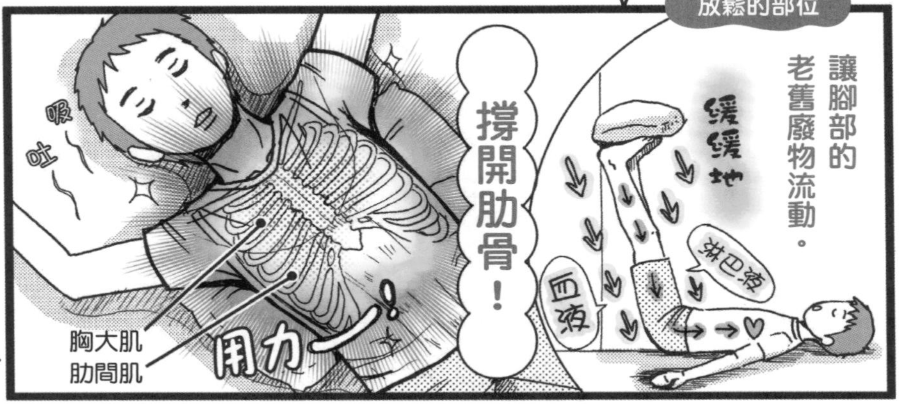
吸~
吐~
胸大肌
肋間肌
用力~!
撐開肋骨！
讓腳部的老舊廢物流動。
緩緩地
血液
淋巴液

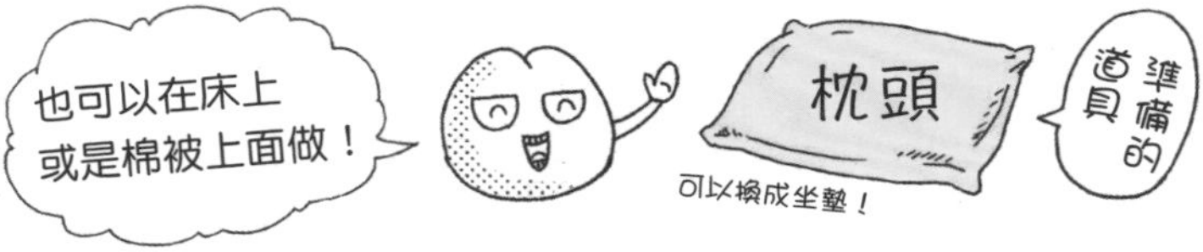
也可以在床上或是棉被上面做！
枕頭
準備的道具
可以換成坐墊！

腳底枕頭伸展操

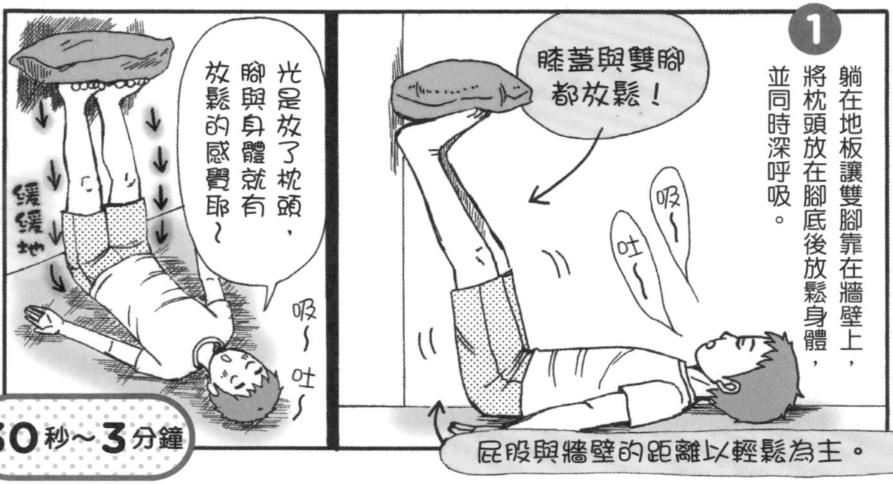
膝蓋與雙腳都放鬆！
吸~
吐~
屁股與牆壁的距離以輕鬆為主。
光是放了枕頭，腳與身體就有放鬆的感覺耶~
緩緩地
吸~
吐~

1 躺在地板讓雙腳靠在牆壁上，將枕頭放在腳底後放鬆身體，並同時深呼吸。

30秒~3分鐘

利用枕頭的開胸伸展操

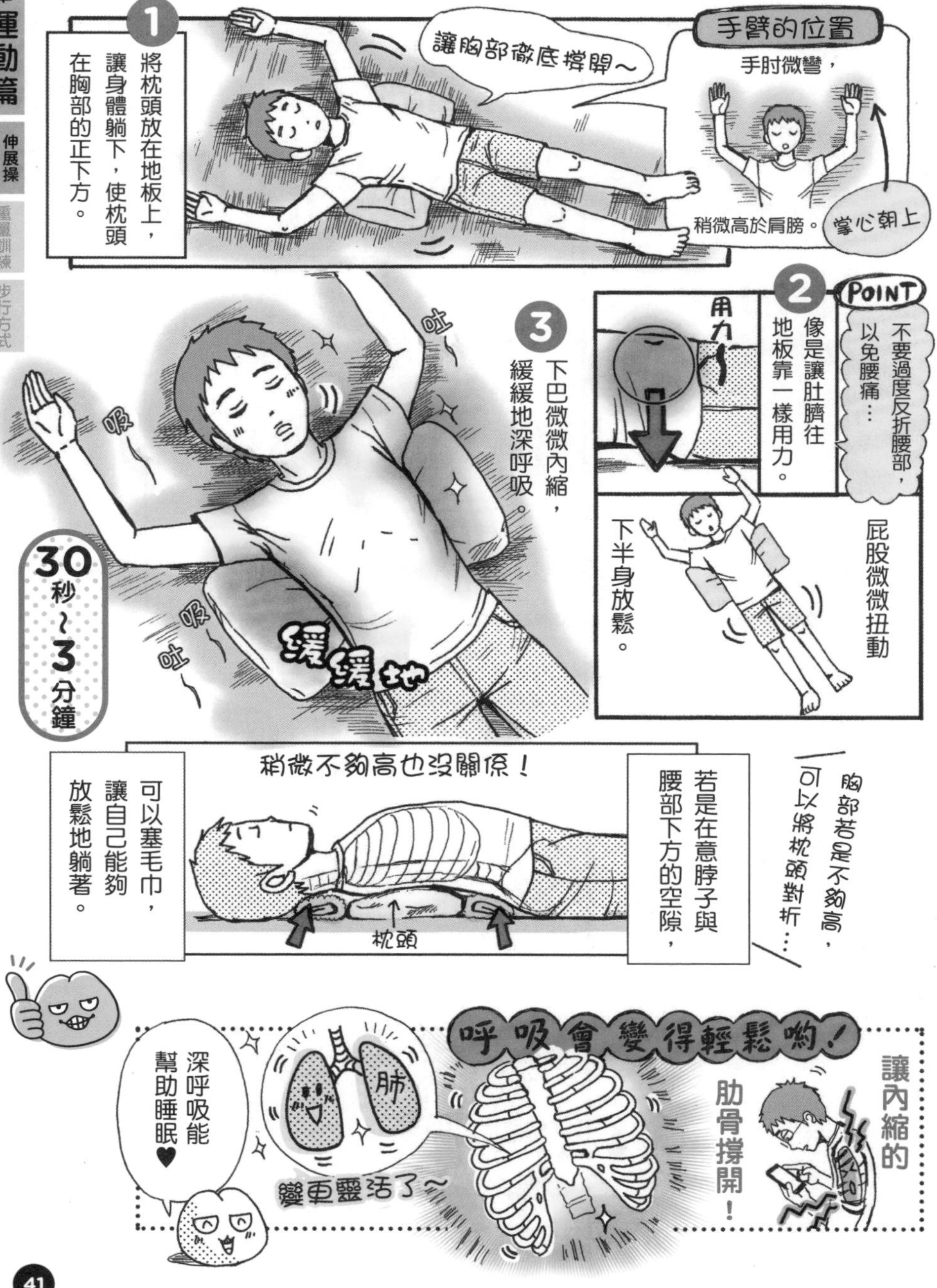
1
將枕頭放在地板上，讓身體躺下，使枕頭在胸部的正下方。
讓胸部徹底撐開～
手臂的位置
手肘微彎，
稍微高於肩膀。
掌心朝上
2
像是讓肚臍往地板靠一樣用力。
POINT
不要過度反折腰部，以免腰痛…
用力
屁股微微扭動
下半身放鬆。
3
下巴微微內縮，緩緩地深呼吸。
吐～
吸～
吸～
吐～
緩緩地
30秒～3分鐘
胸部若是不夠高，可以將枕頭對折…
若是在意脖子與腰部下方的空隙，
可以塞毛巾，讓自己能夠放鬆地躺著。
稍微不夠高也沒關係！
枕頭
呼吸會變得輕鬆喲！
讓內縮的肋骨撐開！
肺
變更靈活了～
深呼吸能幫助睡眠♥

COLUMN

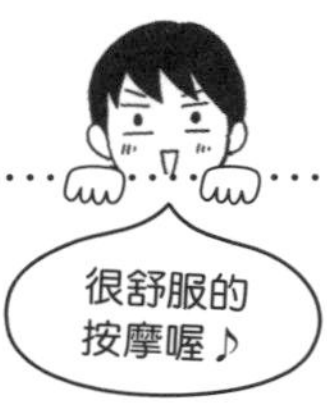

很舒服的按摩喔♪

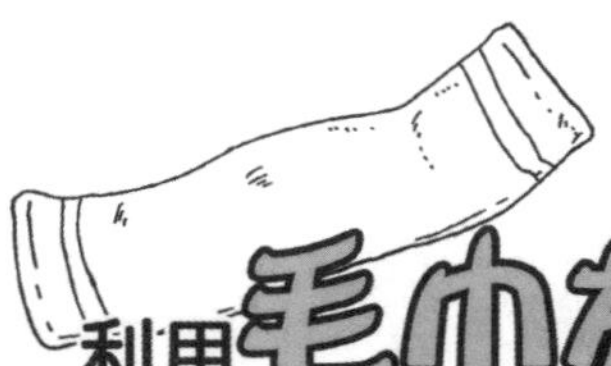

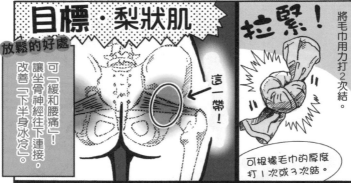

屁股的深層肌肉

利用毛巾放鬆梨狀肌

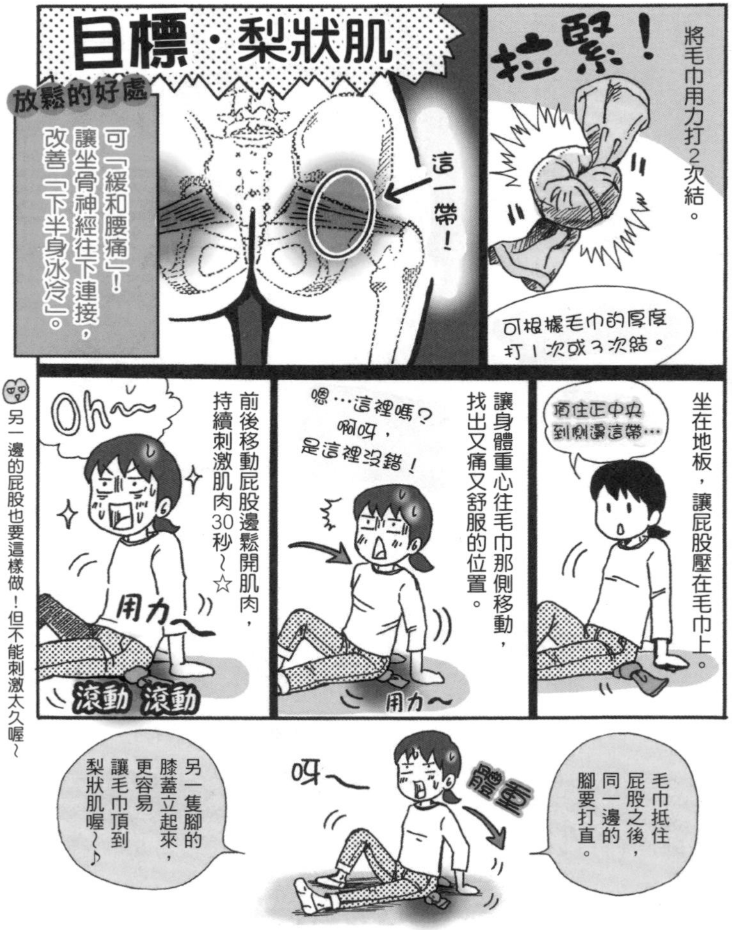

目標・梨狀肌
放鬆的好處
可「緩和腰痛」！讓坐骨神經往下連接，改善「下半身冰冷」。
這一帶！
將毛巾用力打2次結。
拉緊！
可根據毛巾的厚度打1次或3次結。
坐在地板，讓屁股壓在毛巾上。
頂住正中央到側邊這帶…
讓身體重心往毛巾那側移動，找出又痛又舒服的位置。
嗯…這裡嗎？啊吁，是這裡沒錯！
用力～
前後移動屁股邊鬆開肌肉，持續刺激肌肉30秒～☆
Oh～～
用力～
滾動 滾動
毛巾抵住屁股之後，同一邊的腳要打直。
呀～
體重
另一隻腳的膝蓋立起來，更容易讓毛巾頂到梨狀肌喔～♪

可利用百元商店賣的網球代替。

另一邊的屁股也要這樣做！但不能刺激太久喔～

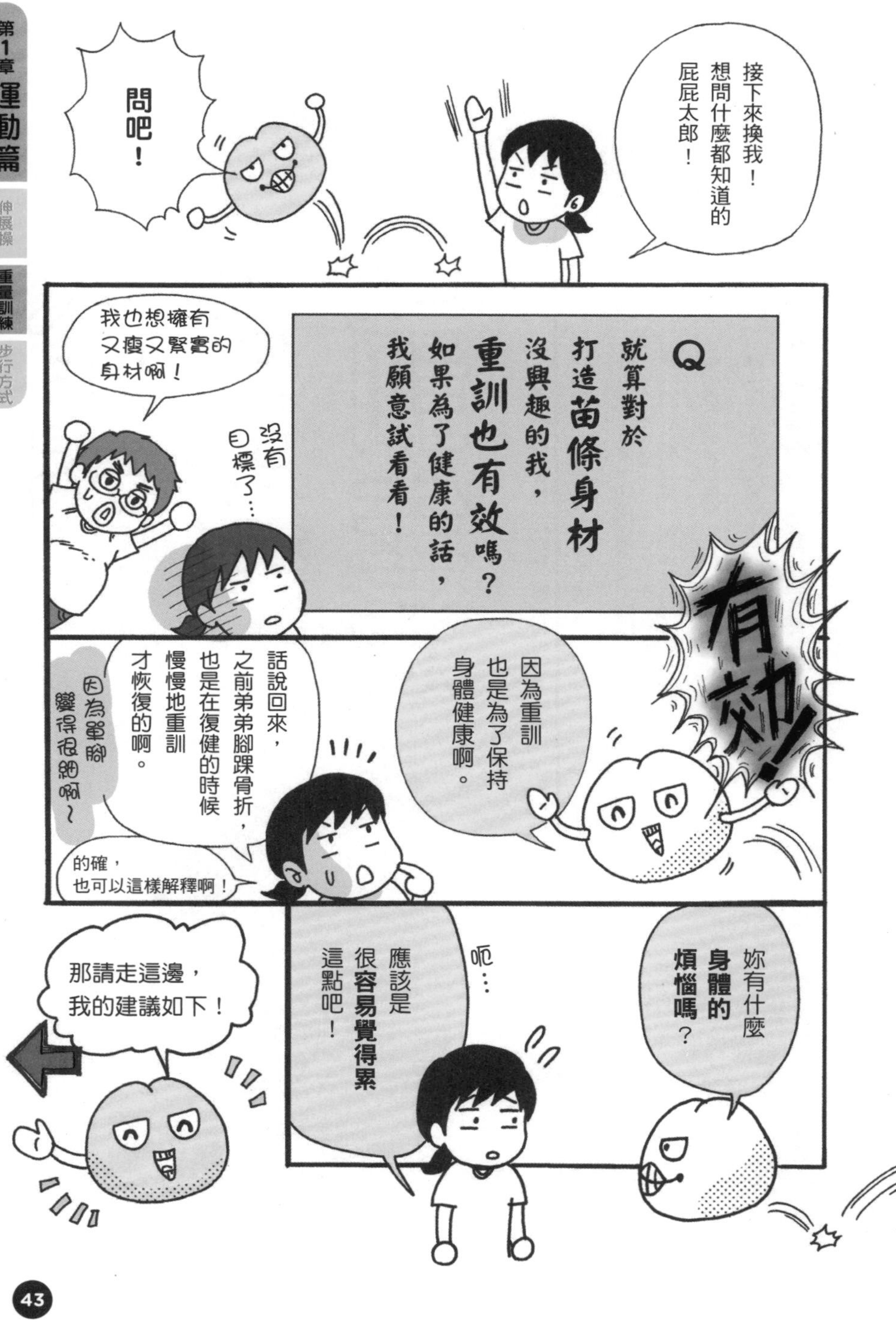
接下來換我！想問什麼都知道的屁屁太郎！
問吧！
Q 就算對於打造苗條身材沒興趣的我，重訓也有效嗎？如果為了健康的話，我願意試看看！
我也想擁有又瘦又緊實的身材啊！
沒有目標了…
有效！
因為重訓也是為了保持身體健康啊。
話說回來，之前弟弟腳踝骨折，也是在復健的時候慢慢地重訓才恢復的啊。
因為單腳變得很細啊～
的確，也可以這樣解釋啊！
妳有什麼身體的煩惱嗎？
呃…
應該是很容易覺得累這點吧！
那請走這邊，我的建議如下！

第1章 運動篇

入門的下半身重訓生活

- 解說漫畫「下半身重訓的好處」
- 解說漫畫「肌肉長大的原理」
- 【每日菜單】利用牆壁練腹肌
- 【每日更新菜單】① 膝蓋以下的重訓
- 【每日更新菜單】② 背部與屁股的重訓
- 【每日更新菜單】③ 大腿重訓
  大腿重訓　椅子版本

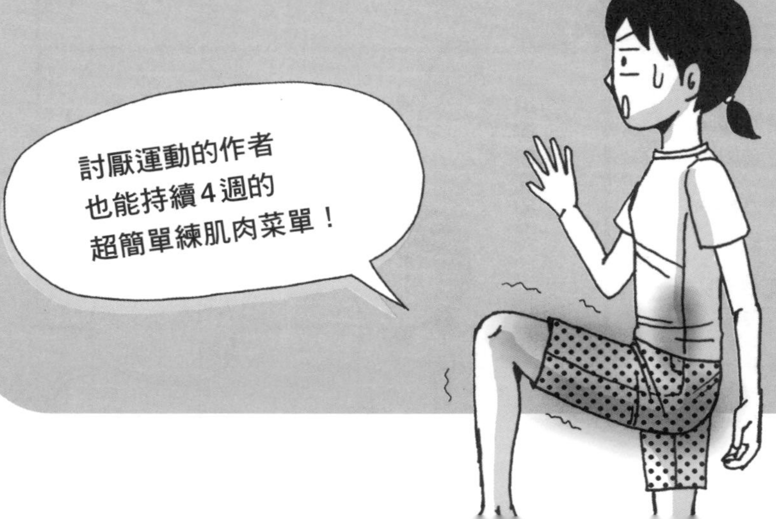
討厭運動的作者
也能持續4週的
超簡單練肌肉菜單！

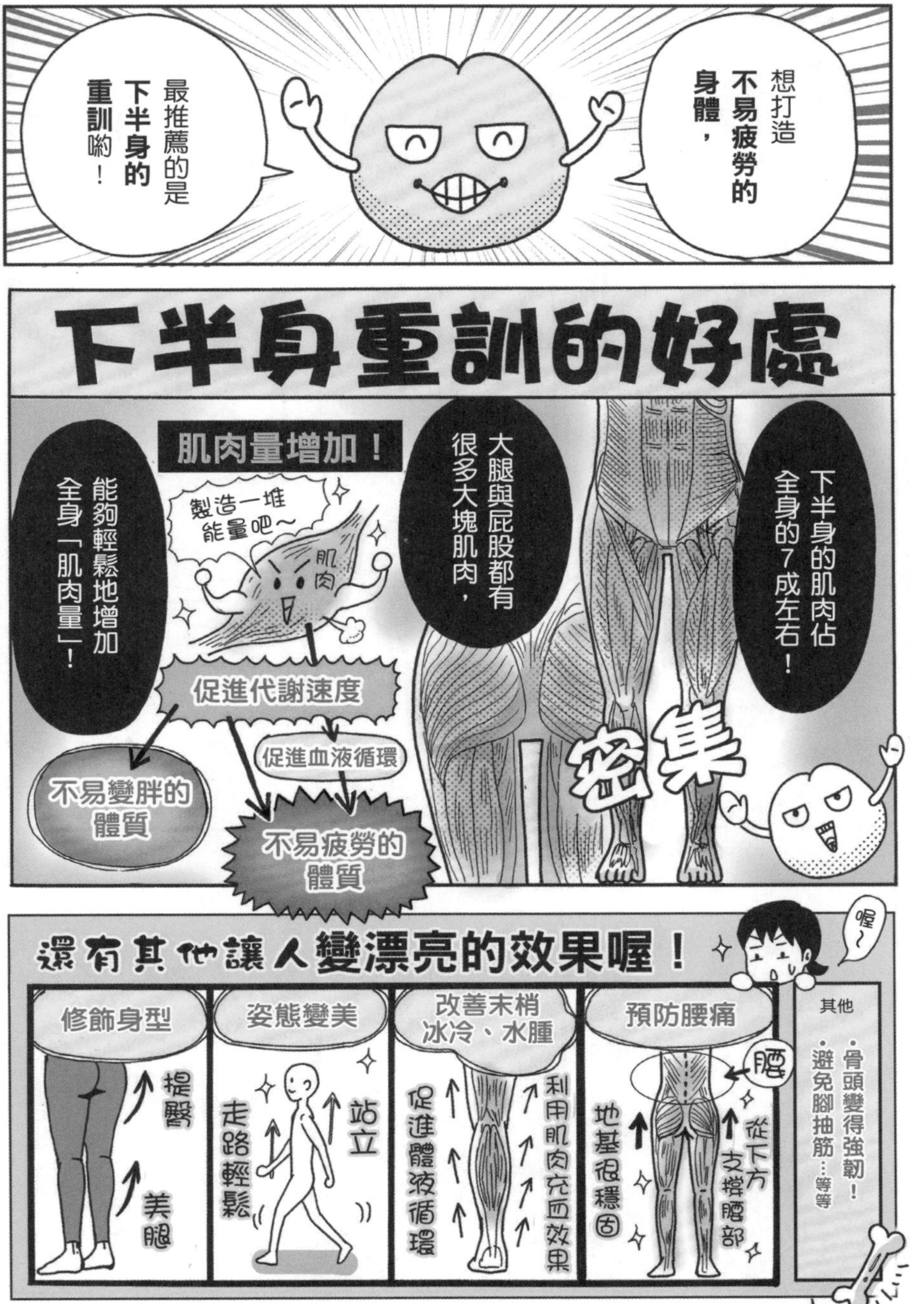
想打造不易疲勞的身體，
最推薦的是下半身的重訓喲！
下半身重訓的好處
下半身的肌肉佔全身的7成左右！
大腿與屁股都有很多大塊肌肉，
密集
肌肉量增加！
能夠輕鬆地增加全身「肌肉量」！
製造一堆能量吧～
肌肉
促進代謝速度
促進血液循環
不易變胖的體質
不易疲勞的體質
還有其他讓人變漂亮的效果喔！
喔～
修飾身型
提臀
美腿
姿態變美
站立
走路輕鬆
改善末梢冰冷、水腫
利用肌肉充血效果
促進體液循環
預防腰痛
腰
從下方支撐腰部
地基很穩固
其他
・骨頭變得強韌！
・避免腳抽筋…等等

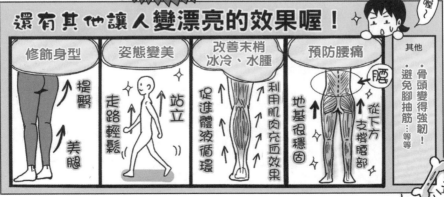

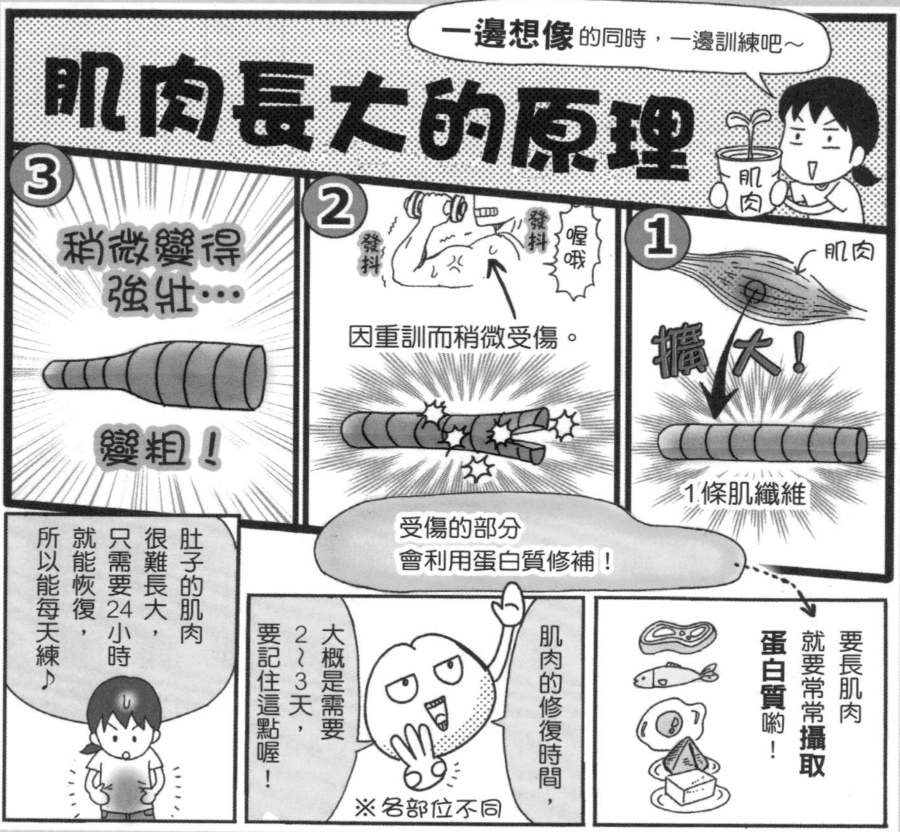
肌肉長大的原理
一邊想像的同時，一邊訓練吧～
肌肉
1
肌肉
擴大！
1條肌纖維
2
喔哦
發抖
發抖
因重訓而稍微受傷。
3
稍微變得強壯…
變粗！
受傷的部分會利用蛋白質修補！
要長肌肉就要常常攝取蛋白質喲！
肌肉的修復時間，大概是需要2～3天，要記住這點喔！
※各部位不同
肚子的肌肉很難長大，只需要24小時就能恢復，所以能每天練♪

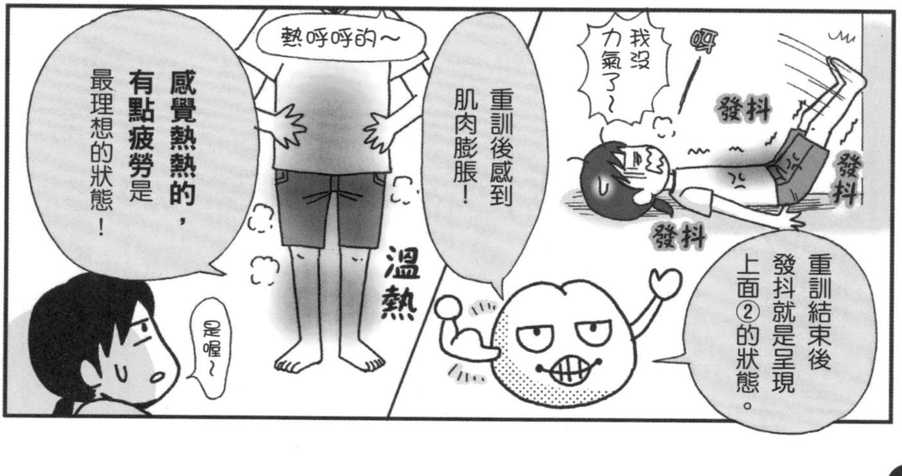
我沒力氣了～
呼
發抖
發抖
發抖
重訓結束後發抖就是呈現上面②的狀態。
重訓後感到肌肉膨脹！
熱呼呼的～
溫熱
感覺熱熱的，有點疲勞是最理想的狀態！
是喔～

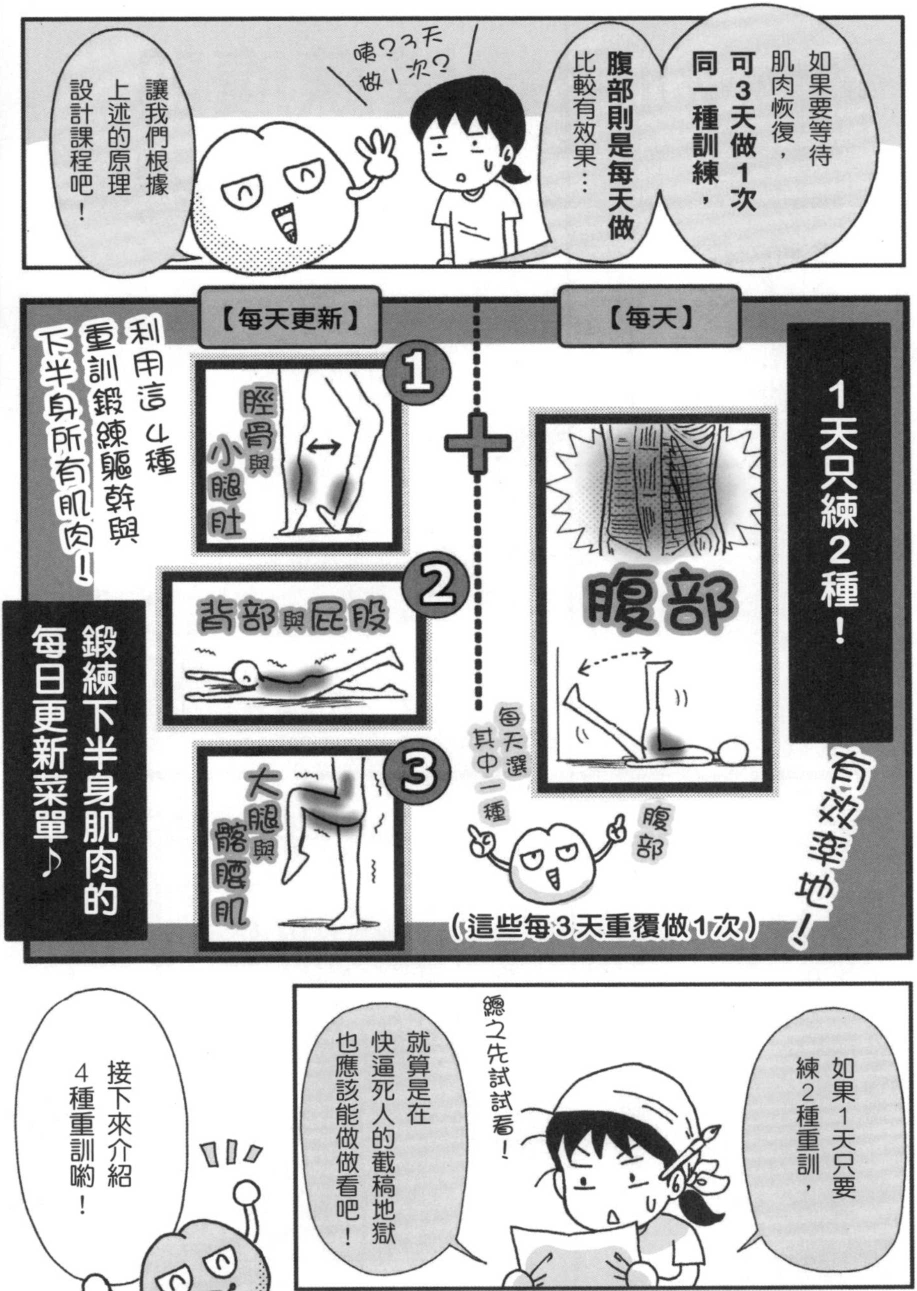
如果要等待肌肉恢復，可3天做1次同一種訓練，
腹部則是每天做比較有效果…
咦？3天做1次？
讓我們根據上述的原理設計課程吧！
【每天】
1天只練2種！
腹部
每天選其中一種
腹部
有效率地！
【每天更新】
1 脛骨與小腿肚
2 背部與屁股
3 大腿與髂腰肌
利用這4種重訓鍛鍊軀幹與下半身所有肌肉！
鍛鍊下半身肌肉的每日更新菜單♪
（這些每3天重覆做1次）
如果1天只要練2種重訓，
總之先試試看！
就算是在快逼死人的截稿地獄也應該能做做看吧！
接下來介紹4種重訓喲！

【每日菜單】

躺著做

利用牆壁練腹肌

長肌肉祕訣

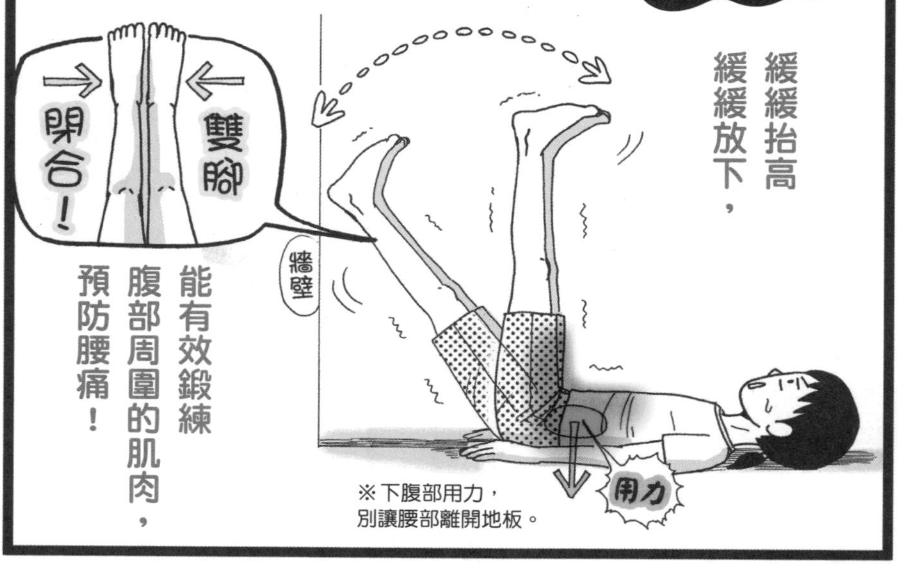

緩緩抬高
緩緩放下，
雙腳
閉合！
牆壁
能有效鍛鍊腹部周圍的肌肉，預防腰痛！
用力
※下腹部用力，
別讓腰部離開地板。

能練到這裡！

也能練到深層肌肉！

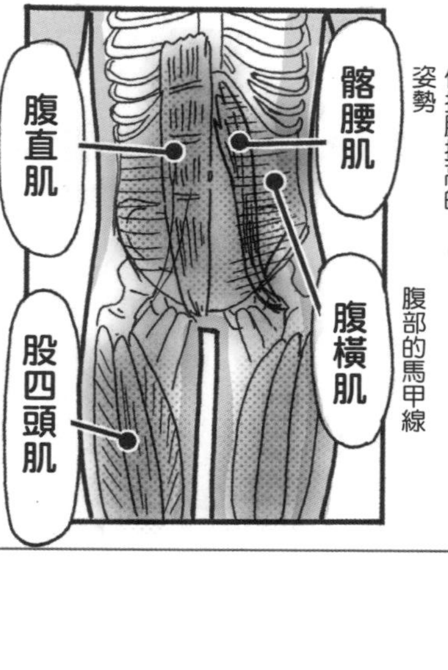

髂腰肌
保持腳抬高的姿勢
腹直肌
六塊肌
腹橫肌
腹部的馬甲線
股四頭肌
大腿前方的大塊肌肉
持續訓練，腹部就愈緊實！

透過此重訓

- 預防腰痛
- 改善姿勢
- 紓緩便祕
- 促進骨盆內部的血液循環
- 改善腹部與腳的冰冷、水腫毛病
- 預防跌倒
- 促進代謝

得到的好處

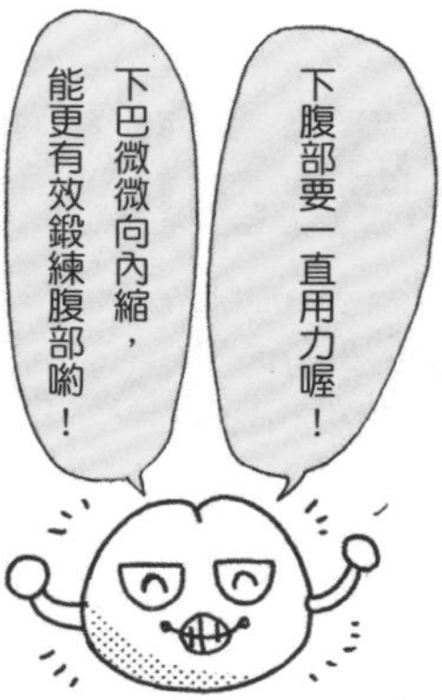
下腹部要一直用力喔！
下巴微微向內縮，能更有效鍛練腹部喲！

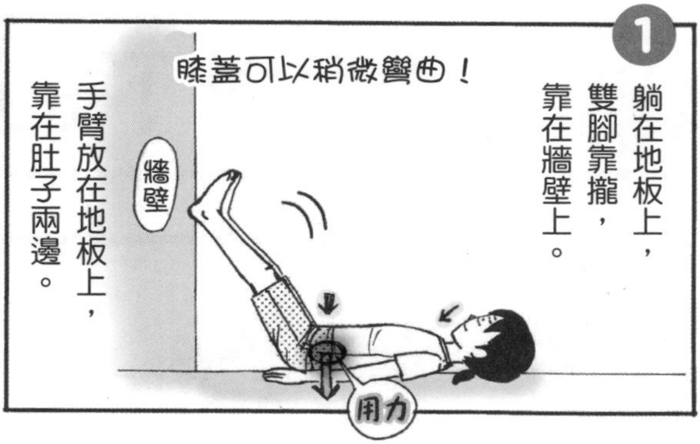
1
躺在地板上，雙腳靠攏，靠在牆壁上。
膝蓋可以稍微彎曲！
手臂放在地板上，靠在肚子兩邊。
牆壁
用力

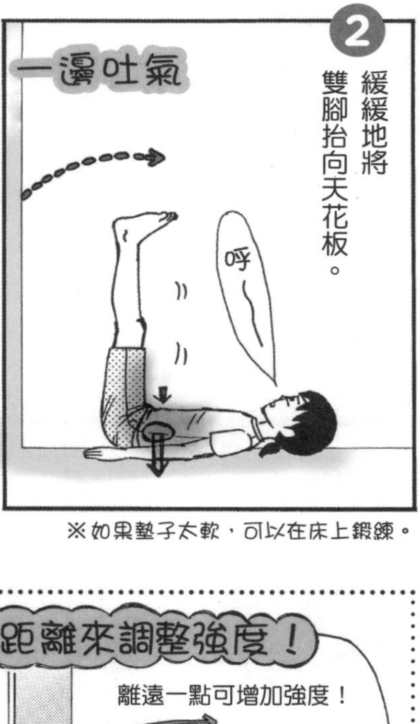
2
緩緩地將雙腳抬向天花板。
一邊吐氣
呼～

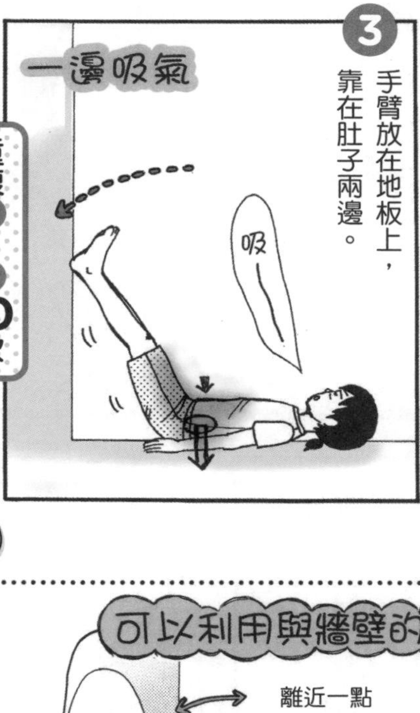
3
手臂放在地板上，靠在肚子兩邊。
一邊吸氣
吸～

重複②～③10次

【目標】1～3組

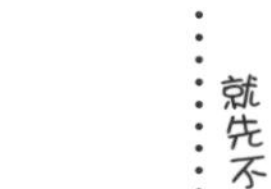

※如果墊子太軟，可以在床上鍛鍊。

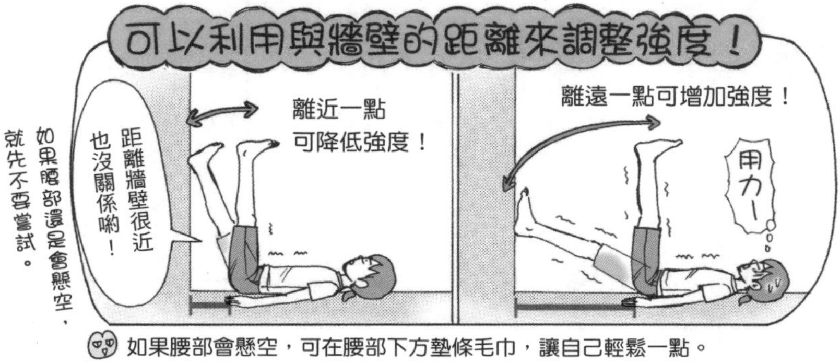
可以利用與牆壁的距離來調整強度！
如果腰部還是會懸空，就先不要嘗試。
距離牆壁很近也沒關係喲！
離近一點可降低強度！
離遠一點可增加強度！
用力～

如果腰部會懸空，可在腰部下方墊條毛巾，讓自己輕鬆一點。

【每日更新菜單】①

扶著東西
練習

膝蓋以下的重訓

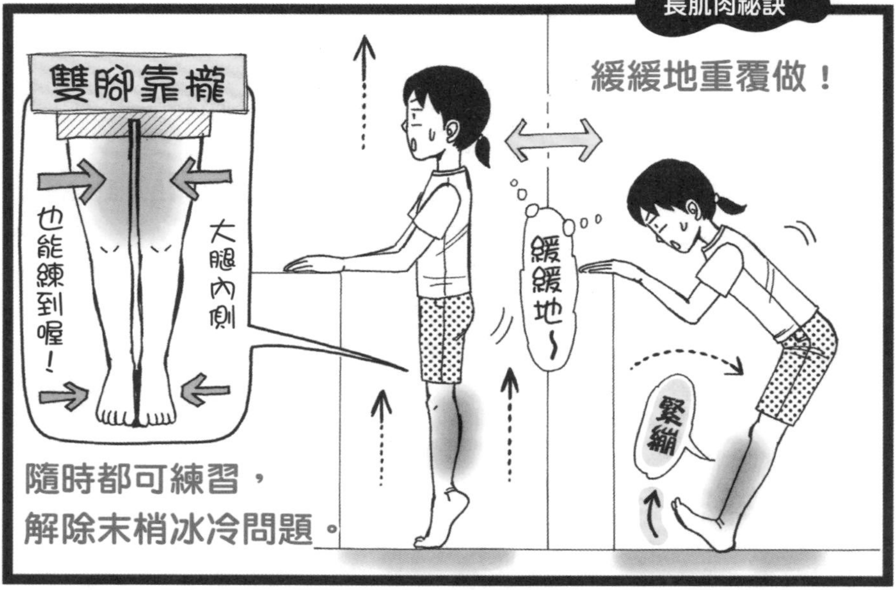
長肌肉祕訣
緩緩地重覆做！
雙腳靠攏
也能練到喔！
大腿內側
緩緩地～
緊繃
隨時都可練習，
解除末梢冰冷問題。

透過此重訓

- 改善腳部冰冷、水腫毛病
- 刺激第二心臟，促進血液循環
- 預防抽筋
- 腳踝變得柔軟
- 雙腳變得輕盈
- 促進代謝

得到的好處

前面與背面的肌肉都練到了，發展很均衡！

膝蓋下方的肌肉變得緊實，擁有一雙美腿！

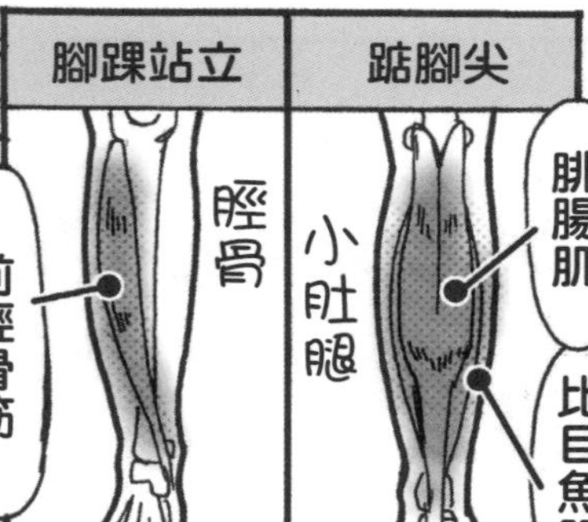
腳踝站立
踮腳尖
脛骨
前脛骨筋
小肚腿
腓腸肌
比目魚肌

能練到這裡！

其他➡也能練到大腿前面、後面與屁肌的肌肉！

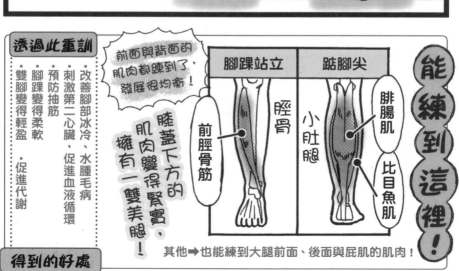

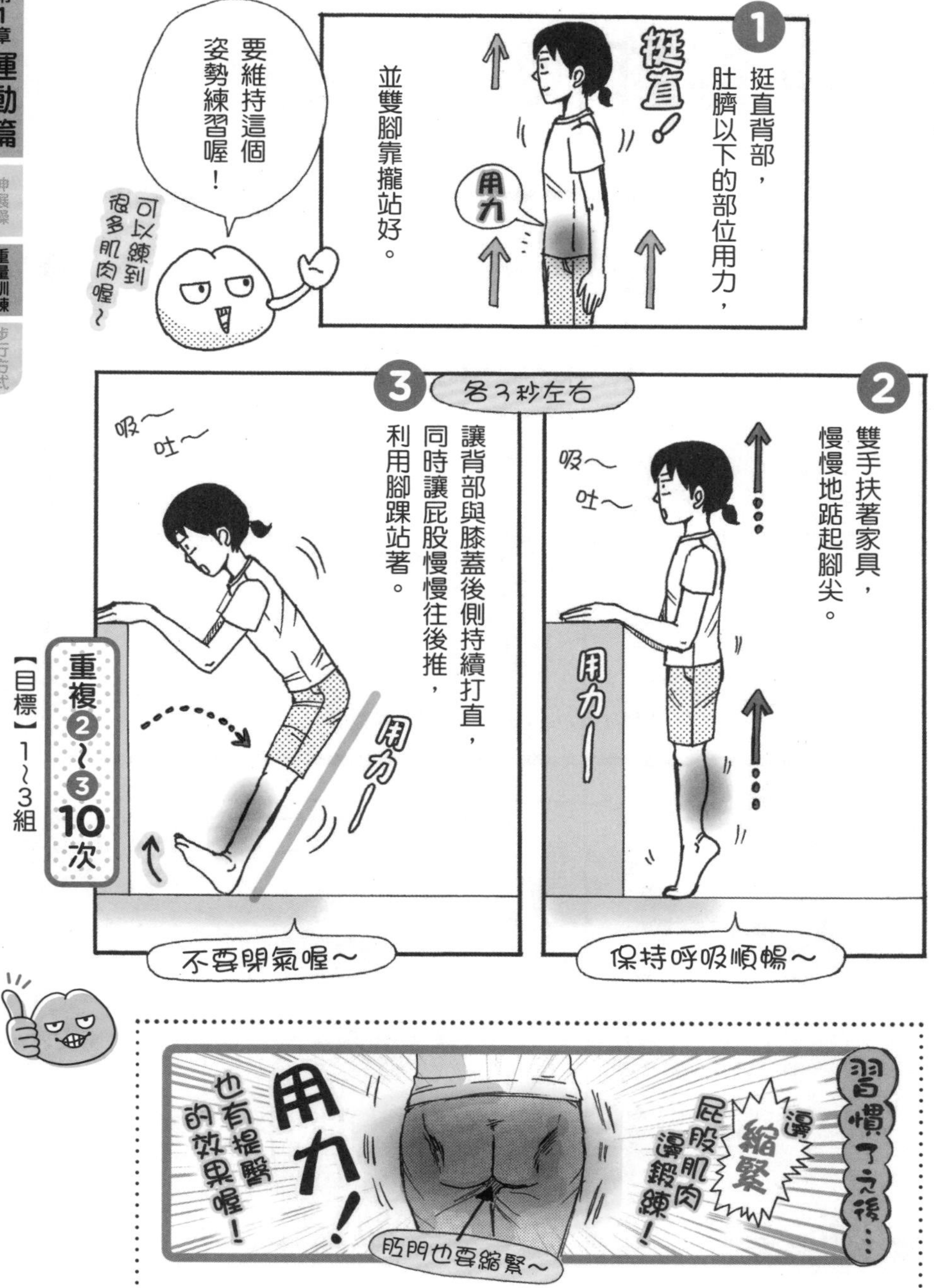
1
挺直背部，肚臍以下的部位用力，
並雙腳靠攏站好。
挺直！
用力
要維持這個姿勢練習喔！
可以練到很多肌肉喔～
各3秒左右
2
雙手扶著家具，慢慢地踮起腳尖。
吸～
吐～
用力ー
保持呼吸順暢～
3
讓背部與膝蓋後側持續打直，
同時讓屁股慢慢往後推，
利用腳踝站著。
吸～
吐～
用力ー
不要閉氣喔～
重複②～③10次
【目標】1～3組
習慣了之後…
邊縮緊屁股肌肉邊鍛練！
用力！
也有提臀的效果喔！
肛門也要縮緊～

【每日更新菜單】②

躺著做

背部與屁股的重訓

長肌肉祕訣

手臂與腳部微微上抬，
同時維持往前後伸展的姿勢，
就能充份鍛鍊肌肉！

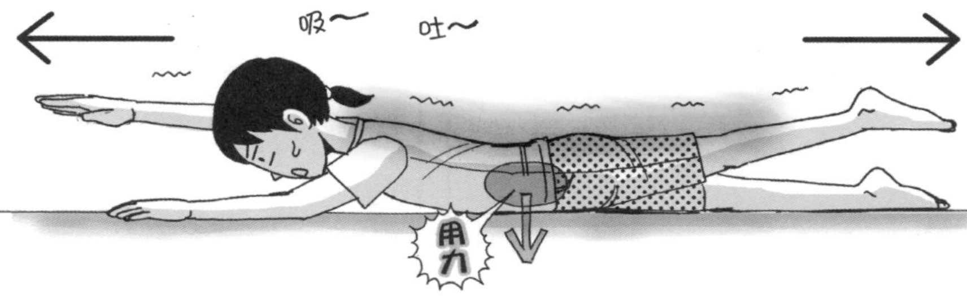

吸～
吐～
用力

※肚子用力往地面壓，維持姿勢穩定！

透過此重訓

- 預防腰痛
- 紓緩肩膀與背部緊繃
- 改善姿勢　・提臀
- 活化內臟功能、促進血液循環
- 走路更輕鬆　・促進代謝

得到的好處

能練到這裡！

讓鬆垮垮的背部肌肉全面變得緊實！

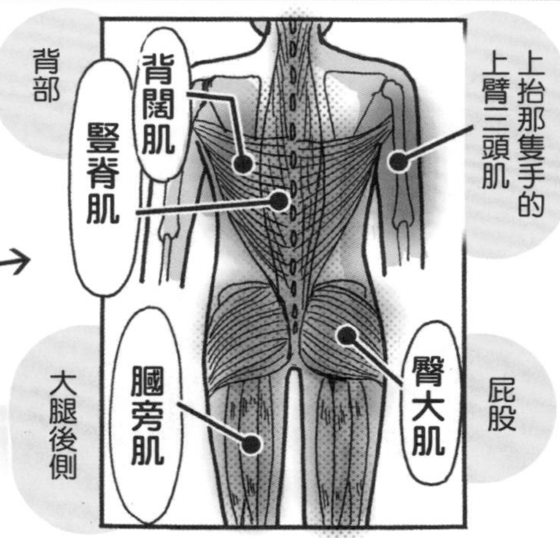

背部
背闊肌
豎脊肌
上抬那隻手的上臂三頭肌
大腿後側
膕旁肌
臀大肌
屁股

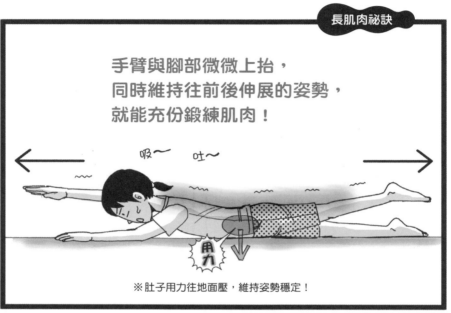

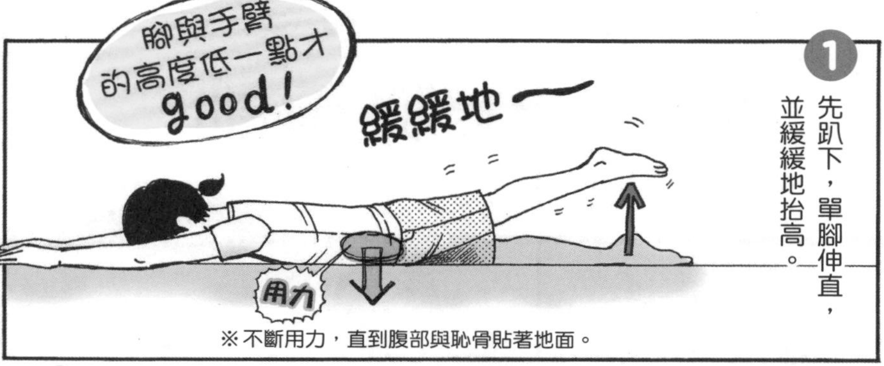
腳與手臂的高度低一點才good！
緩緩地——
1
先趴下，單腳伸直，並緩緩地抬高。
用力
※不斷用力，直到腹部與恥骨貼著地面。

祕訣 不要勉強抬高腳，也不要利用其他部分的肌肉代償喲～抬得不高比較吃力，也比較有效，更不會傷到腰♡

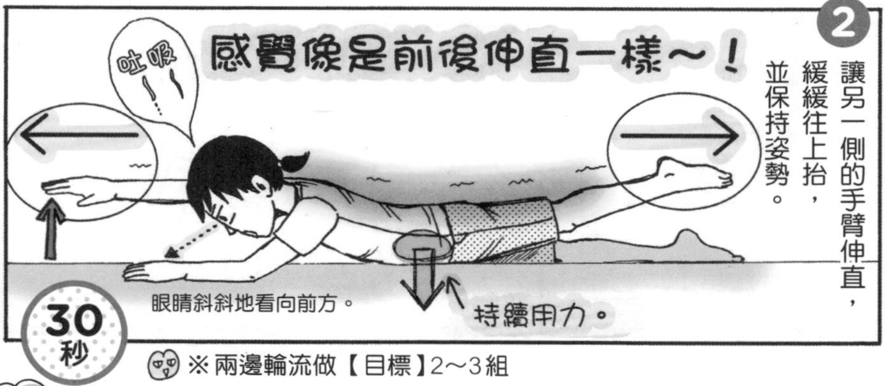
2
讓另一側的手臂伸直，緩緩往上抬，並保持姿勢。
感覺像是前後伸直一樣～！
吐吸
掌心向下。
眼睛斜斜地看向前方。
持續用力。
30秒

※兩邊輪流做【目標】2～3組

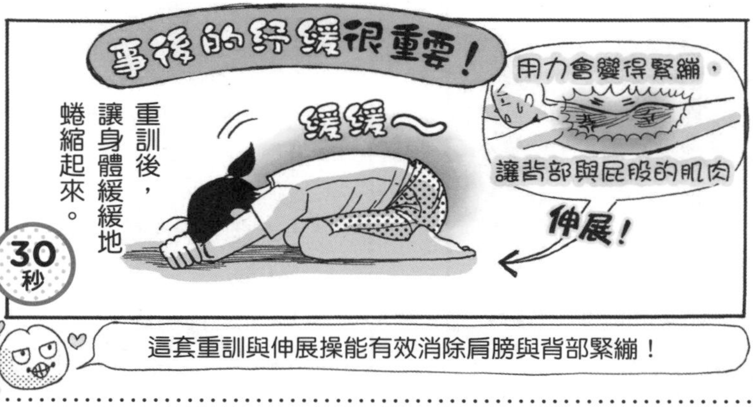
事後的紓緩很重要！
重訓後，讓身體緩緩地蜷縮起來。
緩緩～
用力會變得緊繃，
讓背部與屁股的肌肉
伸展！
30秒

很推薦喔 這套重訓與伸展操能有效消除肩膀與背部緊繃！

【每日更新菜單】③

扶著東西站著 大腿重訓

長肌肉祕訣

維持30秒，能讓很多肌肉動起來，使訓練更有效。

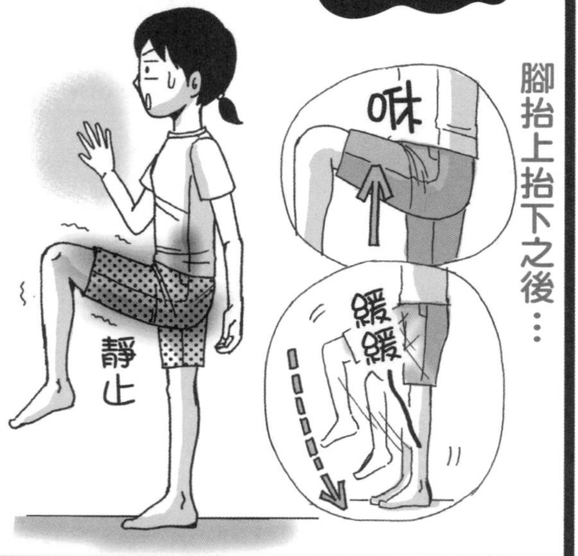
腳抬上抬下之後…
咻
緩緩
靜止

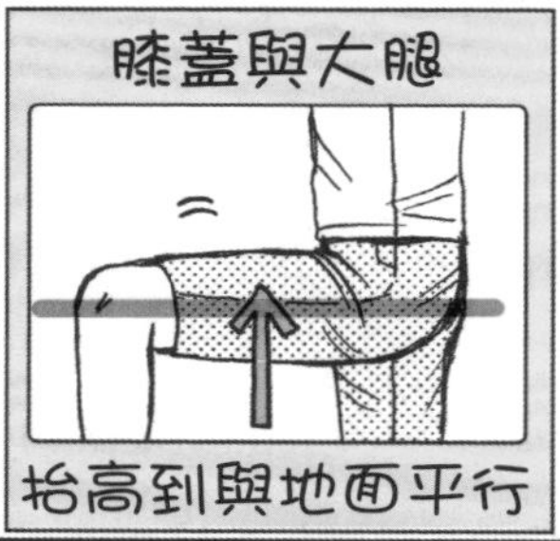
膝蓋與大腿
抬高到與地面平行

透過此重訓

- 預防腰痛
- 改善姿勢
- 改善腹部與腳部冰冷與水腫問題
- 能更輕鬆地抬腳
- 預防膝痛
- 提升代謝

得到的好處

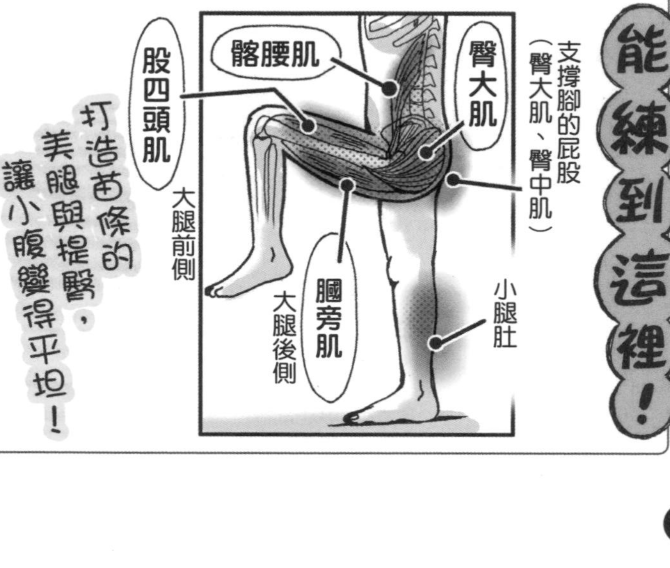
能練到這裡！
支撐腳的屁股（臀大肌、臀中肌）
臀大肌
髂腰肌
股四頭肌
大腿前側
膕旁肌
大腿後側
小腿肚
打造苗條的美腿與提臀，讓小腹變得平坦！

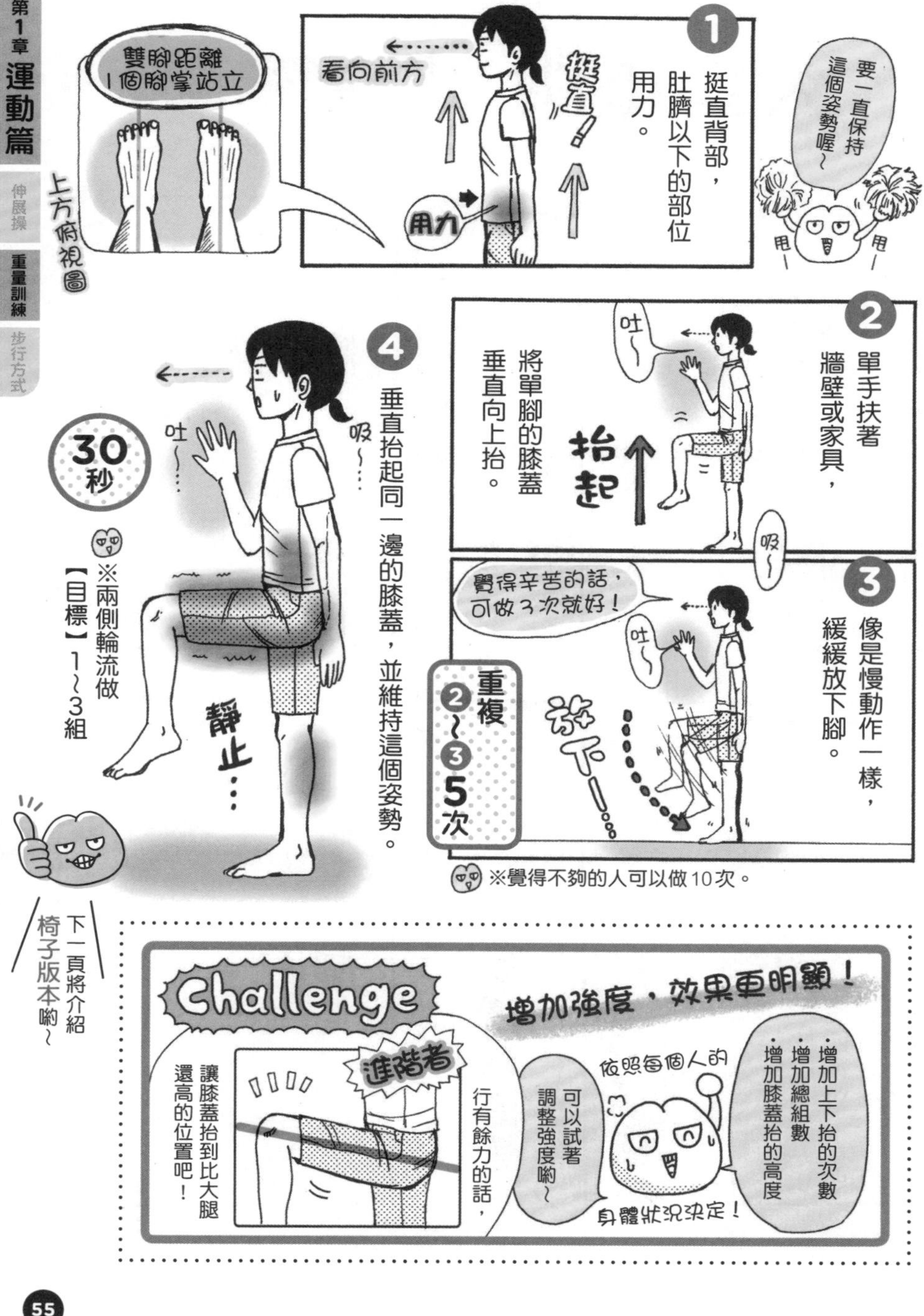
雙腳距離1個腳掌站立
上方俯視圖
1 挺直背部，肚臍以下的部位用力。
看向前方
挺直！
用力
要一直保持這個姿勢喔~
甩
甩
2 單手扶著牆壁或家具，將單腳的膝蓋垂直向上抬。
吐~
抬起
吸~
3 像是慢動作一樣，緩緩放下腳。
覺得辛苦的話，可做3次就好！
吐~
放下~…
重複 2~3 5次
※覺得不夠的人可以做10次。
4 垂直抬起同一邊的膝蓋，並維持這個姿勢。
吸~……
吐~……
靜止…
30秒
※兩側輪流做
【目標】1~3組
下一頁將介紹椅子版本喲~
Challenge
增加強度，效果更明顯！
進階者
行有餘力的話，讓膝蓋抬到比大腿還高的位置吧！
·增加上下抬的次數
·增加總組數
·增加膝蓋抬的高度
依照每個人的身體狀況決定！
可以試著調整強度喲~

能夠偷偷做，也很適合擔心膝蓋的人！

大腿重訓 椅子版本

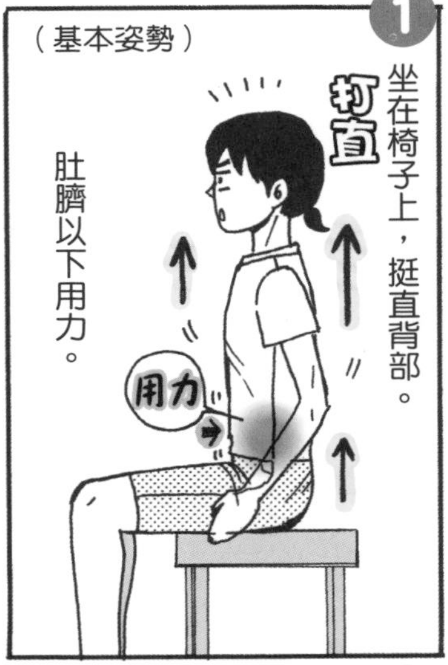
1
（基本姿勢）
坐在椅子上，挺直背部。
肚臍以下用力。
打直
用力

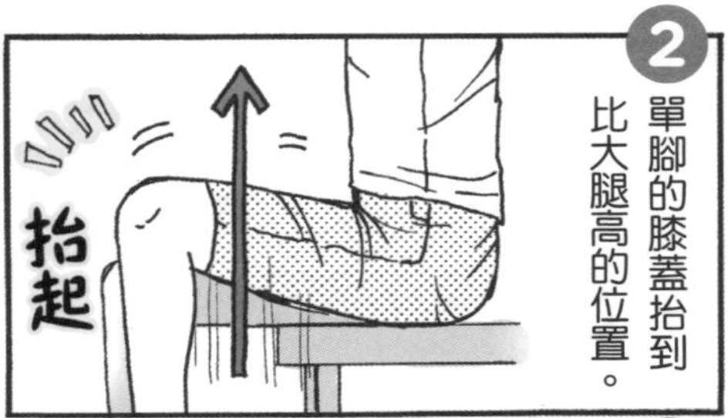
2
單腳的膝蓋抬到比大腿高的位置。
抬起

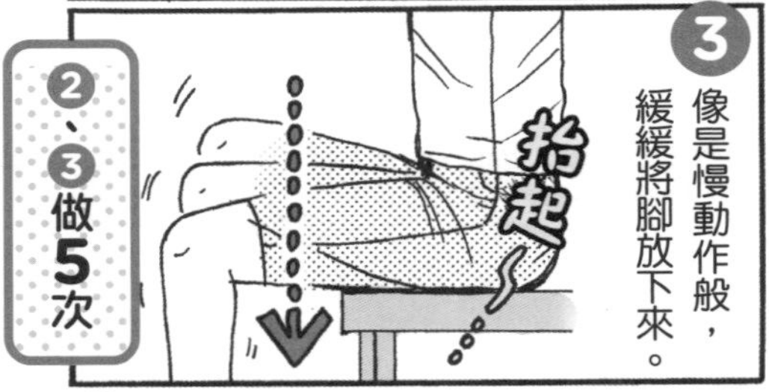
3
像是慢動作般，緩緩將腳放下來。
抬起
2、3做5次

※覺得辛苦的人可做3次就好。
覺得簡單的人則可做10次。

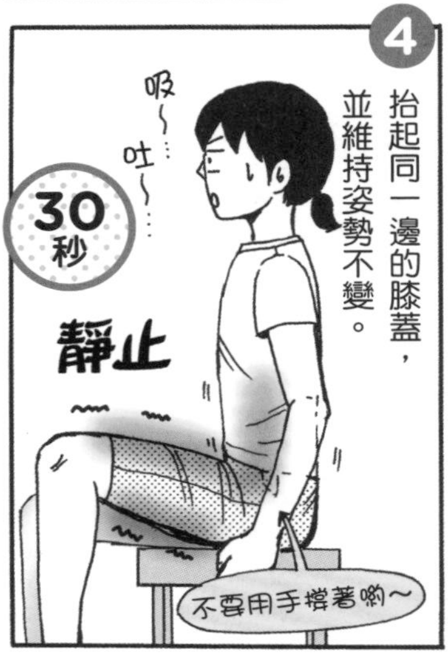
4
抬起同一邊的膝蓋，並維持姿勢不變。
吸～…
吐～…
30秒
靜止
不要用手撐著喲～

※兩側輪流做

【目標】1～3組

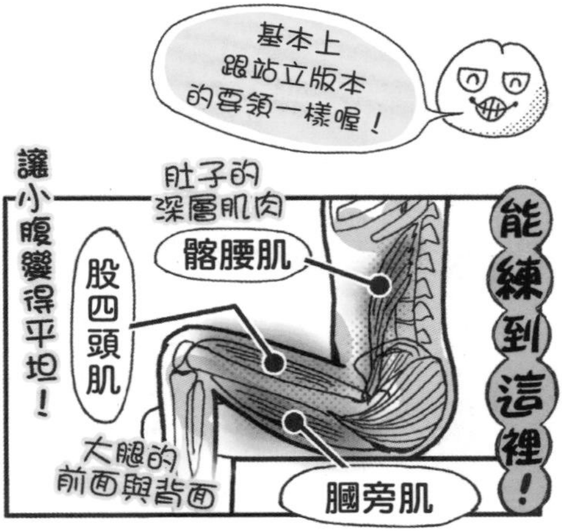
基本上跟站立版本的要領一樣喔！
讓小腹變得平坦！
肚子的深層肌肉
髂腰肌
股四頭肌
大腿的前面與背面
膕旁肌
能練到這裡！

- 預防腰痛
- 改善姿勢
- 預防膝蓋痛
- 讓腳更輕鬆地抬起

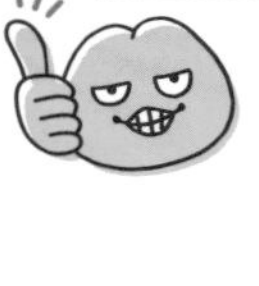

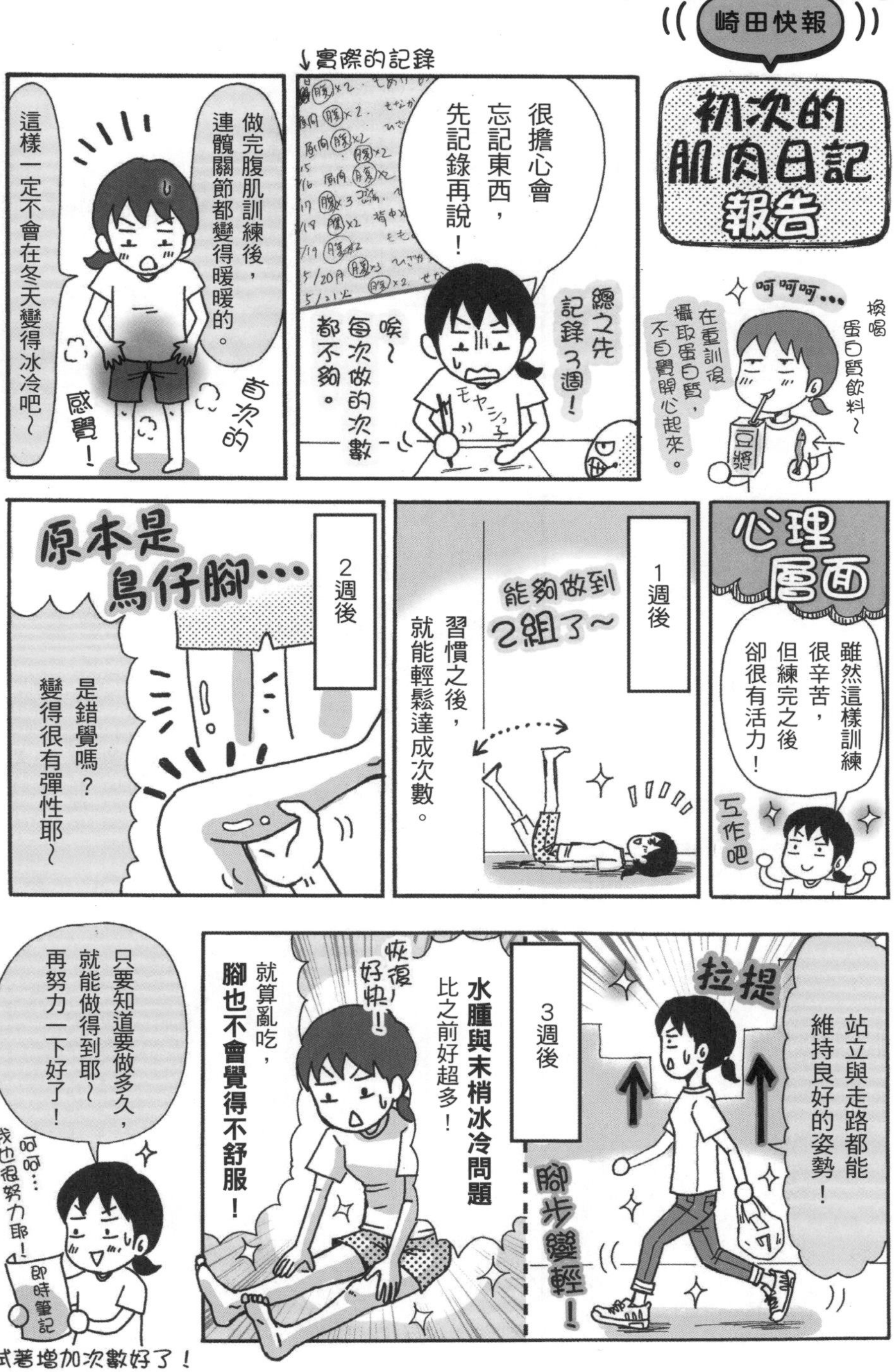
崎田快報
初次的肌肉日記報告
換喝蛋白質飲料～
呵呵呵…
在重訓後攝取蛋白質，不自覺開心起來。
豆漿
↓實際的記錄
很擔心會忘記東西，先記錄再說！
總之先記錄3週！
唉～每次做的次數都不夠。
做完腹肌訓練後，連髖關節都變得暖暖的。
這樣一定不會在冬天變得冰冷吧～
首次的感覺！
心理層面
雖然這樣訓練很辛苦，但練完之後卻很有活力！
工作吧
1週後
能夠做到2組了～
習慣之後，就能輕鬆達成次數。
2週後
原本是鳥仔腳…
是錯覺嗎？變得很有彈性耶～
3週後
站立與走路都能維持良好的姿勢！
拉提
腳步變輕！
水腫與末梢冰冷問題比之前好超多！
恢復好快！
就算亂吃，腳也不會覺得不舒服！
只要知道要做多久，就能做得到耶～再努力一下好了！
呵呵…我也很努力耶！
即時筆記
試著增加次數好了！

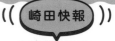

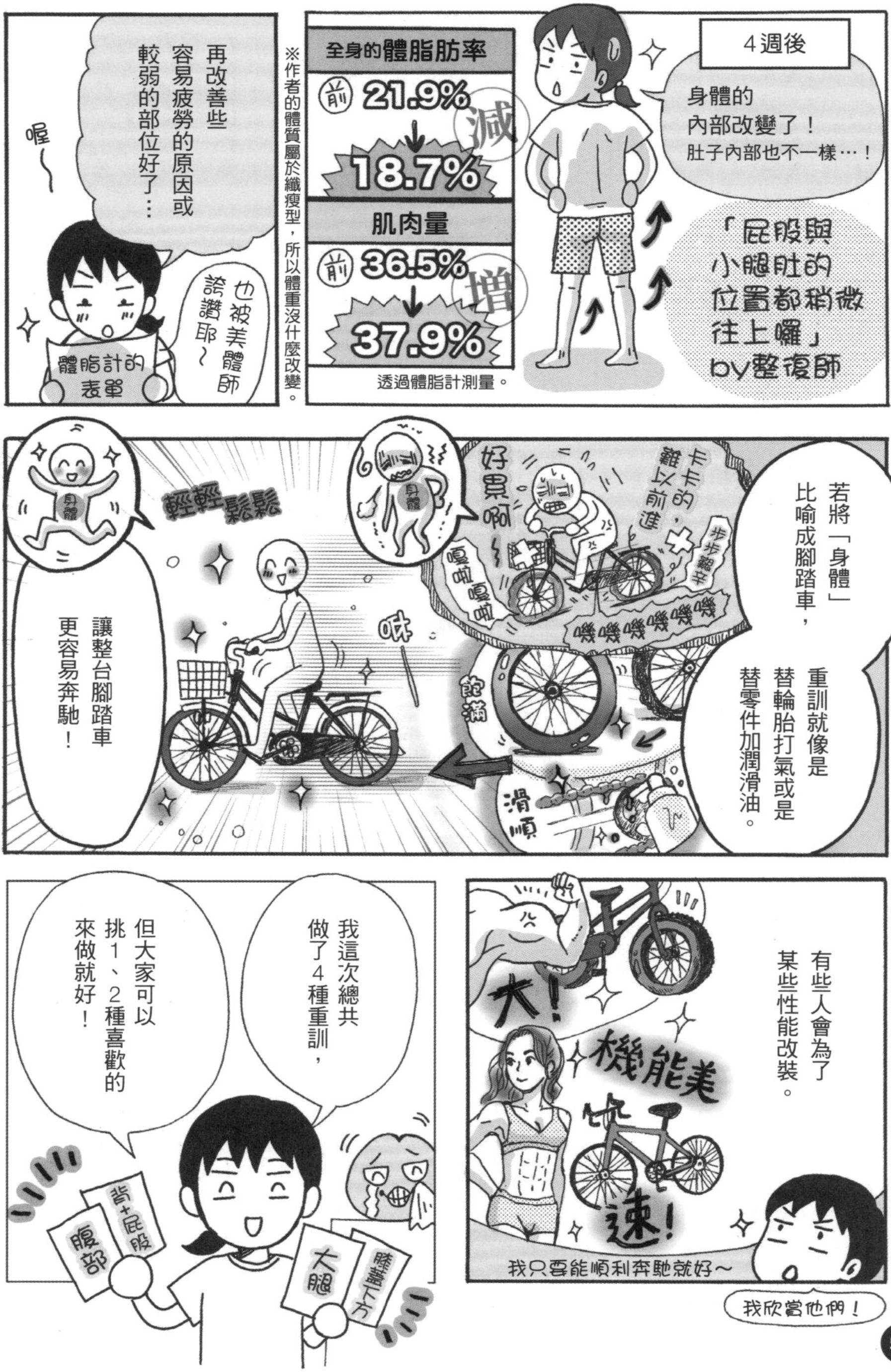
4週後
身體的內部改變了！
肚子內部也不一樣…！
「屁股與小腿肚的位置都稍微往上囉」by整復師
全身的體脂肪率
前 21.9%
18.7%
減
肌肉量
前 36.5%
37.9%
增
透過體脂計測量。
※作者的體質屬於纖瘦型，所以體重沒什麼改變。
再改善些容易疲勞的原因或較弱的部位好了…
喔～
也被美體師誇讚耶～
體脂計的表單
若將「身體」比喻成腳踏車，
重訓就像是替輪胎打氣或是替零件加潤滑油。
卡卡的，難以前進
步步艱辛
好累啊
嘎啦嘎啦
嘰嘰嘰嘰嘰嘰
身體
飽滿
滑順
咻
輕輕鬆鬆
讓整台腳踏車更容易奔馳！
有些人會為了某些性能改裝。
大！
機能美
速！
我只要能順利奔馳就好～
我欣賞他們！
我這次總共做了4種重訓，
但大家可以挑1、2種喜歡的來做就好！
背+屁股
腹部
大腿
膝蓋下方

COLUMN

重訓時為什麼肚子都要用力…

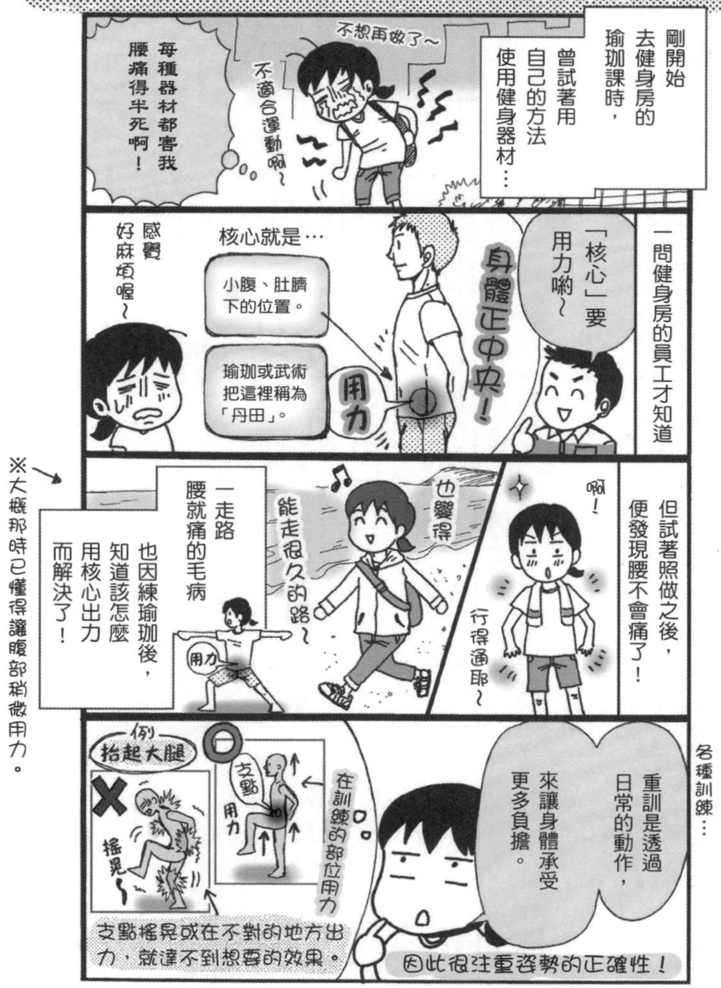
剛開始去健身房的瑜珈課時，
曾試著用自己的方法使用健身器材…
不想再做了～
不適合運動啊～
每種器材都害我腰痛得半死啊！
一問健身房的員工才知道
「核心」要用力喲～
身體正中央！
核心就是…
小腹、肚臍下的位置。
瑜珈或武術把這裡稱為「丹田」。
用力
感覺好麻煩喔～
但試著照做之後，便發現腰不會痛了！
啊！
行得通耶～
也變得能走很久的路～
一走路腰就痛的毛病
也因練瑜珈後，知道該怎麼用核心出力而解決了！
用力
※大概那時已懂得讓腹部稍微用力。
各種訓練…
重訓是透過日常的動作，
來讓身體承受更多負擔。
因此很注重姿勢的正確性！
在訓練的部位用力
支點
用力
例
抬起大腿
搖晃～
支點搖晃或在不對的地方出力，就達不到想要的效果。

第1章 運動篇

慢慢培養體力的步行方式

- 解說漫畫「一走路就會在身體內部發生的好事！」
- 多做一個動作① 上半身篇 **增強體力的走路方式**
- 多做一個動作② 下半身篇 **腳趾抓毛巾**
- 再多做一個動作 **紙巾盒跨步**

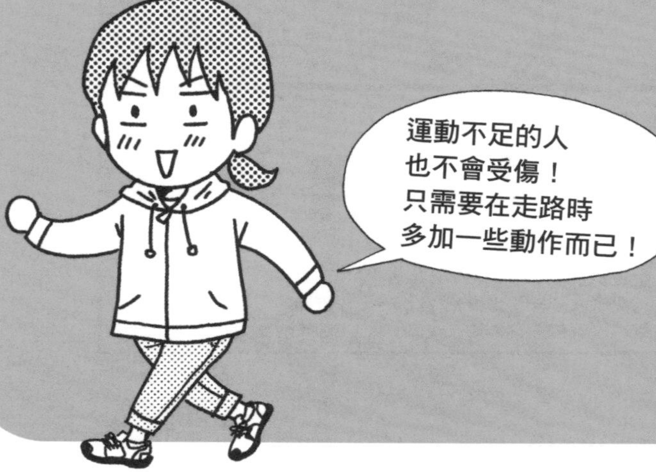
運動不足的人
也不會受傷！
只需要在走路時
多加一些動作而已！

「一走路就會在身體內部發生的好事！」

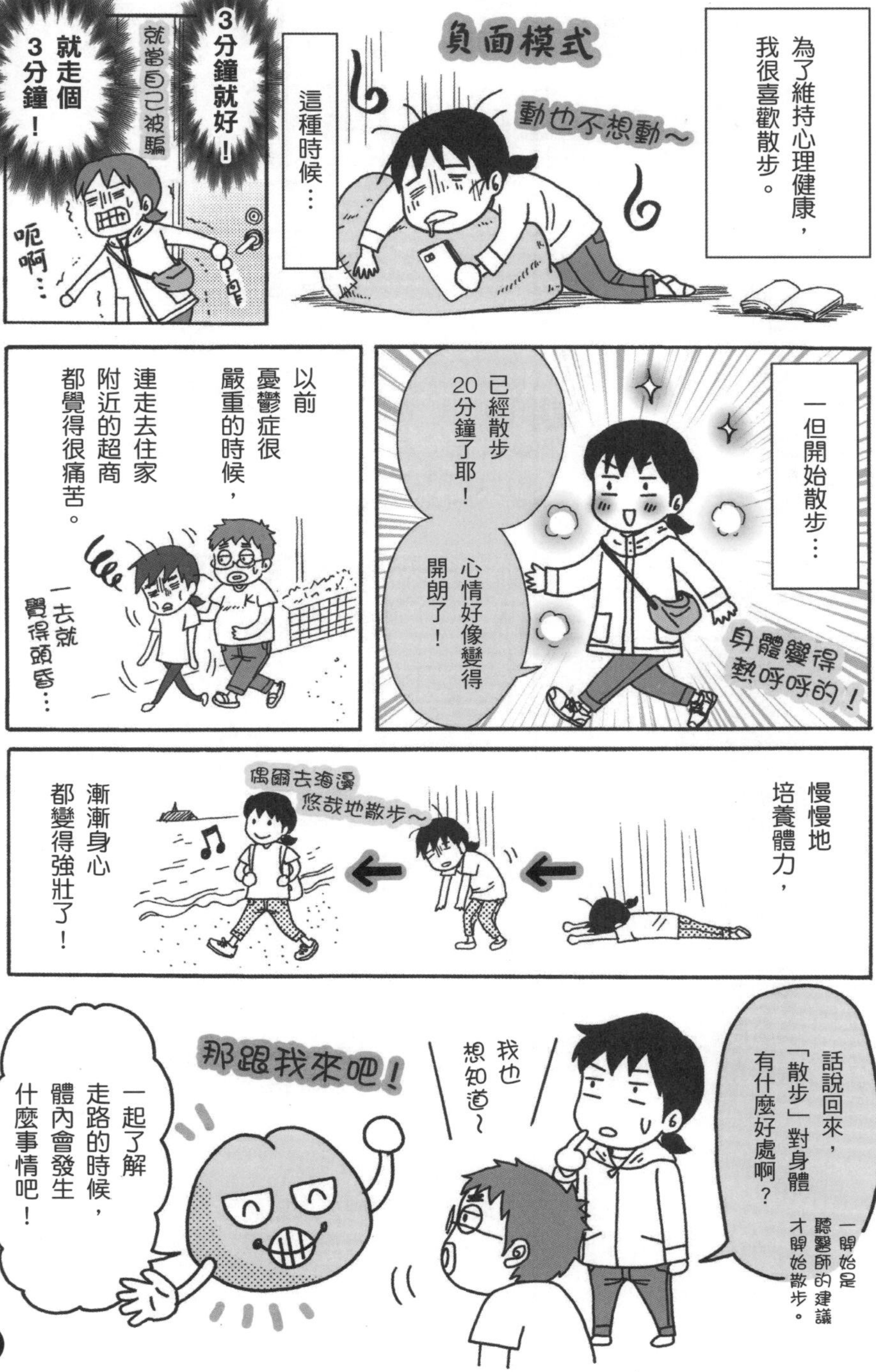
為了維持心理健康，我很喜歡散步。
負面模式
動也不想動～
這種時候…
3分鐘就好！
就當自己被騙
就走個3分鐘！
呃啊…
一但開始散步…
已經散步20分鐘了耶！
心情好像變得開朗了！
身體變得熱呼呼的！
以前憂鬱症很嚴重的時候，連走去住家附近的超商都覺得很痛苦。
一去就覺得頭昏…
慢慢地培養體力，
偶爾去海邊悠哉地散步～
漸漸身心都變得強壯了！
話說回來，「散步」對身體有什麼好處啊？
一開始是聽醫師的建議才開始散步。
我也想知道～
那跟我來吧！
一起了解走路的時候，體內會發生什麼事情吧！

一走路就會在身體內部發生的好事！

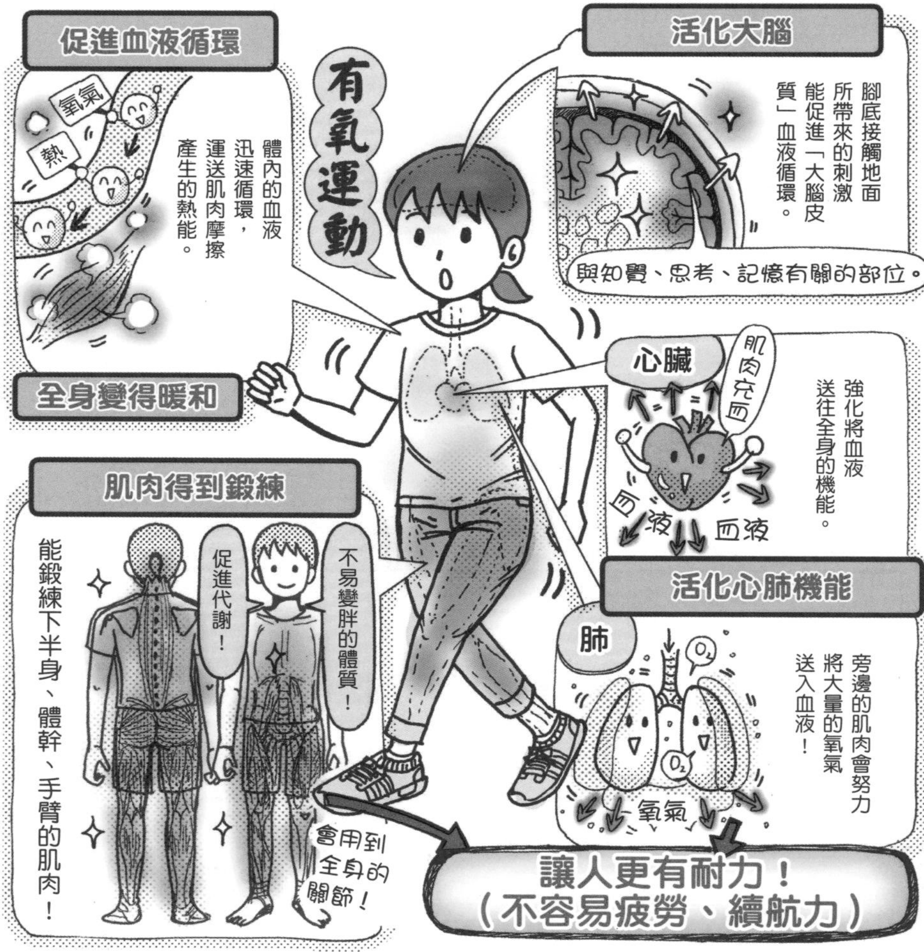
促進血液循環
氧氣
熱
體內的血液迅速循環，運送肌肉摩擦產生的熱能。
全身變得暖和
有氧運動
活化大腦
腳底接觸地面所帶來的刺激能促進「大腦皮質」血液循環。
與知覺、思考、記憶有關的部位。
心臟
肌肉充血
強化將血液送往全身的機能。
血液
血液
活化心肺機能
肺
旁邊的肌肉會努力將大量的氧氣送入血液！
O_2
O_2
氧氣
肌肉得到鍛練
能鍛練下半身、體幹、手臂的肌肉！
促進代謝！
不易變胖的體質！
會用到全身的關節！
讓人更有耐力！
（不容易疲勞、續航力）

其他的好處

- 快步走20分鐘，會開始燃燒「脂肪」。
- 可讓血糖下降，改善高血壓與低血壓的問題。
- 微血管變得發達，打造血液循環更順暢的體質。

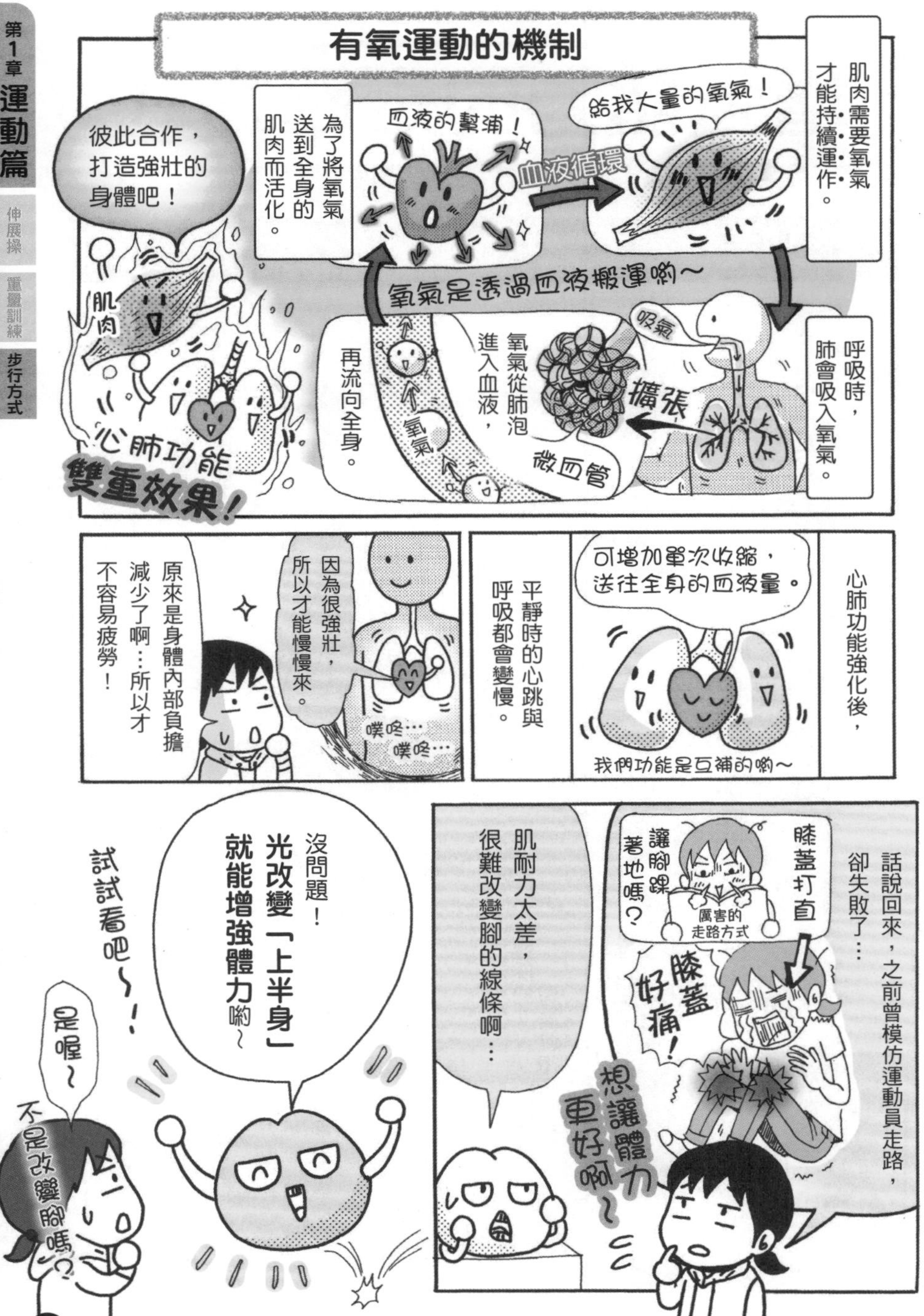
有氧運動的機制
肌肉需要氧氣才能持續運作。
給我大量的氧氣！
血液循環
為了將氧氣送到全身的肌肉而活化。
血液的幫浦！
氧氣是透過血液搬運喲～
呼吸時，肺會吸入氧氣。
吸氣
擴張
氧氣從肺泡進入血液，
微血管
氧氣
再流向全身。
彼此合作，打造強壯的身體吧！
肌肉
心肺功能雙重效果！
心肺功能強化後，
可增加單次收縮，送往全身的血液量。
我們功能是互補的喲～
平靜時的心跳與呼吸都會變慢。
因為很強壯，所以才能慢慢來。
噗咚…
噗咚…
原來是身體內部負擔減少了啊…所以才不容易疲勞！
話說回來，之前曾模仿運動員走路，卻失敗了…
膝蓋打直
讓腳踝著地嗎？
厲害的走路方式
膝蓋好痛！
想讓體力更好啊～
肌耐力太差，很難改變腳的線條啊…
沒問題！光改變「上半身」就能增強體力喲～
試試看吧～！
是喔～
不是改變腳嗎？

腳維持不變
即可！

多做一個動作① 上半身篇

增強體力的走路方式

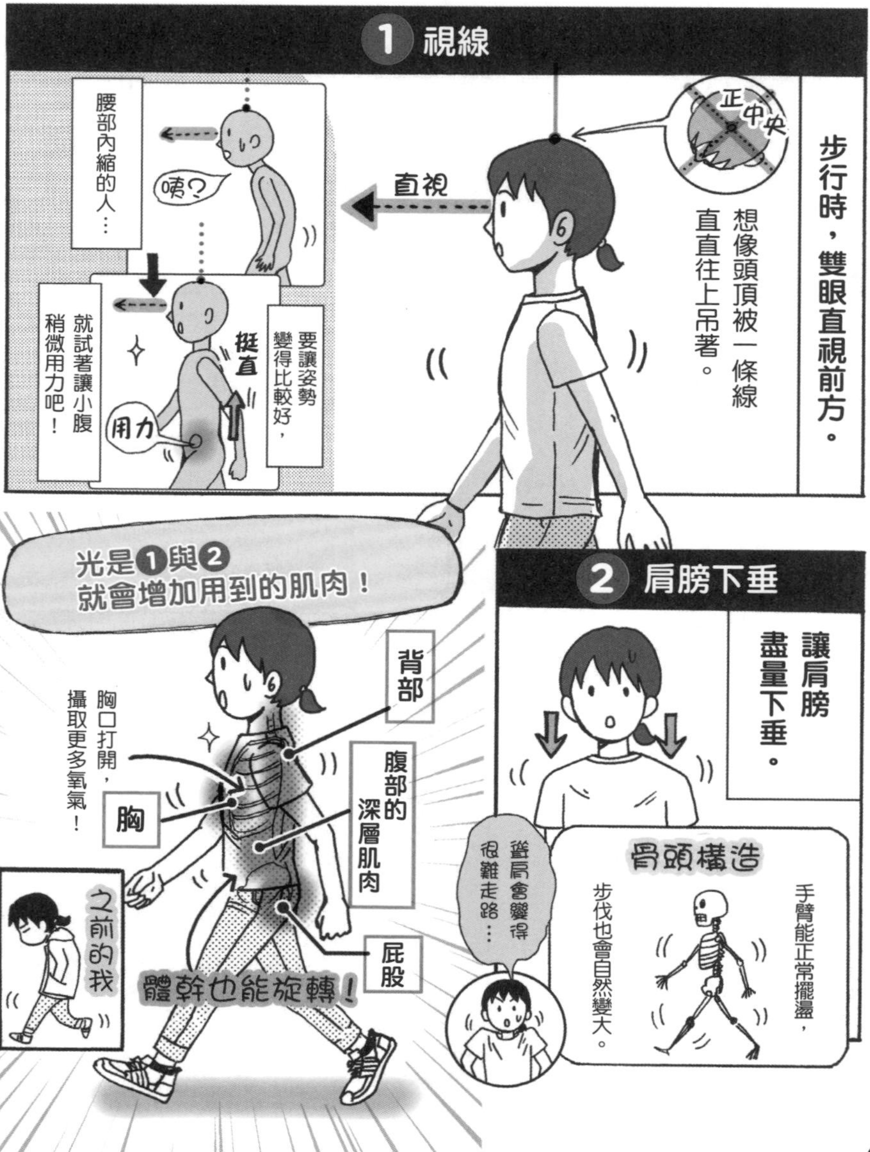

1 視線
步行時，雙眼直視前方。
想像頭頂被一條線直直往上吊著。
正中央
直視
腰部內縮的人…
咦？
要讓姿勢變得比較好，
就試著讓小腹稍微用力吧！
挺直
用力
2 肩膀下垂
讓肩膀盡量下垂。
光是1與2
就會增加用到的肌肉！
背部
胸口打開，攝取更多氧氣！
胸
腹部的深層肌肉
屁股
體幹也能旋轉！
之前的我
骨頭構造
手臂能正常擺盪，
步伐也會自然變大。
聳肩會變得很難走路…

3 吐到沒氣

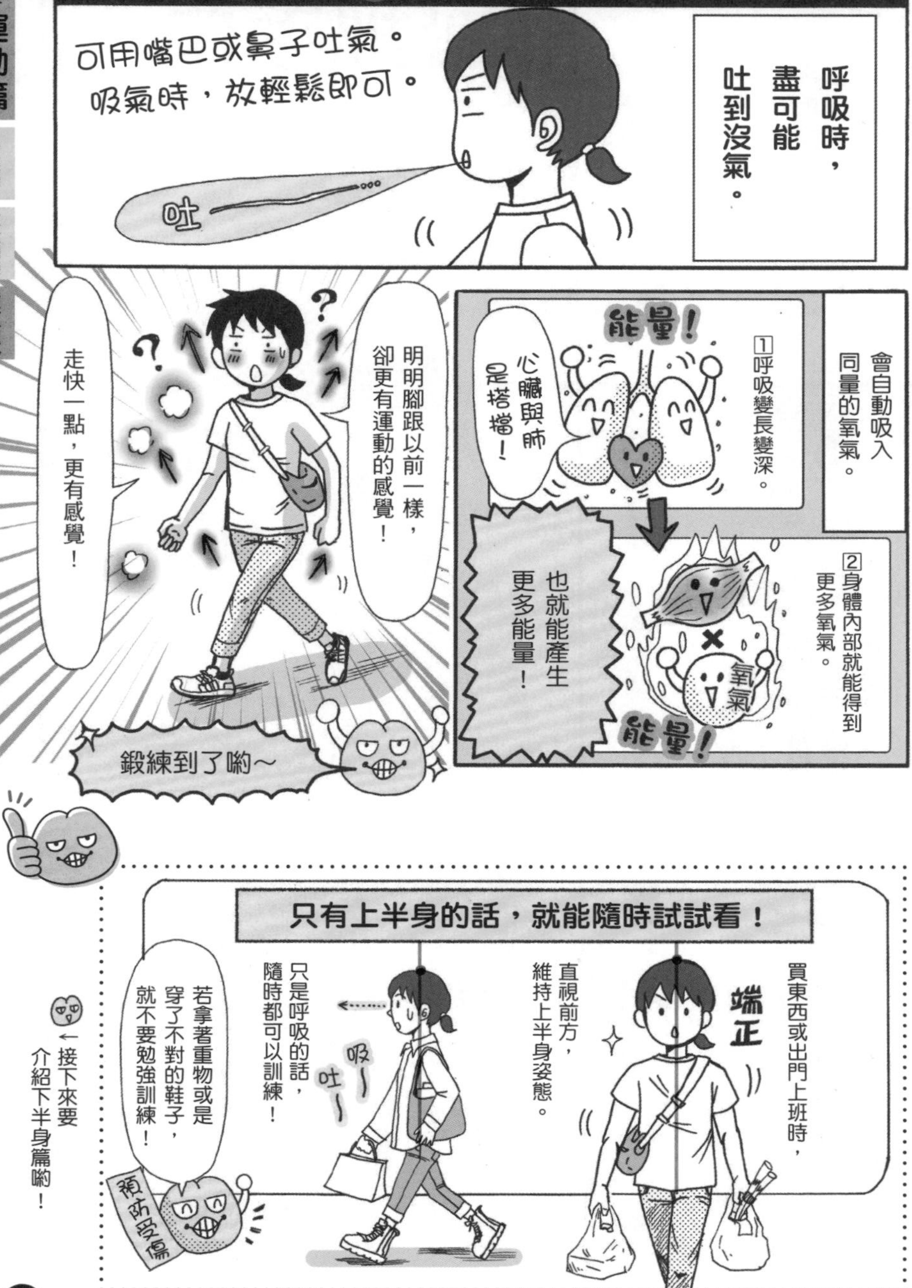
呼吸時，盡可能吐到沒氣。
可用嘴巴或鼻子吐氣。吸氣時，放輕鬆即可。
吐
會自動吸入同量的氧氣。
1 呼吸變長變深。
能量！
心臟與肺是搭檔！
2 身體內部就能得到更多氧氣。
氧氣
能量！
也就能產生更多能量！
明明腳跟以前一樣，卻更有運動的感覺！
走快一點，更有感覺！
鍛練到了喲～
只有上半身的話，就能隨時試試看！
買東西或出門上班時，
端正
直視前方，維持上半身姿態。
只是呼吸的話，隨時都可以訓練！
吸～
吐～
若拿著重物或是穿了不對的鞋子，就不要勉強訓練！
預防受傷
←接下來要介紹下半身篇喲！

多做一個動作② 下半身篇　強化腳底

腳趾抓毛巾

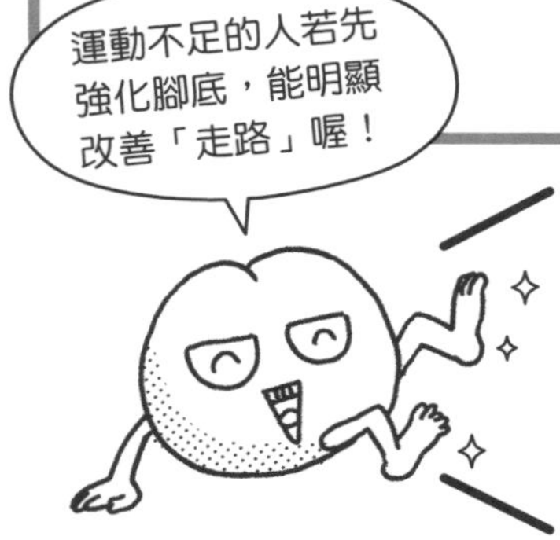
運動不足的人若先強化腳底，能明顯改善「走路」喔！

腳底訓練是一石三鳥以上的絕招！

要準備的道具
洗臉的毛巾

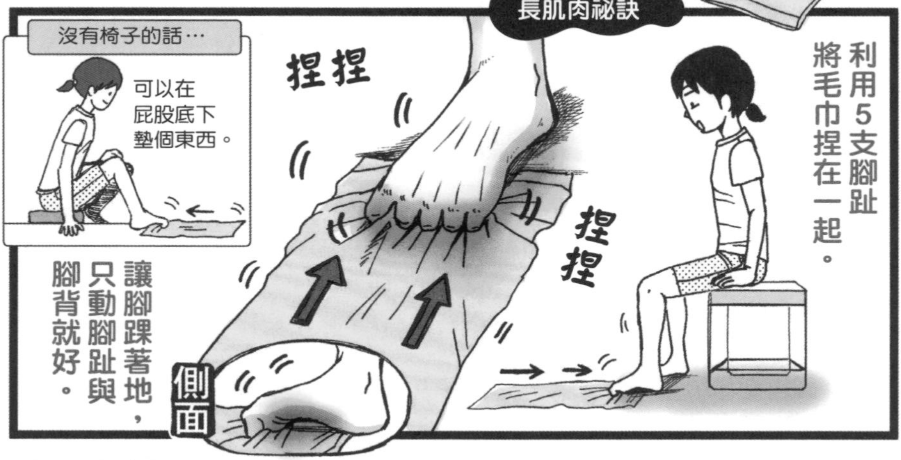
長肌肉祕訣
沒有椅子的話…
可以在屁股底下墊個東西。
捏捏
捏捏
利用5支腳趾將毛巾捏在一起。
讓腳踝著地，只動腳趾與腳背就好。
側面

透過此重訓

- 緩解腳部冰冷、水腫
- 讓身體維持平衡　・預防跌倒
- 走路比較不會累
- 預防腰痛　・腳踝變得強壯

得到的好處

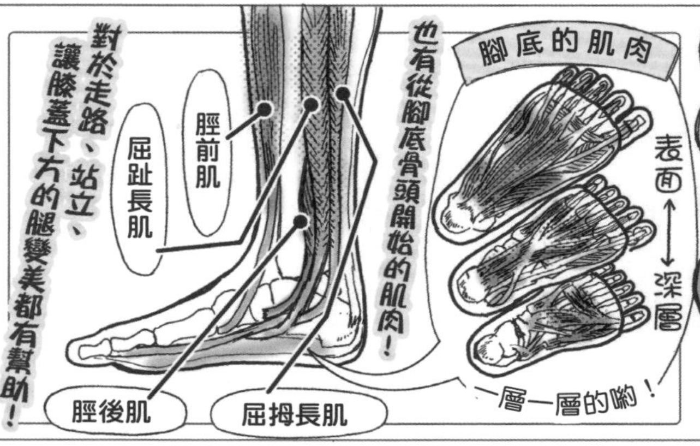
對於走路、站立、讓膝蓋下方的腿變美都有幫助！
脛前肌
屈趾長肌
脛後肌
屈拇長肌
也有從腳底骨頭開始的肌肉！
腳底的肌肉
表面
深層
一層一層的喲！

能練到這裡！

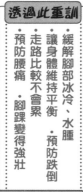

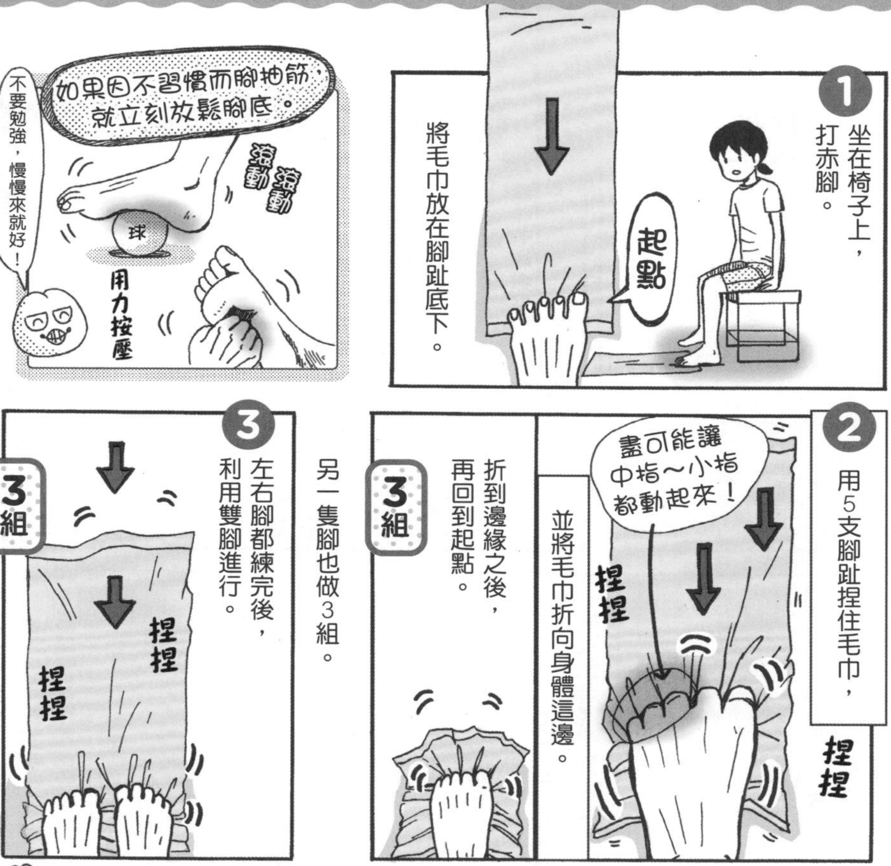
坐在椅子上，打赤腳。
起點
將毛巾放在腳趾底下。
如果因不習慣而腳抽筋，就立刻放鬆腳底。
不要勉強，慢慢來就好！
滾動滾動
球
用力按壓
用5支腳趾捏住毛巾，
盡可能讓中指～小指都動起來！
捏捏
捏捏
並將毛巾折向身體這邊。
折到邊緣之後，再回到起點。
3組
另一隻腳也做3組。
左右腳都練完後，利用雙腳進行。
3組
捏捏
捏捏

※1天做1～2次。如果覺得不夠，可以增加組數。在走路之前練習更棒！

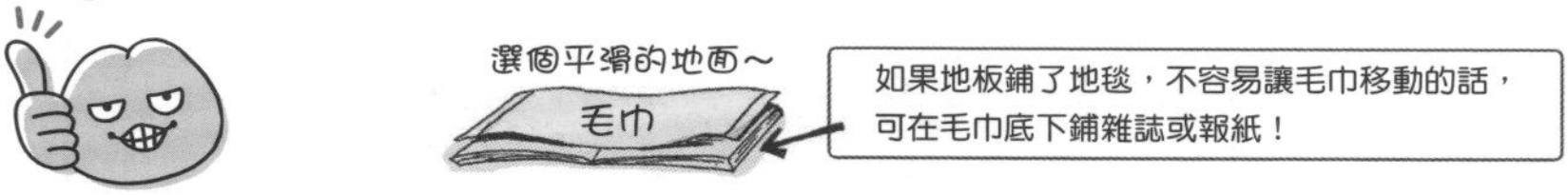
選個平滑的地面～
毛巾
如果地板鋪了地毯，不容易讓毛巾移動的話，
可在毛巾底下鋪雜誌或報紙！

皮膚底下的神經纖維會動起來！

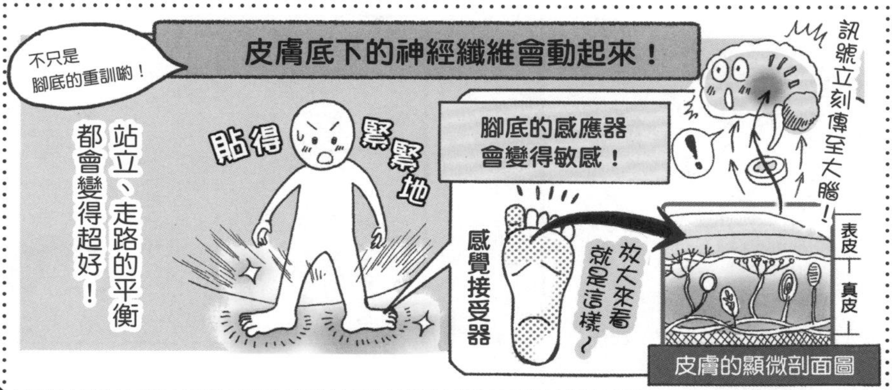
不只是腳底的重訓喲！
站立、走路的平衡都會變得超好！
貼得緊緊地
腳底的感應器會變得敏感！
感覺接受器
放大來看就是這樣～
訊號立刻傳至大腦！
表皮
真皮
皮膚的顯微剖面圖

腳趾抓毛巾的這點很厲害！

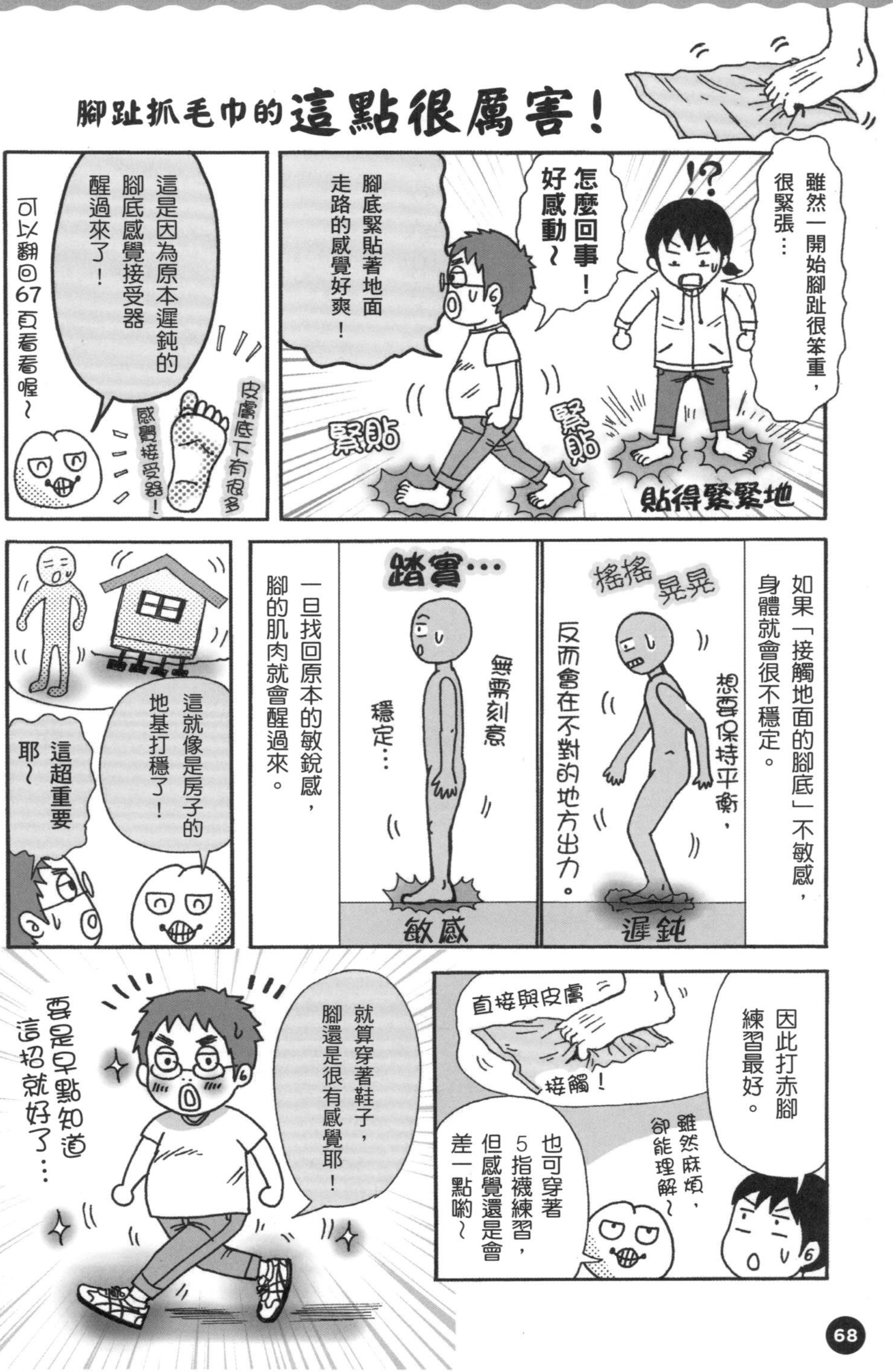
雖然一開始腳趾很笨重，很緊張…
!?
怎麼回事！好感動～
腳底緊貼著地面走路的感覺好爽！
貼得緊緊地
緊貼
緊貼
這是因為原本遲鈍的腳底感覺接受器醒過來了！
皮膚底下有很多感覺接受器！
可以翻回67頁看看喔～
如果「接觸地面的腳底」不敏感，身體就會很不穩定。
搖搖晃晃
想要保持平衡，反而會在不對的地方出力。
遲鈍
踏實…
無需刻意穩定…
敏感
一旦找回原本的敏銳感，腳的肌肉就會醒過來。
這就像是房子的地基打穩了！
這超重要耶～
因此打赤腳練習最好。
直接與皮膚接觸！
也可穿著5指襪練習，但感覺還是會差一點喲～
雖然麻煩，卻能理解～
就算穿著鞋子，腳還是很有感覺耶！
要是早點知道這招就好了…

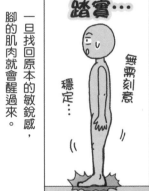

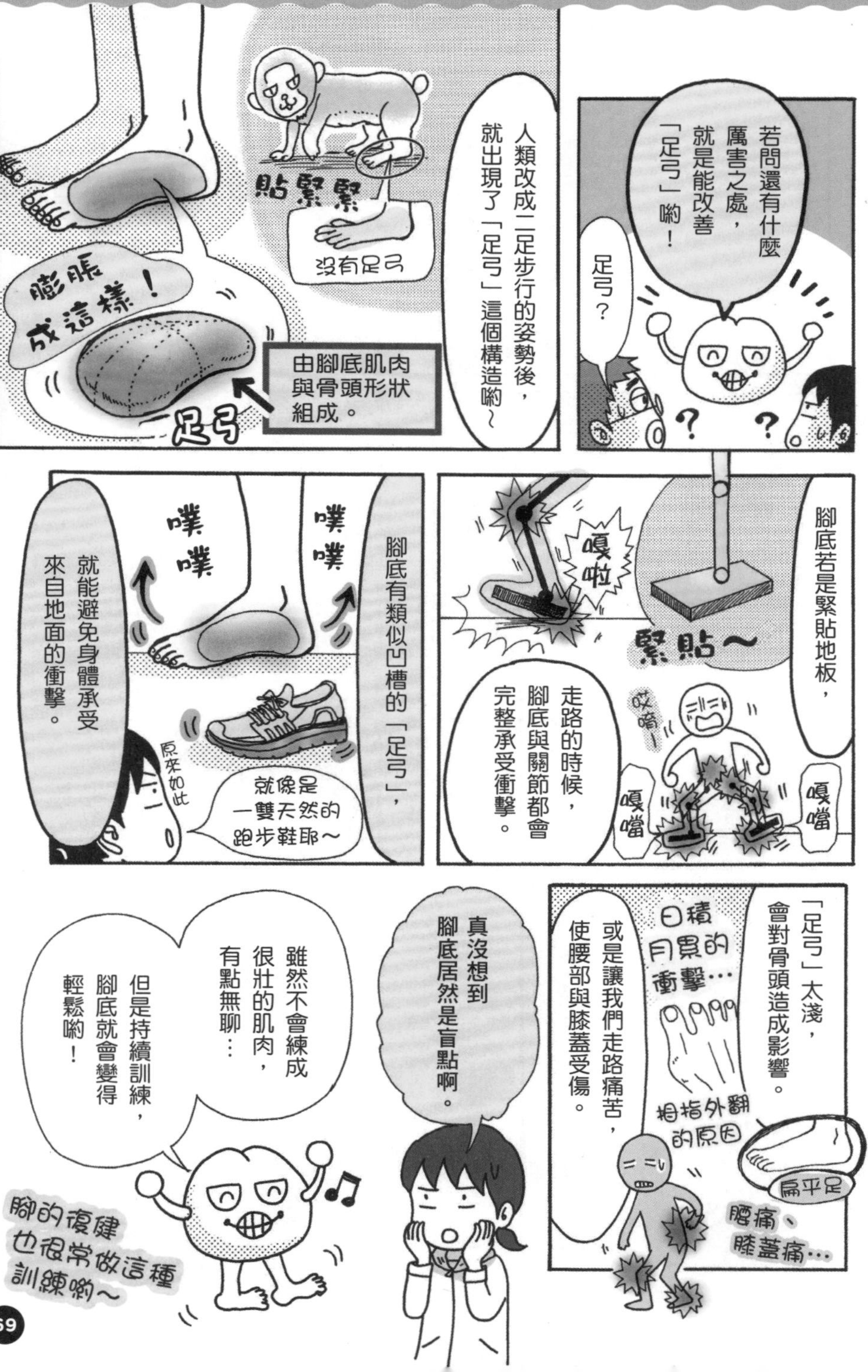
若問還有什麼厲害之處，就是能改善「足弓」喲！
足弓？
？ ？
人類改成二足步行的姿勢後，就出現了「足弓」這個構造喲～
貼緊緊
沒有足弓
膨脹成這樣！
由腳底肌肉與骨頭形狀組成。
足弓
腳底若是緊貼地板，
緊貼～
嘎啦
走路的時候，腳底與關節都會完整承受衝擊。
哎唷—
嘎噹
嘎噹
腳底有類似凹槽的「足弓」，
噗噗
噗噗
就能避免身體承受來自地面的衝擊。
就像是一雙天然的跑步鞋耶～
原來如此
「足弓」太淺，會對骨頭造成影響。
日積月累的衝擊…
或是讓我們走路痛苦，使腰部與膝蓋受傷。
拇指外翻的原因
扁平足
腰痛、膝蓋痛…
真沒想到腳底居然是盲點啊。
雖然不會練成很壯的肌肉，有點無聊…
但是持續訓練，腳底就會變得輕鬆喲！
腳的復健也很常做這種訓練喲～

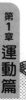

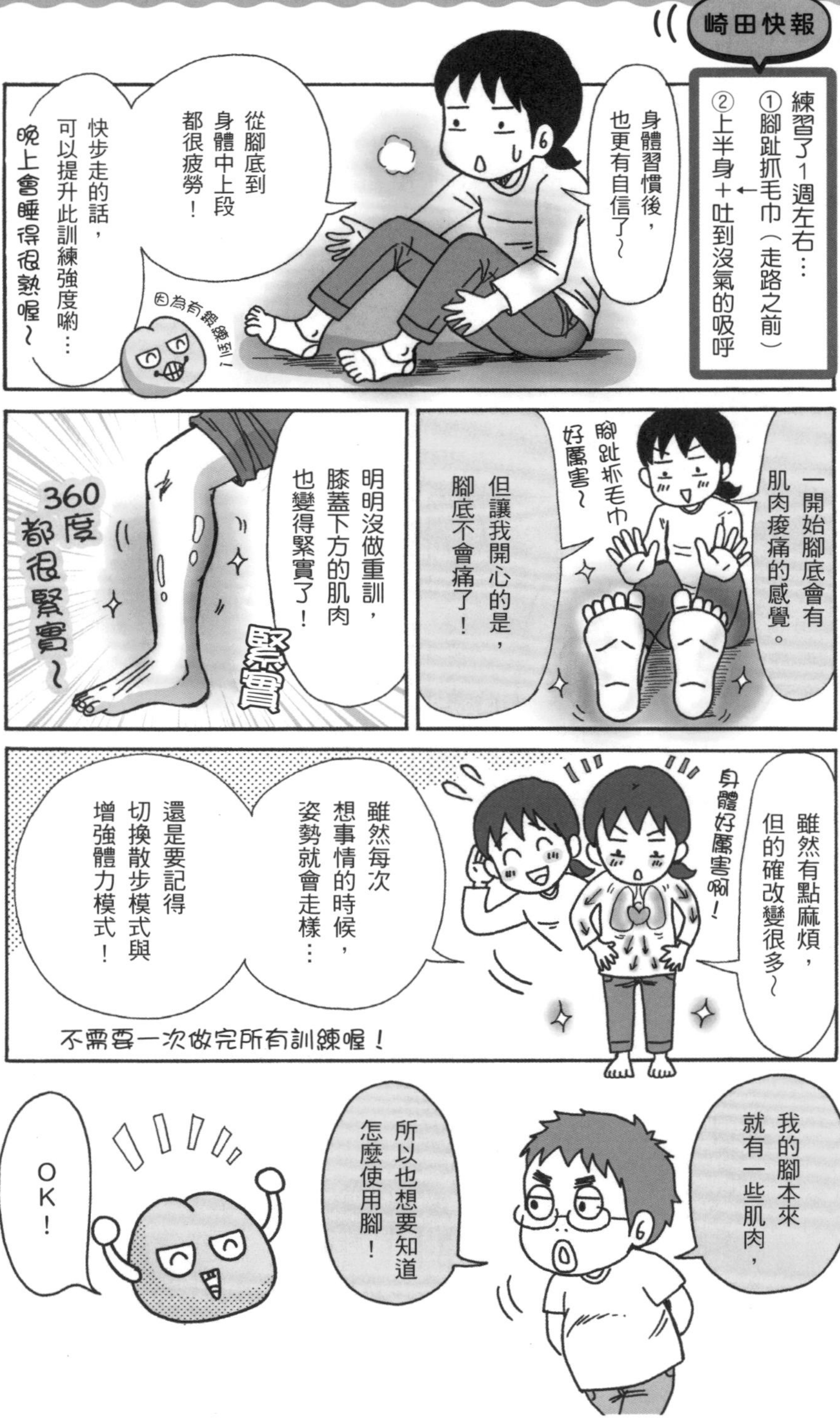
崎田快報
練習了1週左右…
①腳趾抓毛巾（走路之前）
②上半身＋吐到沒氣的吸呼
身體習慣後，也更有自信了～
從腳底到身體中上段都很疲勞！
快步走的話，可以提升此訓練強度喲…
晚上會睡得很熟喔～
因為有鍛鍊到！
一開始腳底會有肌肉痠痛的感覺。
腳趾抓毛巾好厲害～
但讓我開心的是，腳底不會痛了！
明明沒做重訓，膝蓋下方的肌肉也變得緊實了！
緊實
360度都很緊實～
雖然有點麻煩，但的確改變很多～
身體好厲害啊！
雖然每次想事情的時候，姿勢就會走樣…
還是要記得切換散步模式與增強體力模式！
不需要一次做完所有訓練喔！
我的腳本來就有一些肌肉，
所以也想要知道怎麼使用腳！
OK！

←1天散步20～40分鐘左右。在不固定的時間散步（雨天就休息）。

※這個實驗是在「鍛鍊肌肉」一年半之後進行的。

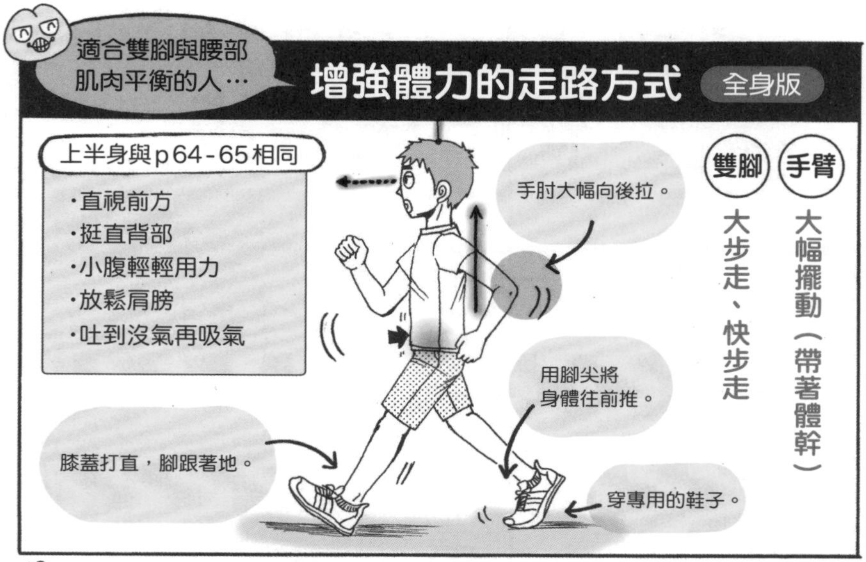
適合雙腳與腰部肌肉平衡的人…
增強體力的走路方式
全身版
上半身與p64-65相同
·直視前方
·挺直背部
·小腹輕輕用力
·放鬆肩膀
·吐到沒氣再吸氣
手肘大幅向後拉。
用腳尖將身體往前推。
膝蓋打直，腳跟著地。
穿專用的鞋子。
手臂
大幅擺動（帶著體幹）
雙腳
大步走、快步走

※ 若想消除脂肪，可先「重訓」再進行「有氧運動」喲！

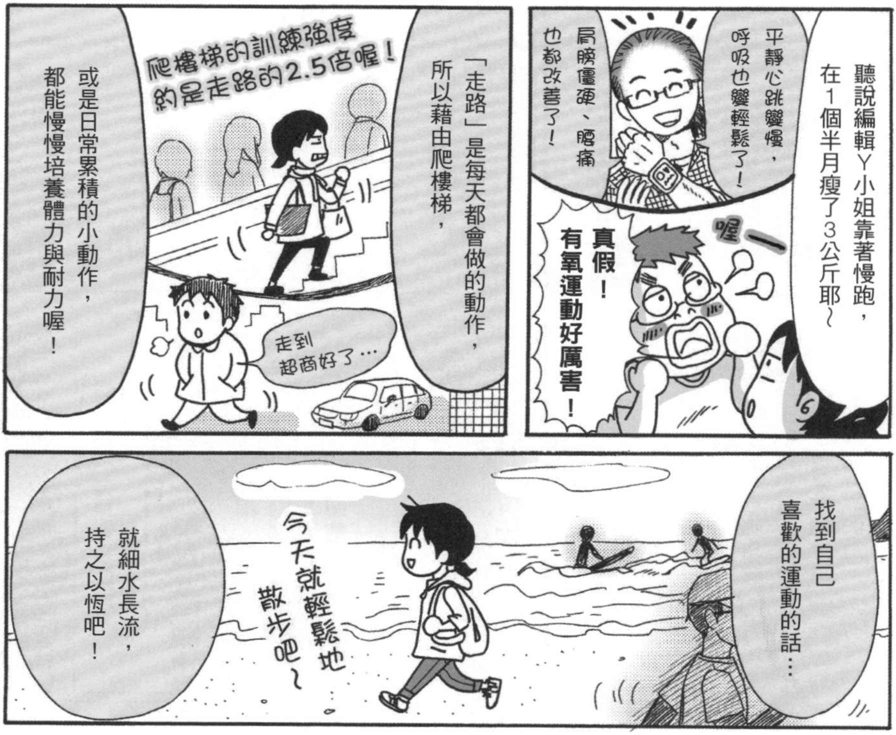
聽說編輯Y小姐靠著慢跑，在1個半月瘦了3公斤耶～
平靜心跳變慢，呼吸也變輕鬆了！
肩膀僵硬、腰痛也都改善了！
喔—
真假！有氧運動好厲害！
「走路」是每天都會做的動作，所以藉由爬樓梯，
爬樓梯的訓練強度約是走路的2.5倍喔！
走到超商好了…
或是日常累積的小動作，都能慢慢培養體力與耐力喔！
找到自己喜歡的運動的話…
今天就輕鬆地散步吧～
就細水長流，持之以恆吧！

←接下來要另外介紹在天氣不好時也能做的居家有氧運動！

再多做一個動作　居家用 有氧運動

不想外出的日子也沒問題！

紙巾盒跨步

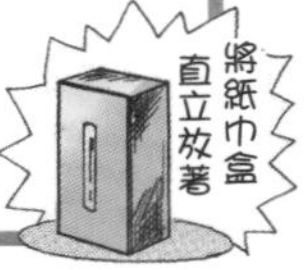

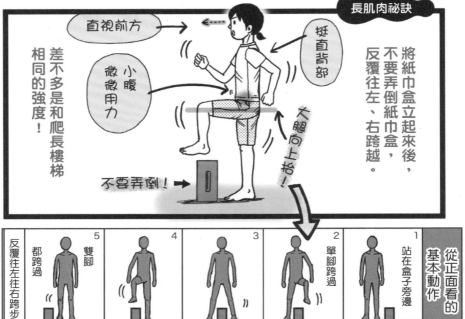

將紙巾盒直立放著

長肌肉祕訣

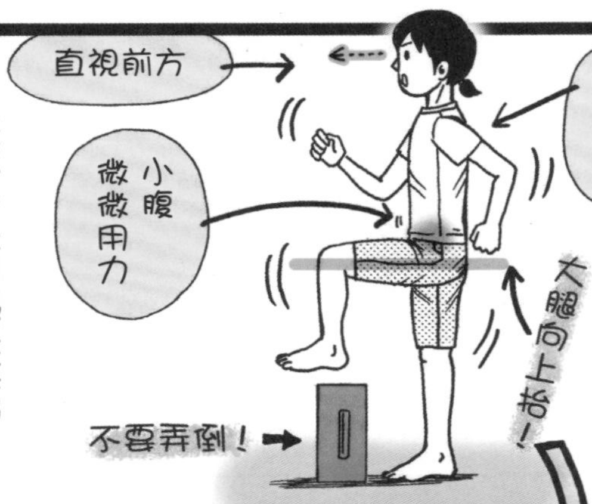

直視前方
挺直背部
小腹微微用力
大腿向上抬！
不要弄倒！

將紙巾盒立起來後，不要弄倒紙巾盒，反覆往左、右跨越。

差不多是和爬長樓梯相同的強度！

從正面看的基本動作

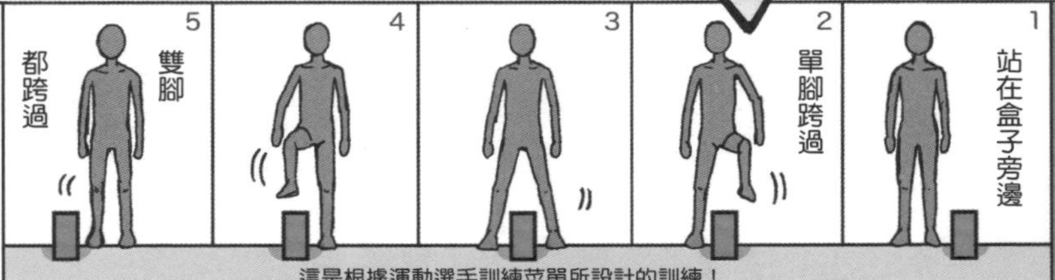

1 站在盒子旁邊
2 單腳跨過
3
4
5 雙腳都跨過

反覆往左往右跨步

這是根據運動選手訓練菜單所設計的訓練！

能練到這裡！

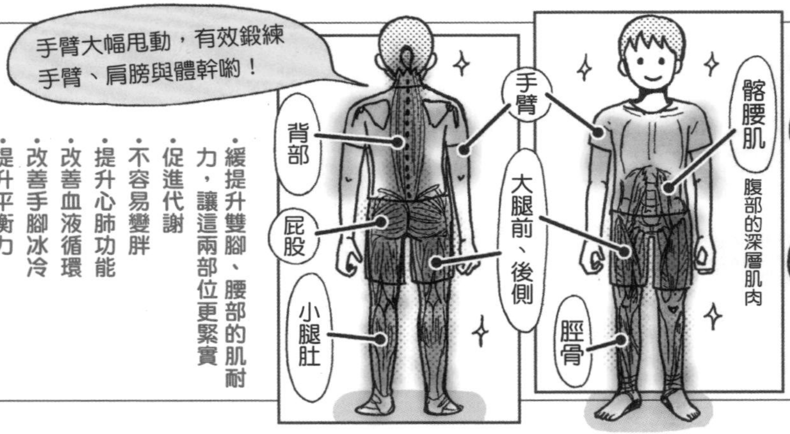

手臂大幅甩動，有效鍛練手臂、肩膀與體幹喲！
背部
手臂
屁股
小腿肚
大腿前、後側
髂腰肌
腹部的深層肌肉
脛骨

- 緩提升雙腳、腰部的肌耐力，讓這兩部位更緊實
- 促進代謝
- 不容易變胖
- 提升心肺功能
- 改善血液循環
- 改善手腳冰冷
- 提升平衡力

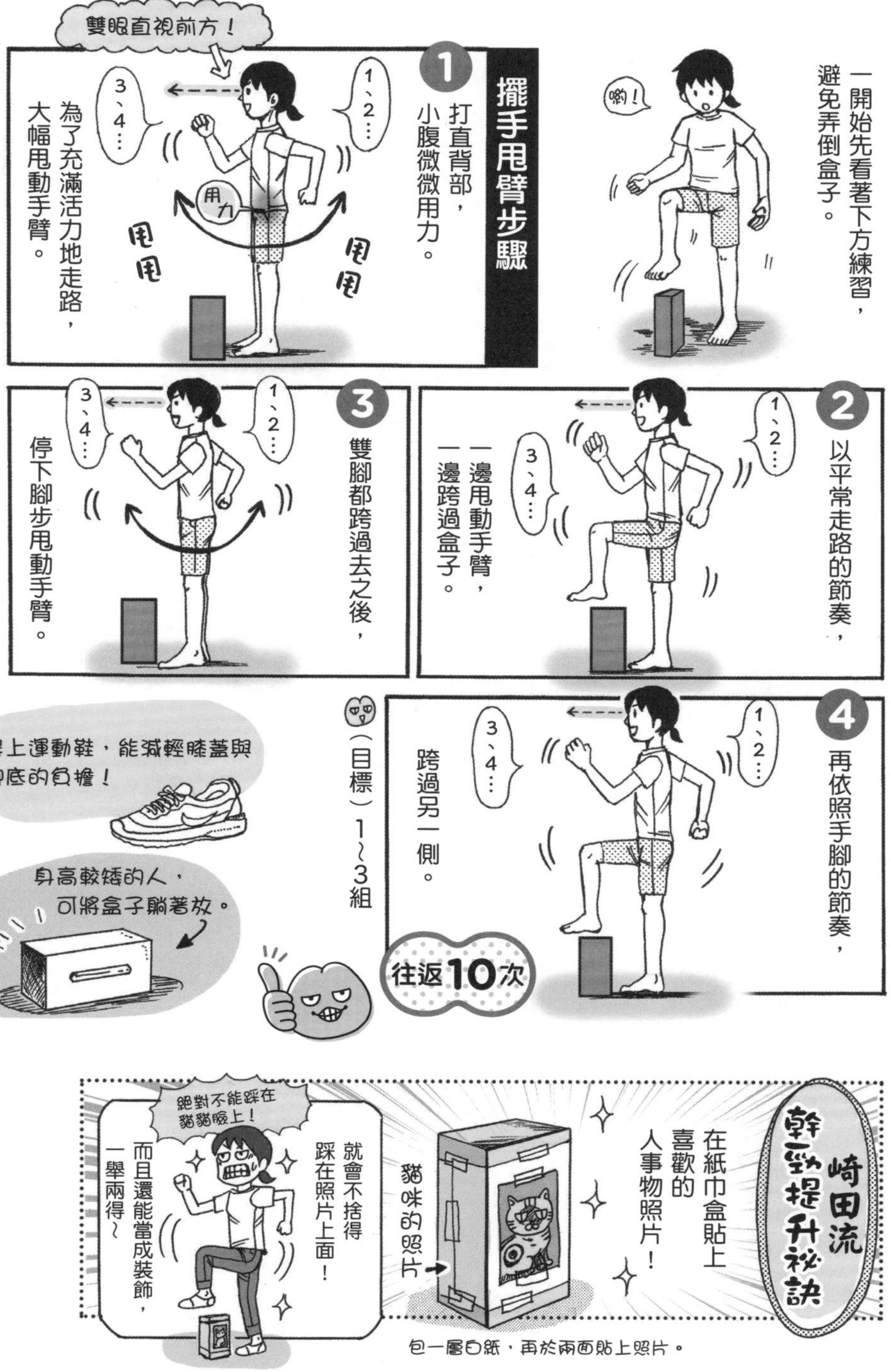
一開始先看著下方練習，避免弄倒盒子。
喲！
擺手甩臂步驟
1 打直背部，小腹微微用力。
雙眼直視前方！
1、2…
3、4…
用力
甩甩
甩甩
為了充滿活力地走路，大幅甩動手臂。
2 以平常走路的節奏，
1、2…
3、4…
一邊甩動手臂，一邊跨過盒子。
3 雙腳都跨過去之後，
1、2…
3、4…
停下腳步甩動手臂。
4 再依照手腳的節奏，
1、2…
3、4…
跨過另一側。
往返10次
（目標）1～3組
穿上運動鞋，能減輕膝蓋與腳底的負擔！
身高較矮的人，可將盒子躺著放。
崎田流幹勁提升祕訣
在紙巾盒貼上喜歡的人事物照片！
貓咪的照片
包一層白紙，再於兩面貼上照片。
就會不捨得踩在照片上面！
而且還能當成裝飾，一舉兩得～
絕對不能踩在貓貓臉上！

COLUMN

走路之後，
透過伸展操保護肌肉吧！

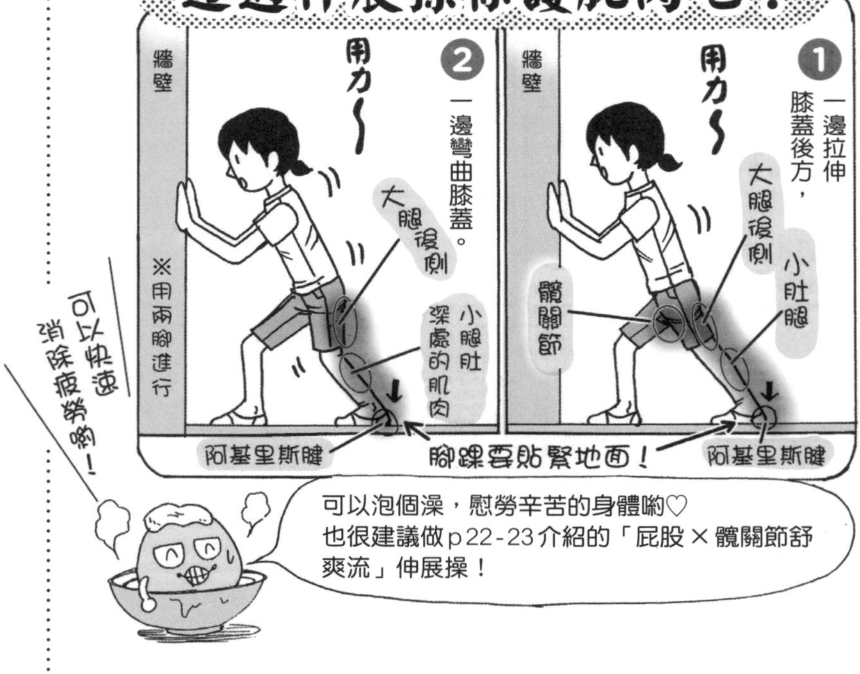

1
一邊拉伸膝蓋後方，
用力～
牆壁
大腿後側
小肚腿
髖關節
阿基里斯腱
2
一邊彎曲膝蓋。
用力～
牆壁
※用兩腳進行
大腿後側
小腿肚深處的肌肉
阿基里斯腱
腳踝要貼緊地面！
可以快速消除疲勞喲！
可以泡個澡，慰勞辛苦的身體喲♡
也很建議做p22-23介紹的「屁股×髖關節舒爽流」伸展操！

如果覺得膝蓋或是腰部會痛，就立刻停止練習，不要勉強自己。（屁屁太郎的善意提醒）

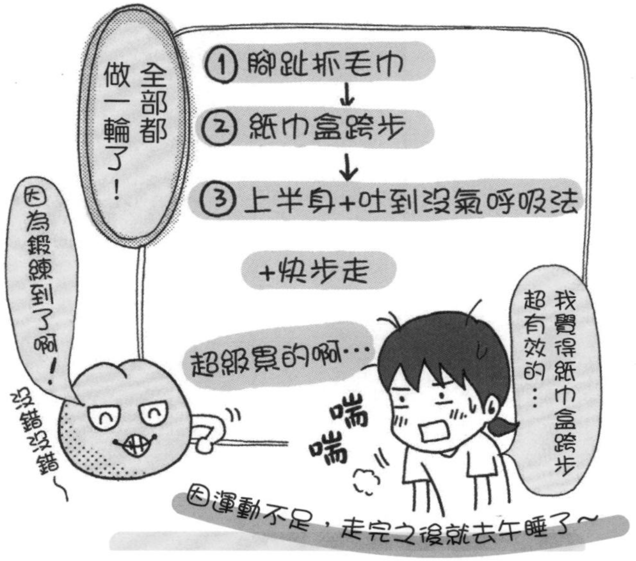
全部都做一輪了！
① 腳趾抓毛巾
② 紙巾盒跨步
③ 上半身+吐到沒氣呼吸法
+快步走
因為鍛鍊到了啊！
沒錯沒錯～
超級累的啊…
喘喘
我覺得紙巾盒跨步超有效的…
因運動不足，走完之後就去午睡了～

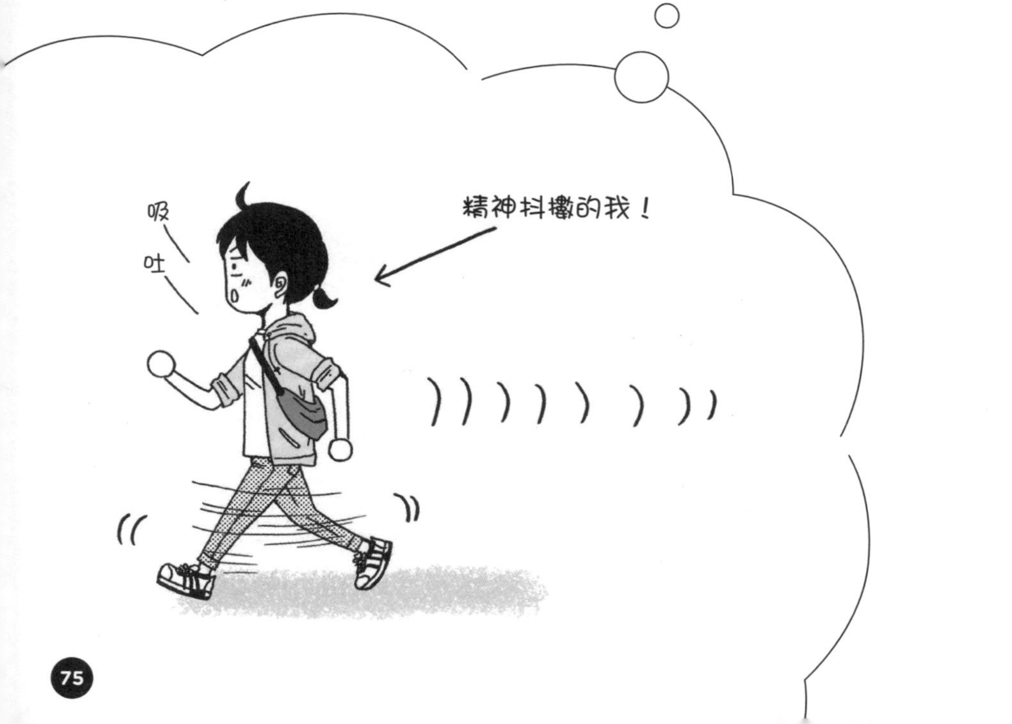
吸
吐
精神抖擻的我！

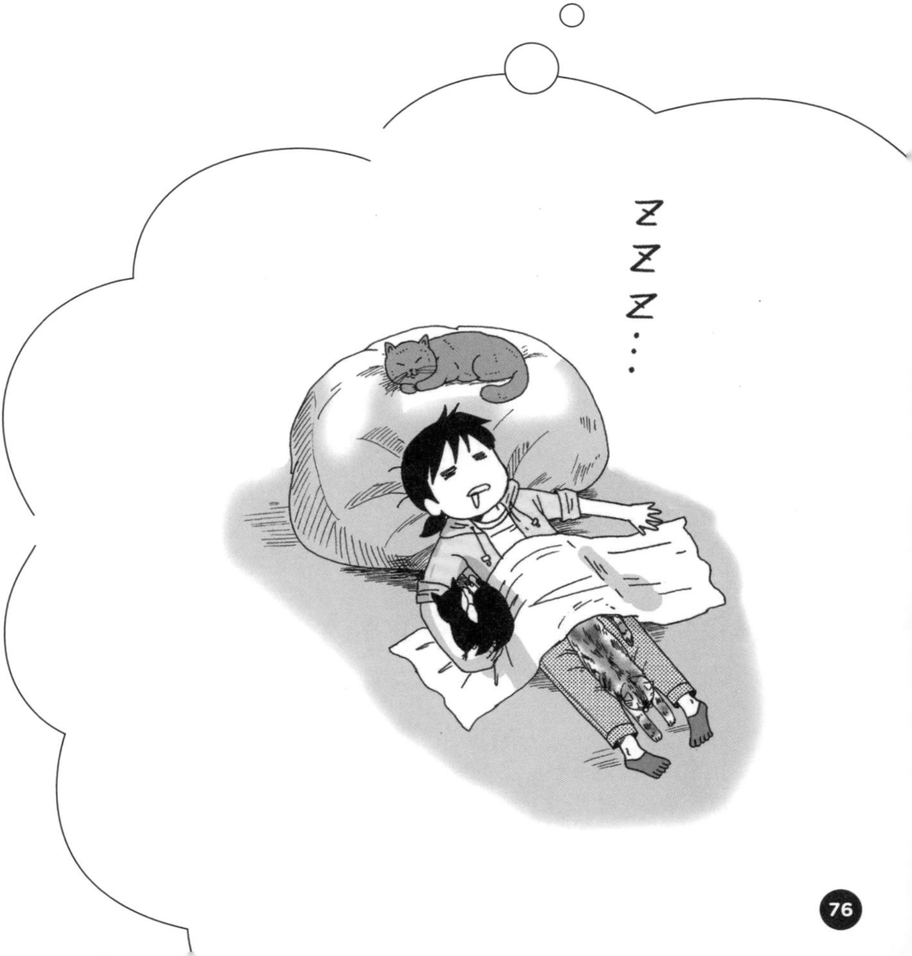
Z Z Z...

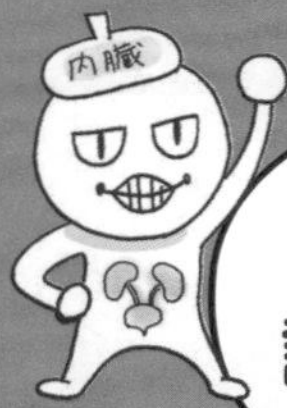

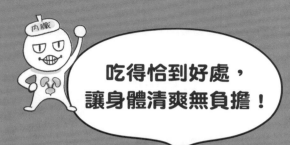

吃得恰到好處，
讓身體清爽無負擔！

第 2 章 飲食篇

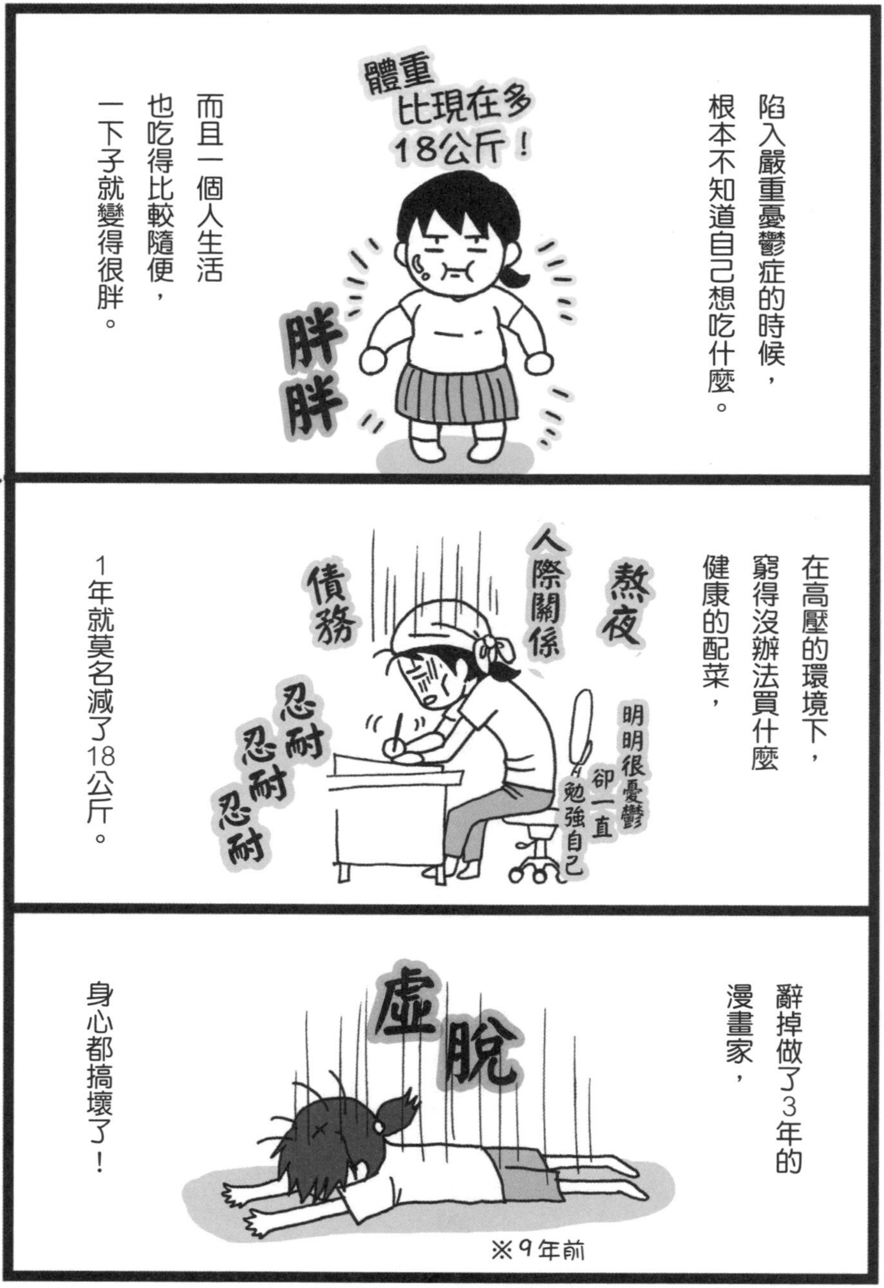
陷入嚴重憂鬱症的時候，
根本不知道自己想吃什麼。
體重
比現在多
18公斤！
胖胖
而且一個人生活
也吃得比較隨便，
一下子就變得很胖。
在高壓的環境下，
窮得沒辦法買什麼
健康的配菜，
熬夜
人際關係
債務
明明很憂鬱
卻一直
勉強自己
忍耐
忍耐
忍耐
1年就莫名減了18公斤。
辭掉做了3年的
漫畫家，
虛脫
身心都搞壞了！
※9年前

→做了幾次抽血檢查，但沒有任何異常。

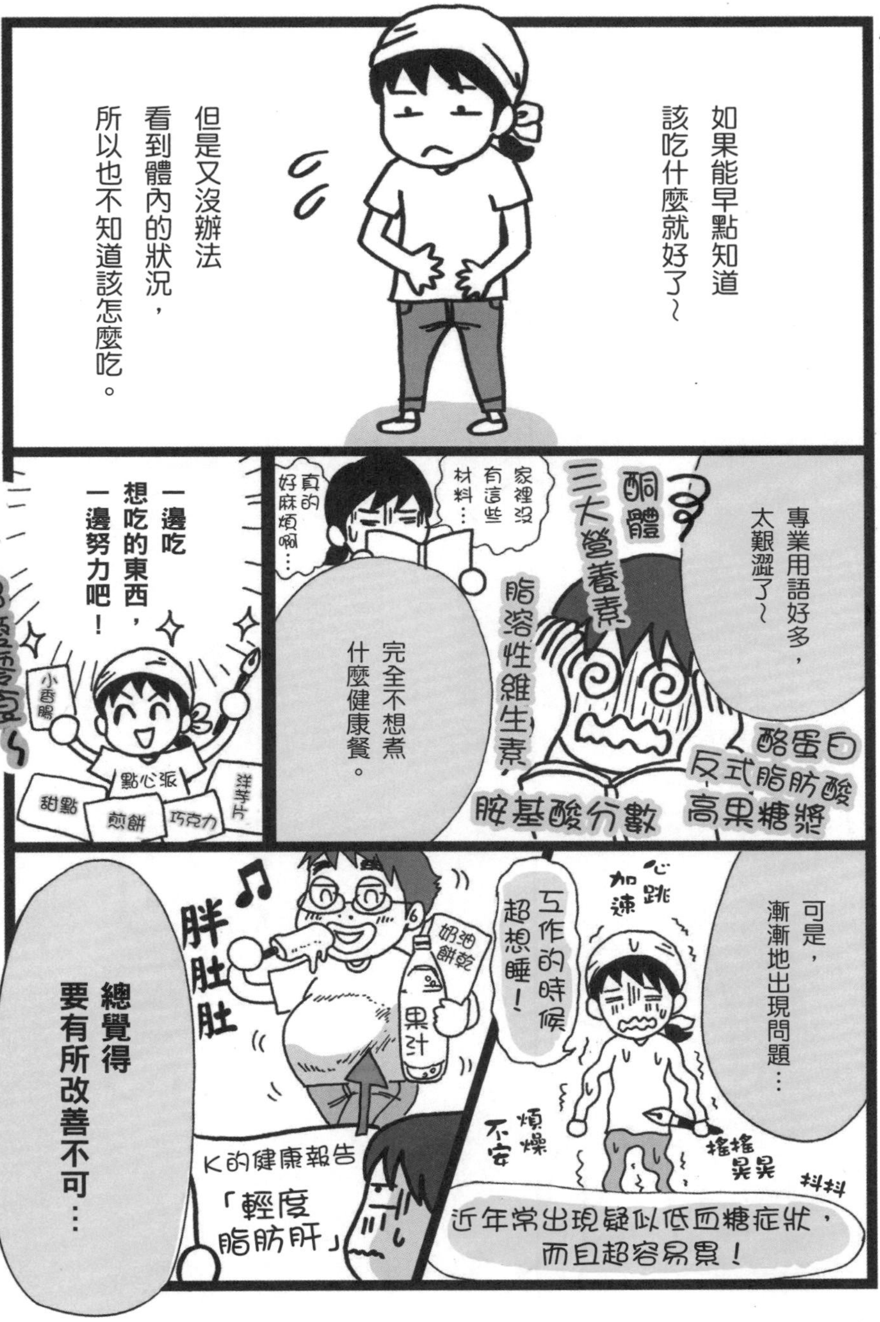
如果能早點知道
該吃什麼就好了～
但是又沒辦法
看到體內的狀況，
所以也不知道該怎麼吃。
專業用語好多，
太艱澀了～
酮體
三大營養素
脂溶性維生素
酪蛋白
反式脂肪酸
高果糖漿
胺基酸分數
家裡沒有這些材料…
真的好麻煩啊…
完全不想煮
什麼健康餐。
一邊吃
想吃的東西，
一邊努力吧！
超愛零食～
小香腸
點心派
洋芋片
甜點
煎餅
巧克力
可是，
漸漸地出現問題…
心跳加速
工作的時候超想睡！
煩燥不安
搖搖晃晃
抖抖
近年常出現疑似低血糖症狀，
而且超容易累！
胖肚肚
奶油餅乾
果汁
K的健康報告
「輕度脂肪肝」
總覺得
要有所改善不可…

←現在的體重就這樣維持不變。靠著瑜珈與打工調整體質。

第2章 飲食篇

零食代打卡

解說漫畫「我的體內到底變得怎麼樣？」

● 零食代打卡

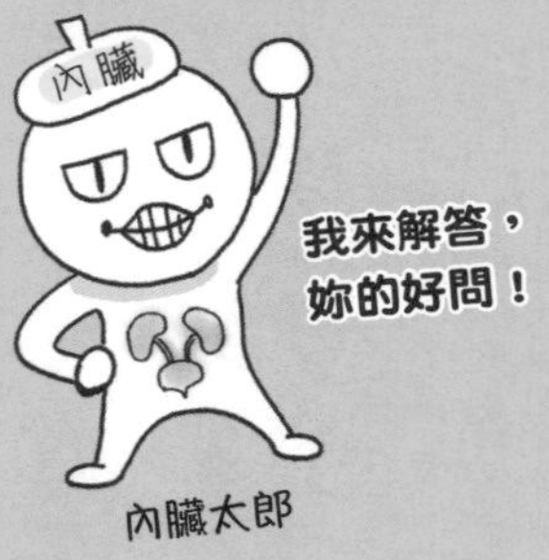
內臟
我來解答，
妳的好問！
內臟太郎

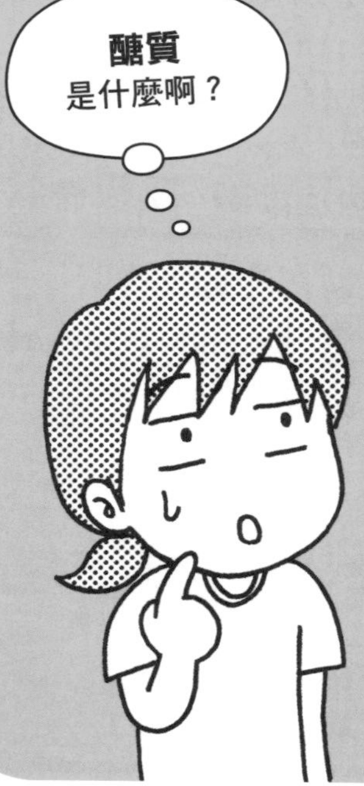
醣質
是什麼啊？

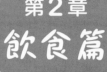

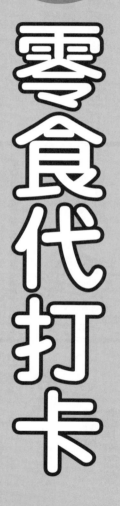

「我的體內到底變得怎麼樣？」

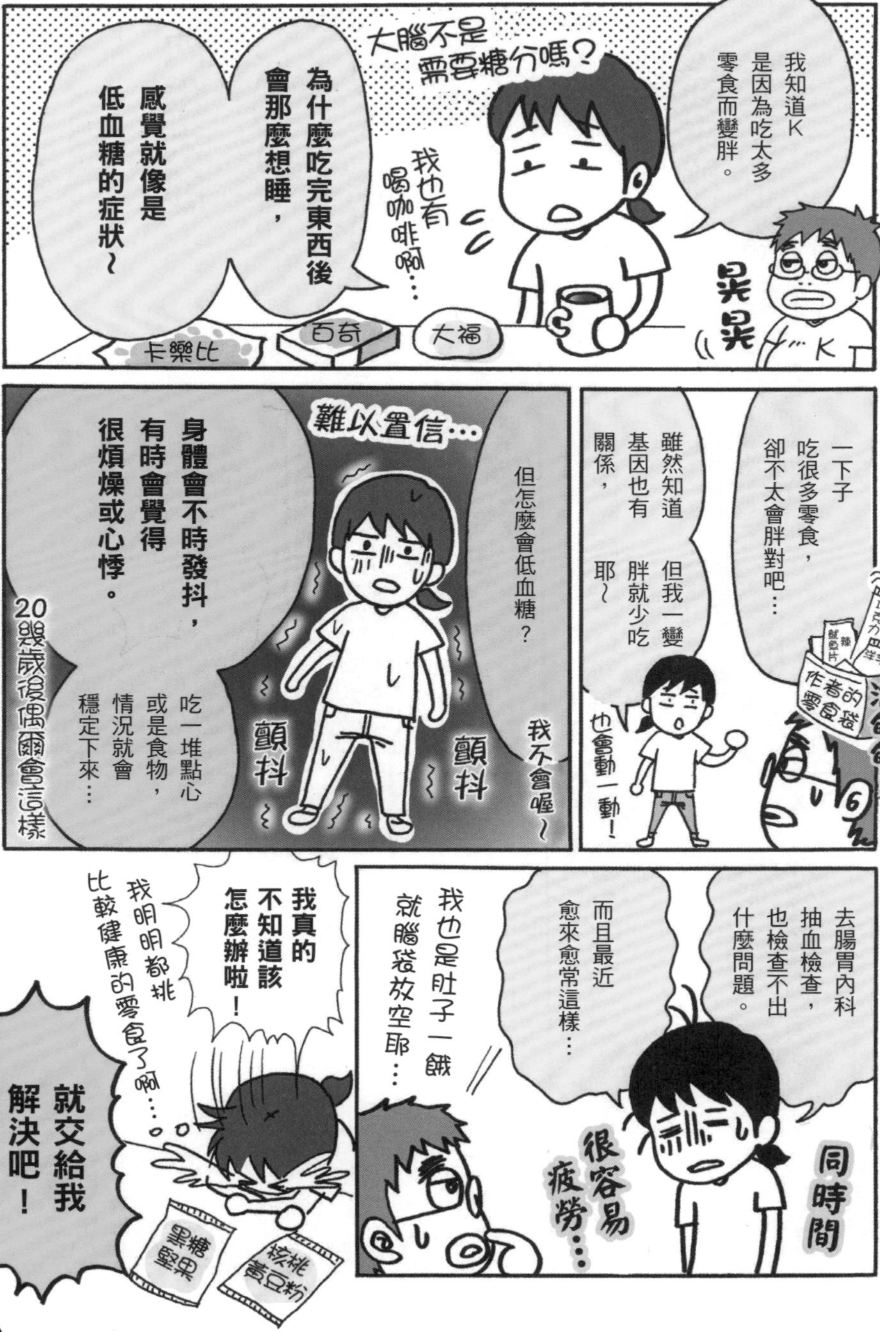
我知道K是因為吃太多零食而變胖。
K
大腦不是需要糖分嗎？
我也有喝咖啡啊…
為什麼吃完東西後會那麼想睡，
感覺就像是低血糖的症狀~
卡樂比
百奇
大福
一下子吃很多零食，卻不太會胖對吧…
雖然知道基因也有關係，
但我一變胖就少吃耶~
也會動一動！
沉甸甸…
作者的零食袋
巧克力
洋芋片
難以置信…
但怎麼會低血糖？
我不會喔~
身體會不時發抖，有時會覺得很煩躁或心悸。
20幾歲後偶爾會這樣
吃一堆點心或是食物，情況就會穩定下來…
顫抖
顫抖
去腸胃內科抽血檢查，也檢查不出什麼問題。
而且最近愈來愈常這樣…
同時間
很容易疲勞…
我也是肚子一餓就腦袋放空耶…
我真的不知道該怎麼辦啦！
我明明都挑比較健康的零食了啊…
就交給我解決吧！
黑糖堅果
核桃黃豆粉

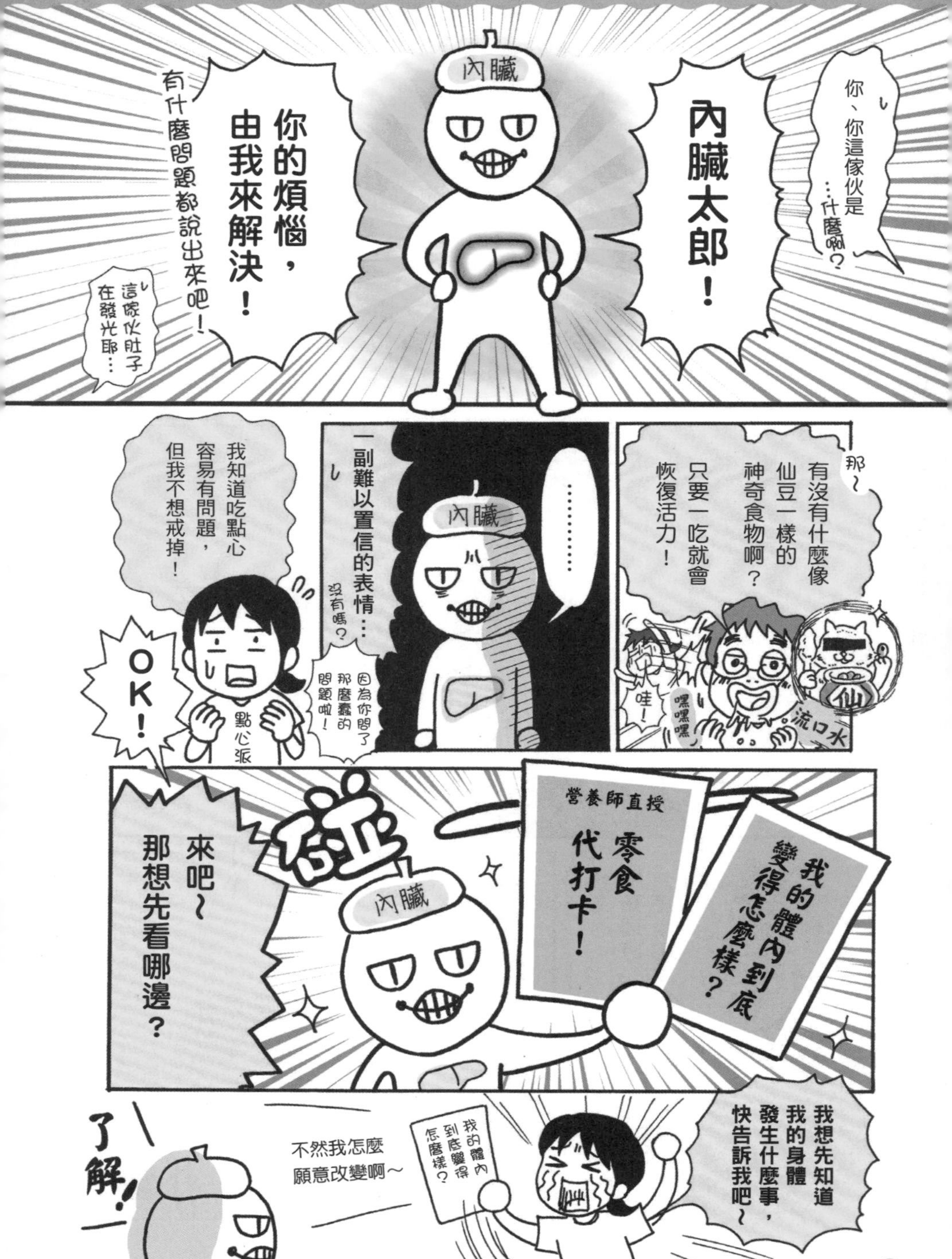
你、你這傢伙是……什麼啊？
內臟
內臟太郎！
你的煩惱，由我來解決！
有什麼問題都說出來吧！
這傢伙肚子在發光耶……
那～
有沒有什麼像仙豆一樣的神奇食物啊？只要一吃就會恢復活力！
嘿嘿嘿
哇！
流口水
仙
……………
一副難以置信的表情……
沒有嗎？
因為你問了那麼蠢的問題啦！
我知道吃點心容易有問題，但我不想戒掉！
OK！
點心派
碰
營養師直授
零食代打卡！
我的體內到底變得怎麼樣？
來吧～那想先看哪邊？
我想先知道我的身體發生什麼事，快告訴我吧～
我的體內到底變得怎麼樣？
不然我怎麼願意改變啊～
了解！

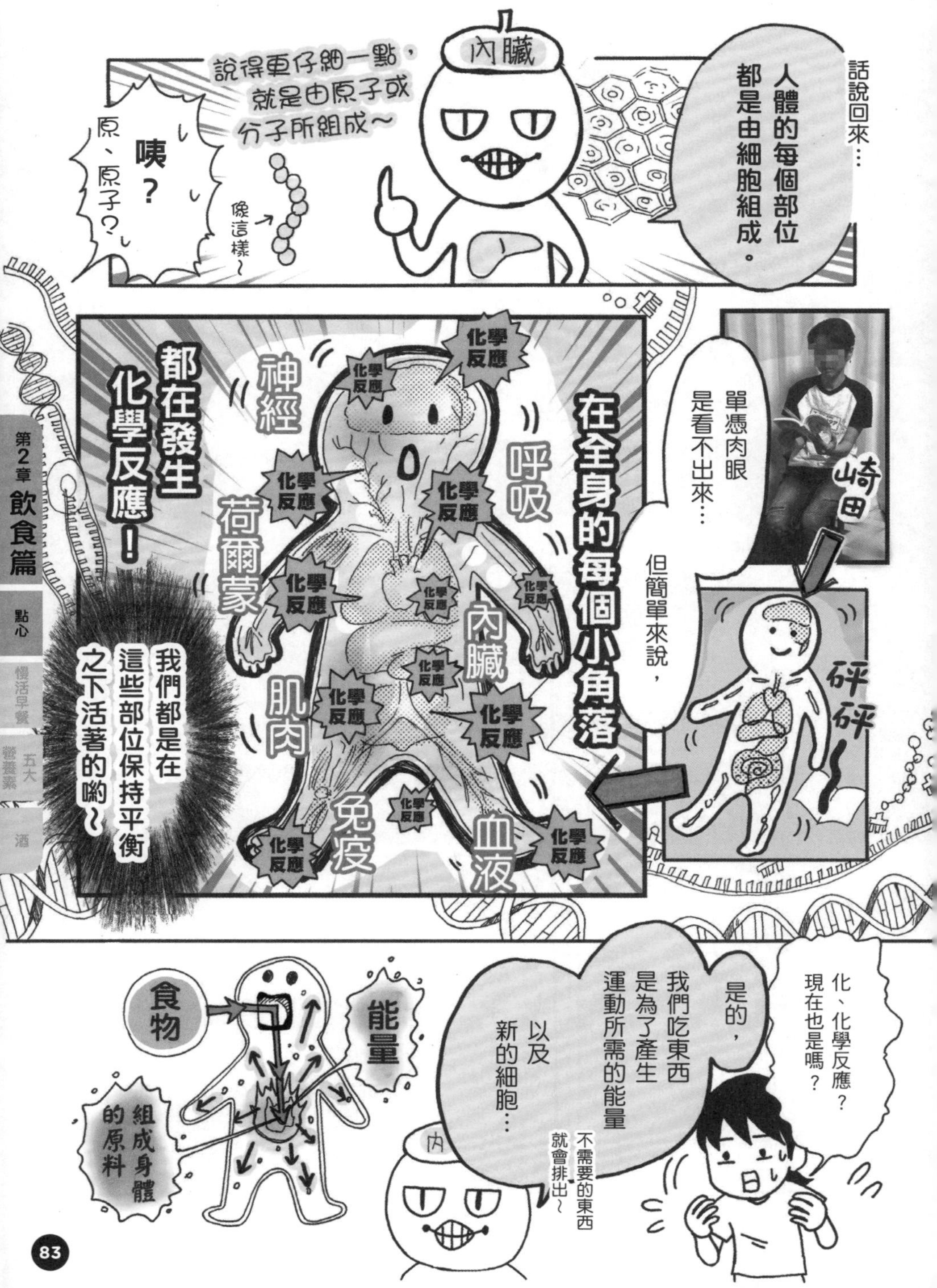
話說回來…
人體的每個部位都是由細胞組成。
內臟
說得更仔細一點，就是由原子或分子所組成～
像這樣～
咦？原、原子？
單憑肉眼是看不出來…
但簡單來說，
崎田
砰砰～
在全身的每個小角落
都在發生化學反應！
神經
呼吸
荷爾蒙
內臟
肌肉
免疫
血液
化學反應
我們都是在這些部位保持平衡之下活著的喲～
化、化學反應？現在也是嗎？
是的，
我們吃東西是為了產生運動所需的能量
以及新的細胞…
不需要的東西就會排出～
內
食物
能量
組成身體的原料

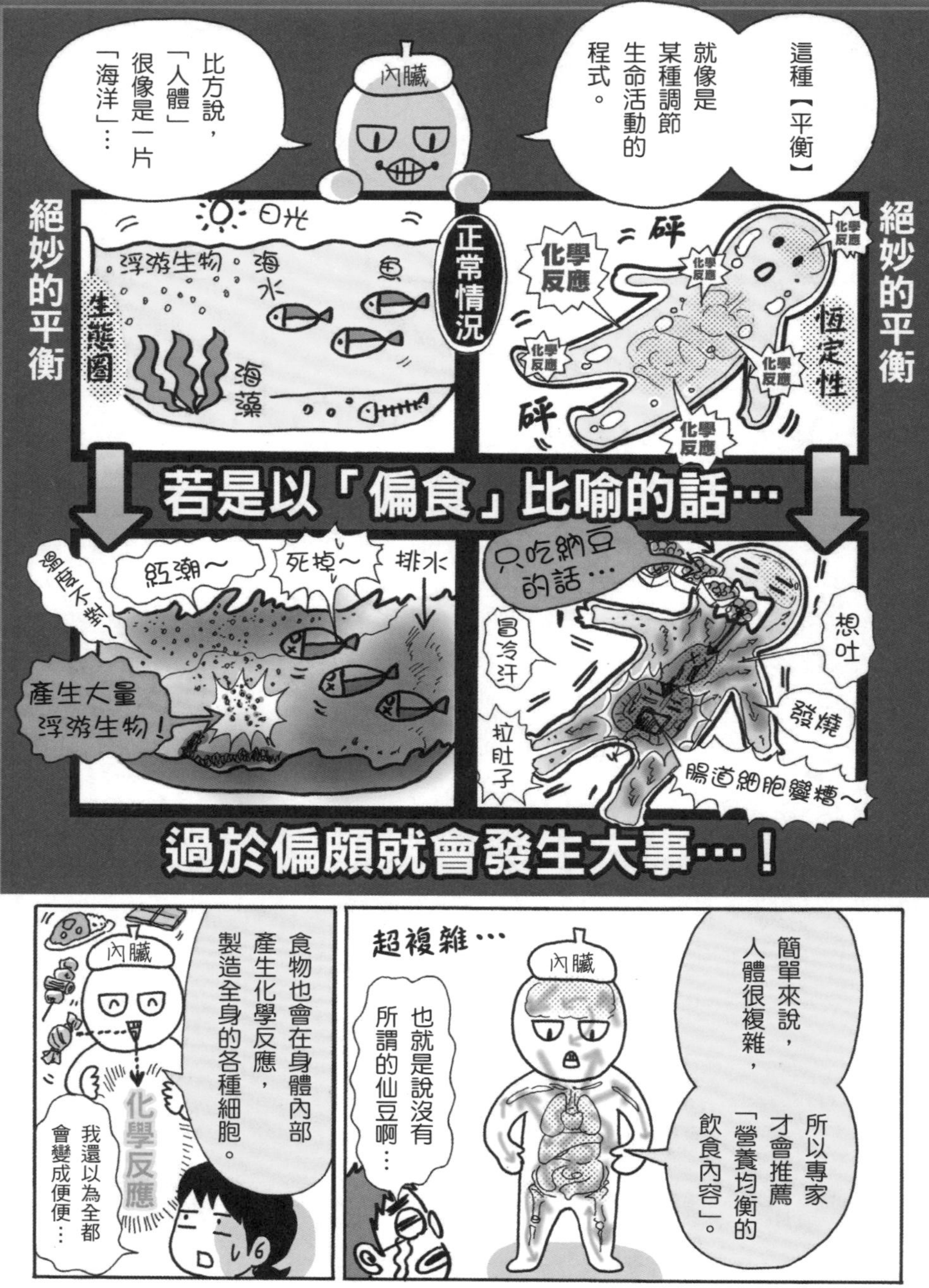
這種【平衡】
就像是某種調節生命活動的程式。
內臟
比方說，「人體」很像是一片「海洋」…
絕妙的平衡
正常情況
化學反應
化學反應
化學反應
化學反應
化學反應
化學反應
砰
砰
恆定性
絕妙的平衡
日光
浮游生物
海水
魚
生態圈
海藻
若是以「偏食」比喻的話…
只吃納豆的話…
想吐
冒冷汗
發燒
拉肚子
腸道細胞變糟～
排水
死掉～
紅潮～
溫度不對～
產生大量浮游生物！
過於偏頗就會發生大事…！
簡單來說，人體很複雜，
所以專家才會推薦「營養均衡的飲食內容」。
超複雜…
內臟
也就是說沒有所謂的仙豆啊…
食物也會在身體內部產生化學反應，製造全身的各種細胞。
內臟
化學反應
我還以為全都會變成便便…

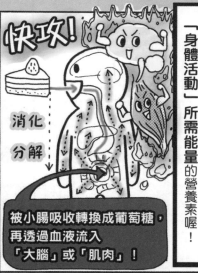

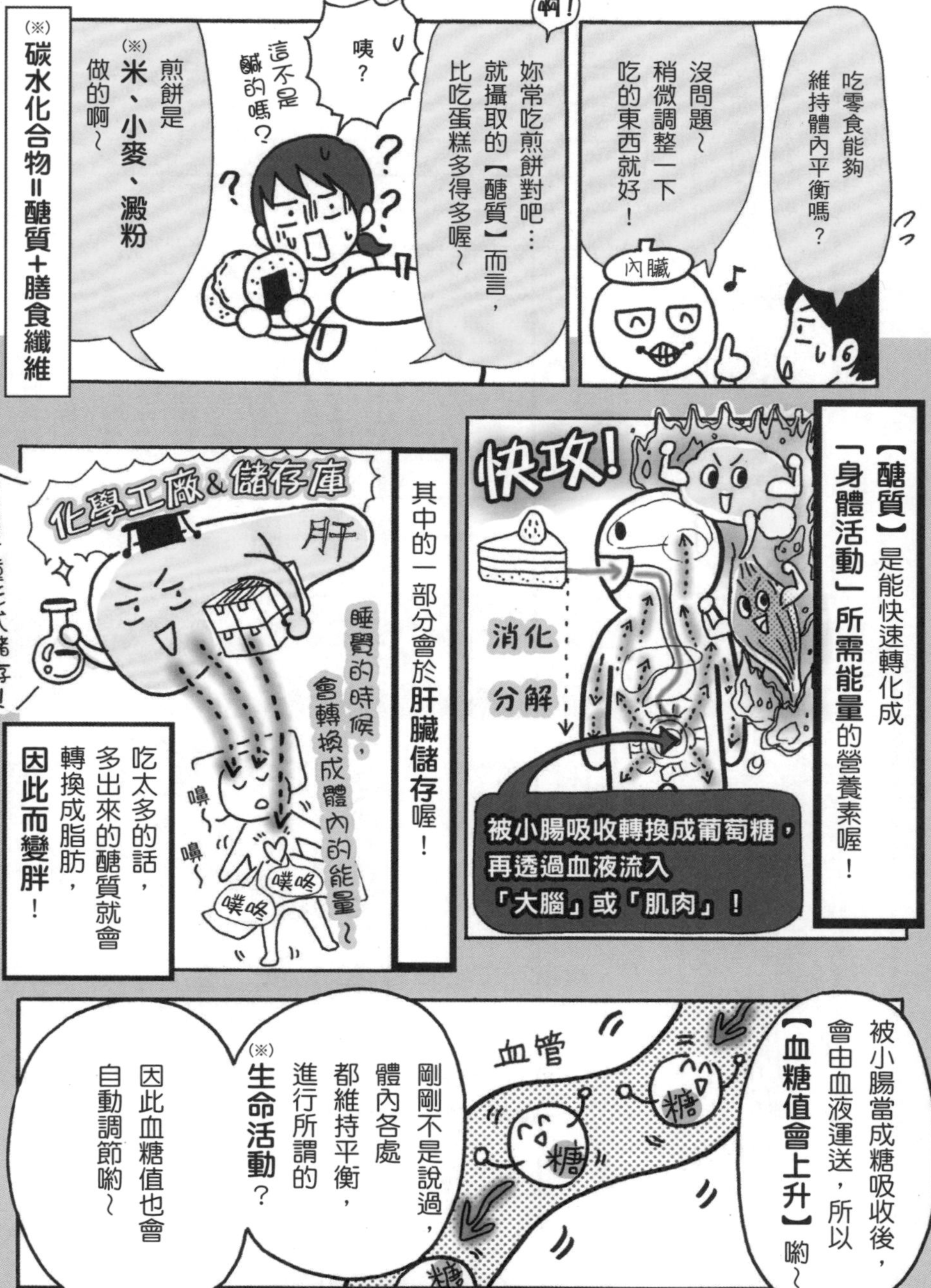
吃零食能夠維持體內平衡嗎？
沒問題～稍微調整一下吃的東西就好！
內臟
啊！
妳常吃煎餅對吧…就攝取的【醣質】而言，比吃蛋糕多得多喔～
咦？
這不是鹹的嗎？
煎餅是（※）米、小麥、澱粉做的啊～
（※）碳水化合物＝醣質＋膳食纖維
【醣質】是能快速轉化成「身體活動」所需能量的營養素喔！
快攻！
消化分解
被小腸吸收轉換成葡萄糖，再透過血液流入「大腦」或「肌肉」！
其中的一部分會於肝臟儲存喔！
化學工廠&儲存庫
肝
以另一種形式儲存！
睡覺的時候，會轉換成體內的能量～
嗅～嗅～
噗咚
噗咚
吃太多的話，多出來的醣質就會轉換成脂肪，
因此而變胖！
被小腸當成糖吸收後，會由血液運送，所以【血糖值會上升】喲～
血管
糖
糖
糖
剛剛不是說過，體內各處都維持平衡，進行所謂的（※）生命活動？
因此血糖值也會自動調節喲～

（※）又稱為「恆定性」。

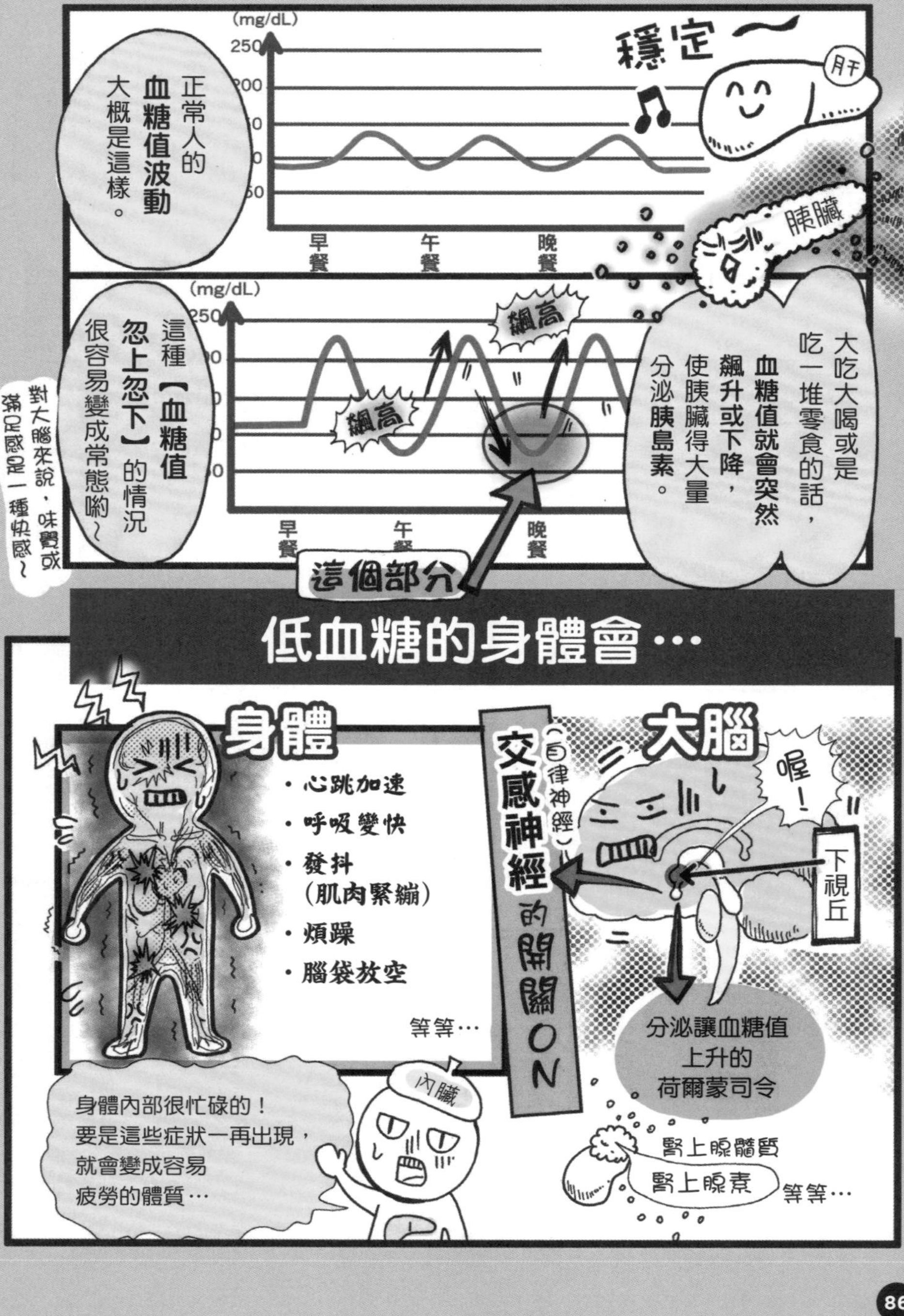

正常人的血糖值波動大概是這樣。
(mg/dL)
250
200
150
100
50
早餐
午餐
晚餐
穩定～
肝
胰臟
這種【血糖值忽上忽下】的情況很容易變成常態喲～
對大腦來說，味覺或滿足感是一種快感～
(mg/dL)
250
飆高
飆高
早餐
午餐
晚餐
大吃大喝或是吃一堆零食的話，血糖值就會突然飆升或下降，使胰臟得大量分泌胰島素。
這個部分
低血糖的身體會…
身體
・心跳加速
・呼吸變快
・發抖（肌肉緊繃）
・煩躁
・腦袋放空
等等…
身體內部很忙碌的！要是這些症狀一再出現，就會變成容易疲勞的體質…
內臟
交感神經（自律神經）的開關ON
大腦
喔！
下視丘
分泌讓血糖值上升的荷爾蒙司令
腎上腺髓質
腎上腺素
等等…

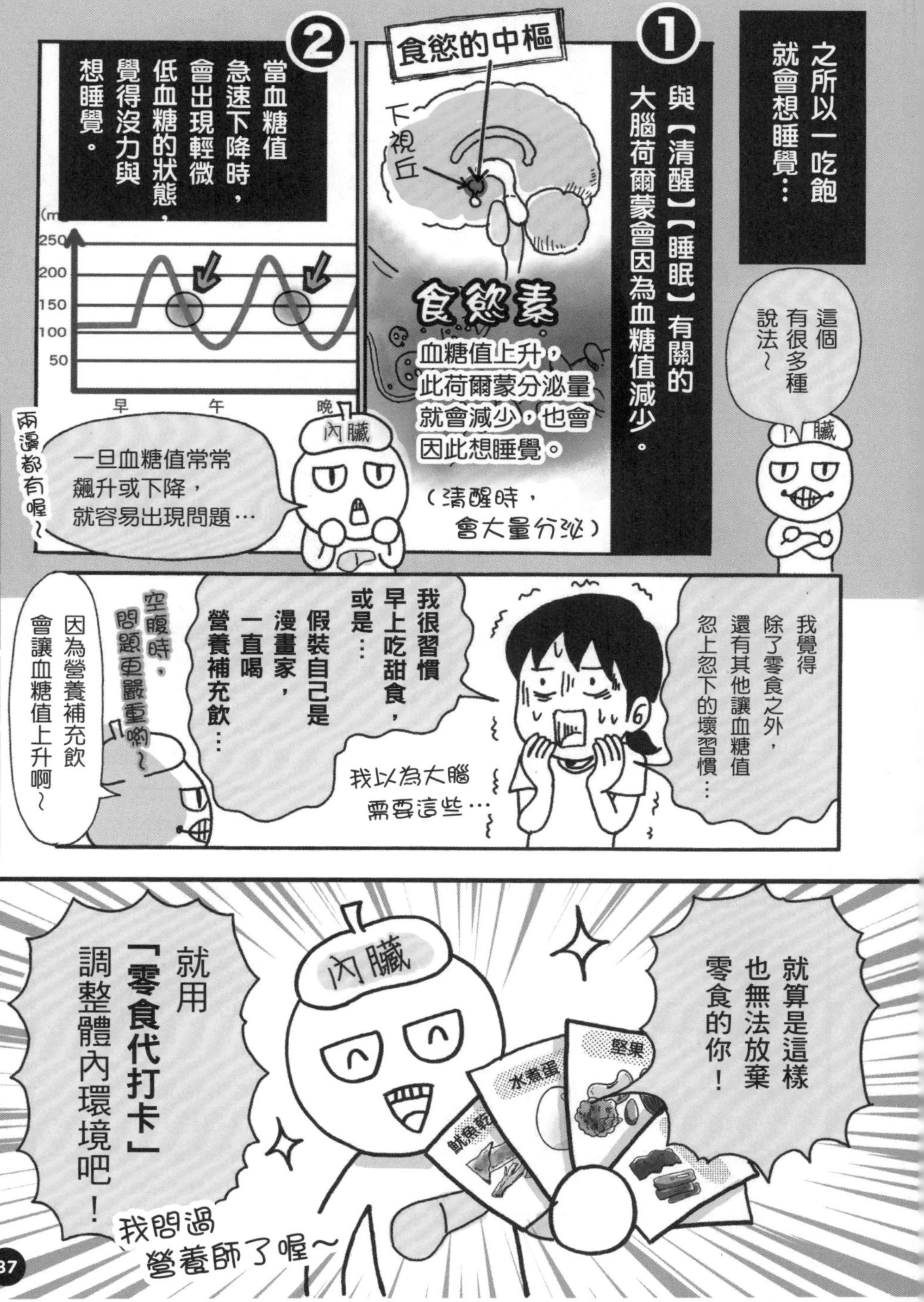

之所以一吃飽就會想睡覺…
這個有很多種說法~
內臟
①
與【清醒】【睡眠】有關的大腦荷爾蒙會因為血糖值減少。
食慾的中樞
下視丘
食慾素
血糖值上升，此荷爾蒙分泌量就會減少，也會因此想睡覺。
（清醒時，會大量分泌）
②
當血糖值急速下降時，會出現輕微低血糖的狀態，覺得沒力與想睡覺。
250
200
150
100
50
早
午
晚
內臟
一旦血糖值常常飆升或下降，就容易出現問題…
兩邊都有喔~
我覺得除了零食之外，還有其他讓血糖值忽上忽下的壞習慣…
我很習慣早上吃甜食，或是…
假裝自己是漫畫家，一直喝營養補充飲…
我以為大腦需要這些…
空腹時，問題更嚴重喲~
因為營養補充飲會讓血糖值上升啊~
就算是這樣也無法放棄零食的你！
就用「零食代打卡」調整體內環境吧！
內臟
堅果
水煮蛋
魷魚乾
我問過營養師了喔~

零食代打卡

在喜歡的零食之間，
安插一些喜歡的零食代打卡吧！
可以調整內臟或荷爾蒙的體內平衡喲♪
在意醣質的人，要多吃富含膳食纖維的食物！

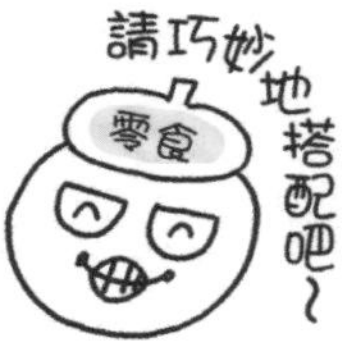

堅果類

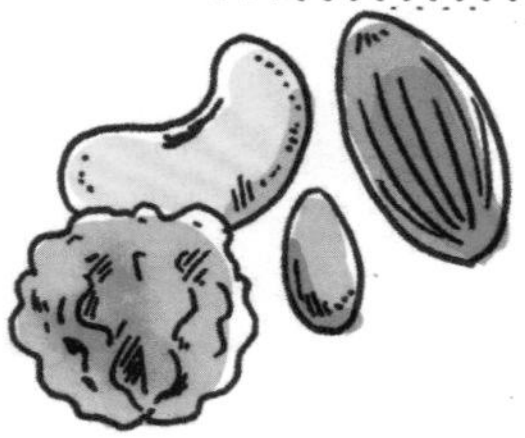

利用優質的「**脂質**」**補充能量**！
醣質迅速減少，
大腦就無法運作！
（建議選擇無鹽的種類）

海藻類零食

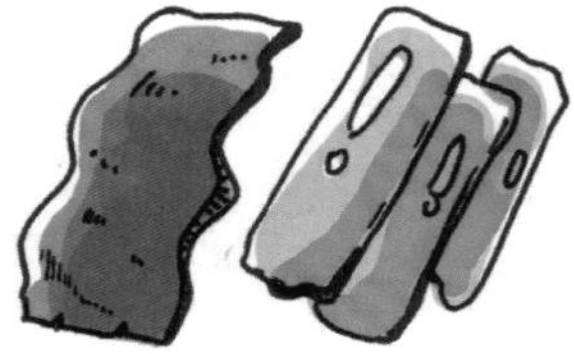

富含「**膳食纖維**」！
能讓吸收醣質的速度變得緩和，
也能讓**排便變得通暢**喲！
（不要選擇太鹹或味道太重的）

魷魚乾

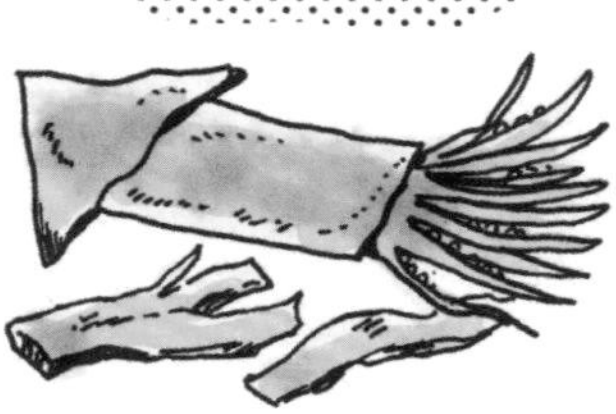

含有大量的「**蛋白質**」與「**鋅**」，
能**恢復活力與製造細胞**！
（美乃滋沾太多的話，胃會不舒服，且會過度攝取脂質。建議不要沾醬直接吃）

起司

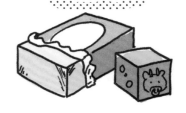

含有打造身體各部位
所需的「**蛋白質**」喲～
也能攝取**轉換成能量**的脂質！
（不要選擇太鹹或味道太重的）

水煮蛋

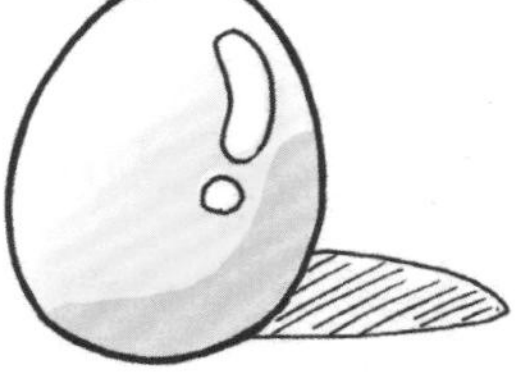

雞蛋是胺基酸滿分的
優質「**蛋白質**」！
也含有許多礦物質與維生素，
營養價值滿分！也能墊墊肚子！

小魚乾

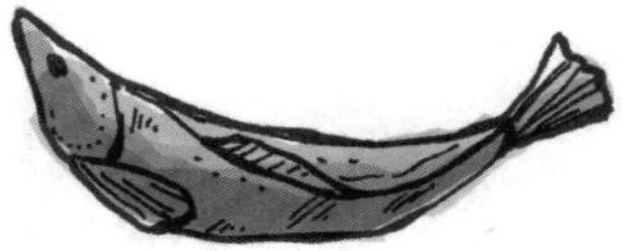

富含打造身體所需的「**蛋白質**」！
也有很多製造血液所需的**鐵質**，
維生素D則可以**提升免疫力**。
（建議選擇未加工的種類）

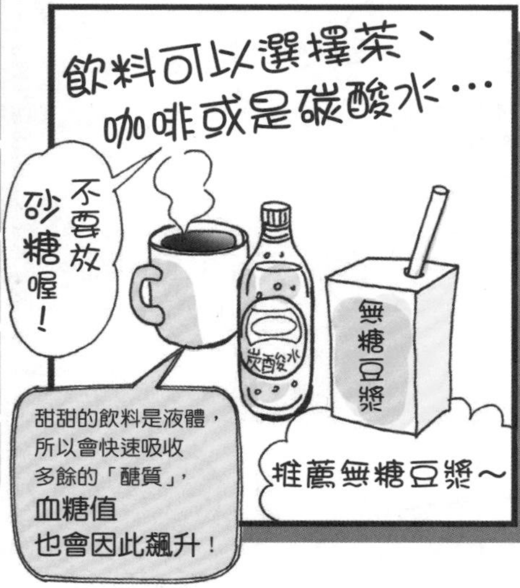
飲料可以選擇茶、
咖啡或是碳酸水…
不要放砂糖喔！
碳酸水
無糖豆漿
推薦無糖豆漿～
甜甜的飲料是液體，
所以會快速吸收
多餘的「醣質」，
血糖值
也會因此飆升！

富含維生素的水果

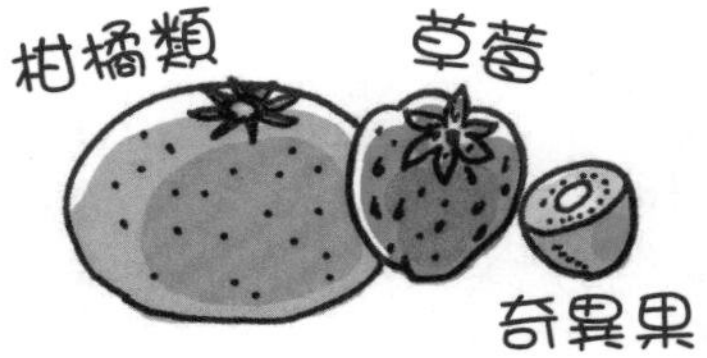
柑橘類
草莓
奇異果

如果想吃點甜的，選擇顏色深濃，
富含**維生素C**的水果比較好！
而且能**提升免疫力**，
還能攝取「**膳食纖維**」喲！

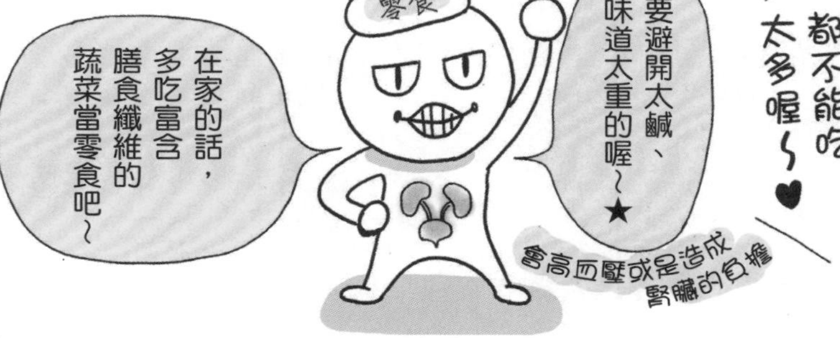
零食
在家的話，多吃富含膳食纖維的蔬菜當零食吧～
要避開太鹹、味道太重的喔～★
會高血壓或是造成腎臟的負擔
不管是哪種零食都不能吃太多喔～♥

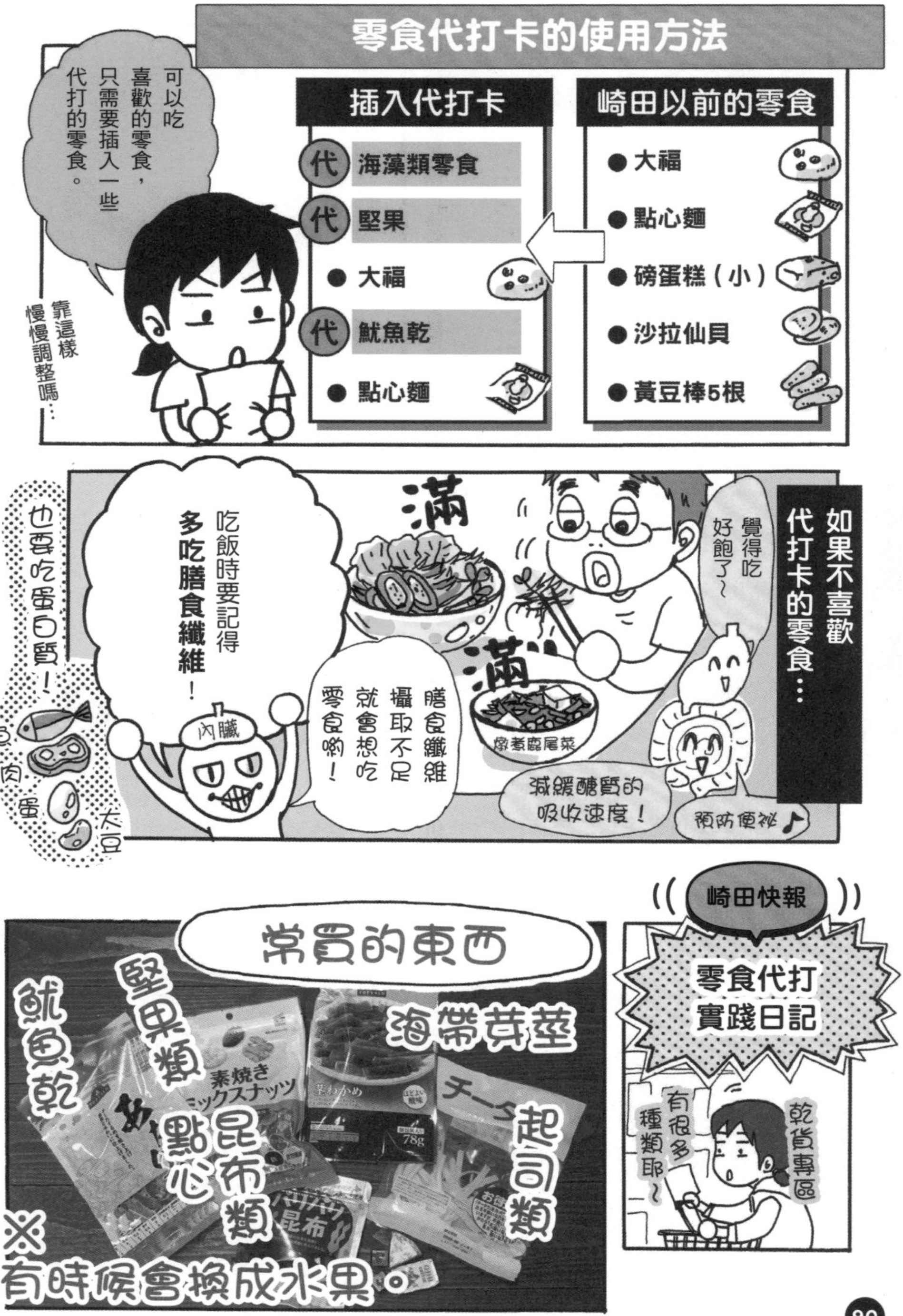

零食代打卡的使用方法
可以吃喜歡的零食，只需要插入一些代打的零食。
靠這樣慢慢調整嗎…
插入代打卡
代 海藻類零食
代 堅果
● 大福
代 魷魚乾
● 點心麵
崎田以前的零食
● 大福
● 點心麵
● 磅蛋糕（小）
● 沙拉仙貝
● 黃豆棒5根
如果不喜歡代打卡的零食…
覺得吃好飽了～
滿
滿
燉煮鹿尾菜
吃飯時要記得多吃膳食纖維！
膳食纖維攝取不足就會想吃零食喲！
內臟
減緩醣質的吸收速度！
預防便祕♪
也要吃蛋白質！
魚
肉
蛋
大豆
常買的東西
魷魚乾
堅果類
素焼きミックスナッツ
海帶芽莖
茎わかめ
78g
點心
昆布類
昆布
起司類
チーズ
※有時候會換成水果。
崎田快報
零食代打實踐日記
乾貨專區
有很多種類耶～

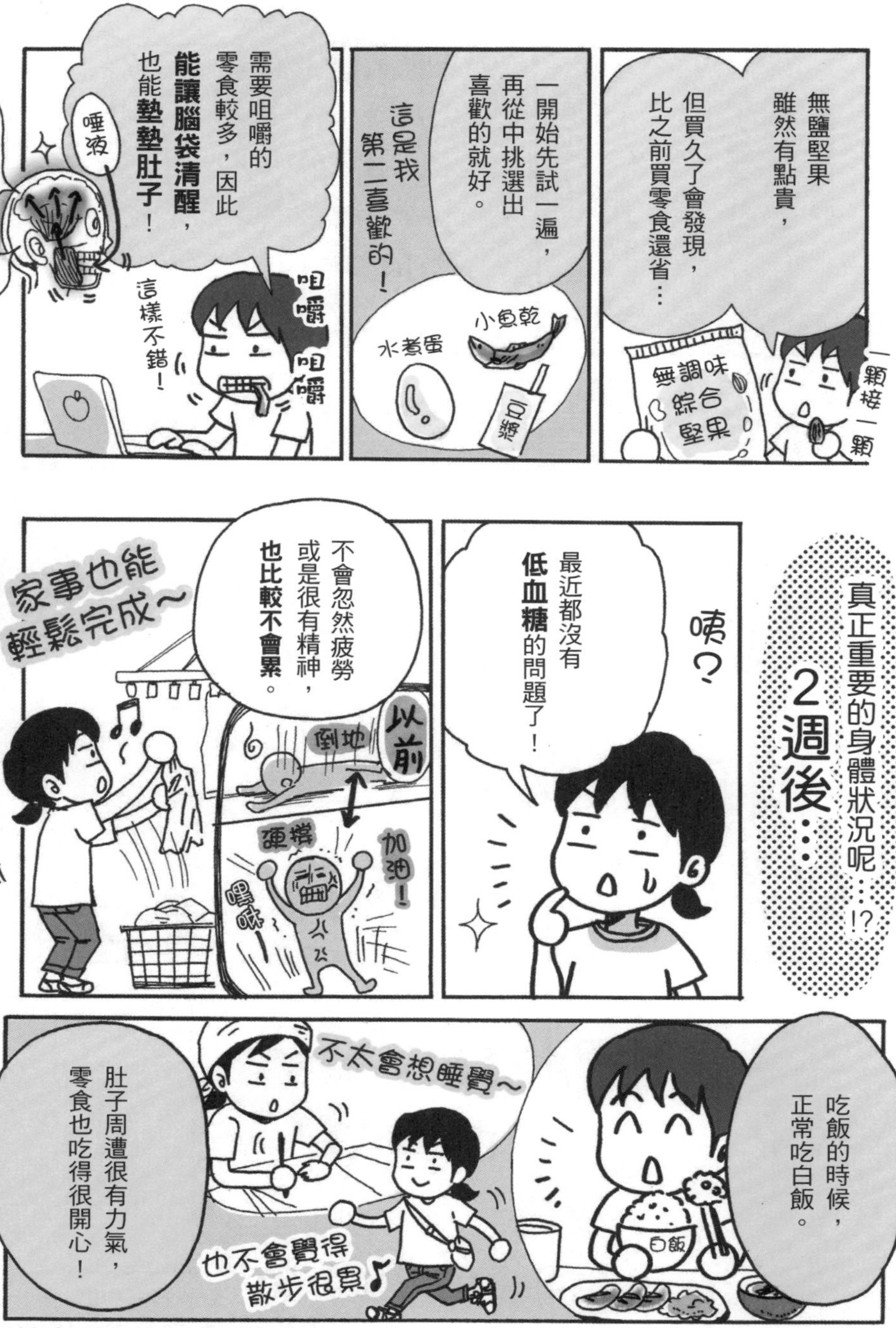
無鹽堅果雖然有點貴，
但買久了會發現，
比之前買零食還省…
一顆接一顆
無調味綜合堅果
一開始先試一遍，
再從中挑選出喜歡的就好。
這是我第二喜歡的！
小魚乾
水煮蛋
豆漿
需要咀嚼的零食較多，因此
能讓腦袋清醒，
也能墊墊肚子！
咀嚼
咀嚼
這樣不錯！
唾液
血液循環
刺激
真正重要的身體狀況呢…!?
2週後…
咦？
最近都沒有低血糖的問題了！
不會忽然疲勞
或是很有精神，
也比較不會累。
以前
倒地
加油！
嘿咻！
家事也能輕鬆完成～
吃飯的時候，
正常吃白飯。
白飯
不太會想睡覺～
肚子周遭很有力氣，
零食也吃得很開心！
也不會覺得散步很累♪

雖然每個人的情況不一定相同…

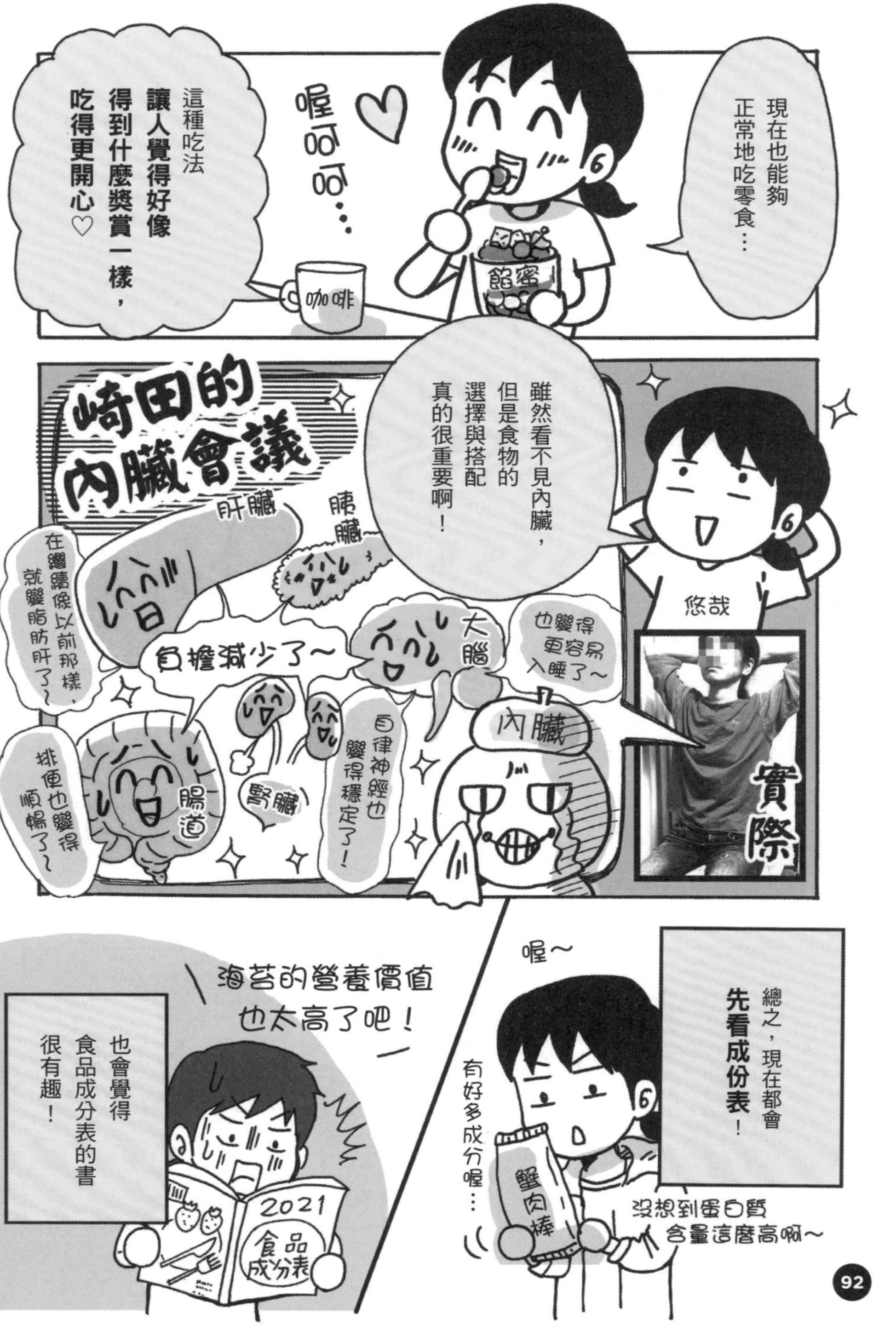
現在也能夠正常地吃零食…
喔呵呵…
餡蜜
咖啡
這種吃法讓人覺得好像得到什麼獎賞一樣，吃得更開心♡
雖然看不見內臟，但是食物的選擇與搭配真的很重要啊！
崎田的內臟會議
悠哉
實際
內臟
也變得更容易入睡了～
大腦
負擔減少了～
胰臟
肝臟
在繼續像以前那樣，就變脂肪肝了～
自律神經也變得穩定了！
腎臟
腸道
排便也變得順暢了～
總之，現在都會先看成份表！
喔～
有好多成分喔…
蟹肉棒
沒想到蛋白質含量這麼高啊～
海苔的營養價值也太高了吧！
也會覺得食品成分表的書很有趣！
2021
食品成分表

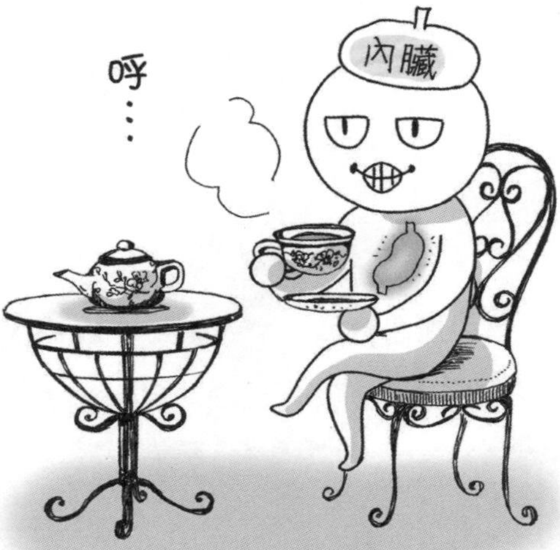
呼……
內臟

第2章 飲食篇

養成變瘦體質的慢活早餐

解說漫畫「為什麼營養素那麼重要？」

蛋白質的體內路徑！

● 養成變瘦體質！慢活早餐

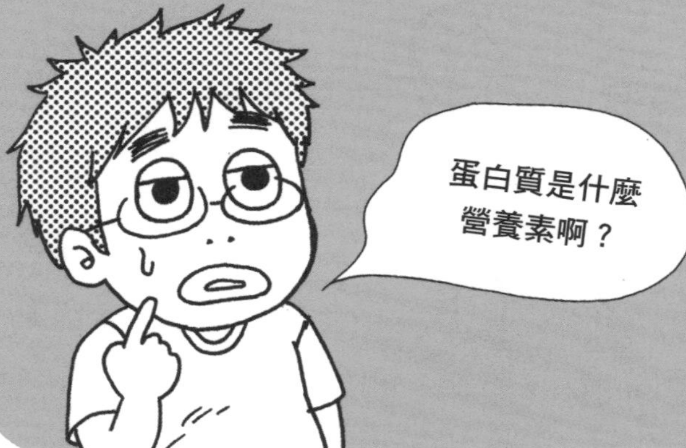

「為什麼營養素那麼重要？」

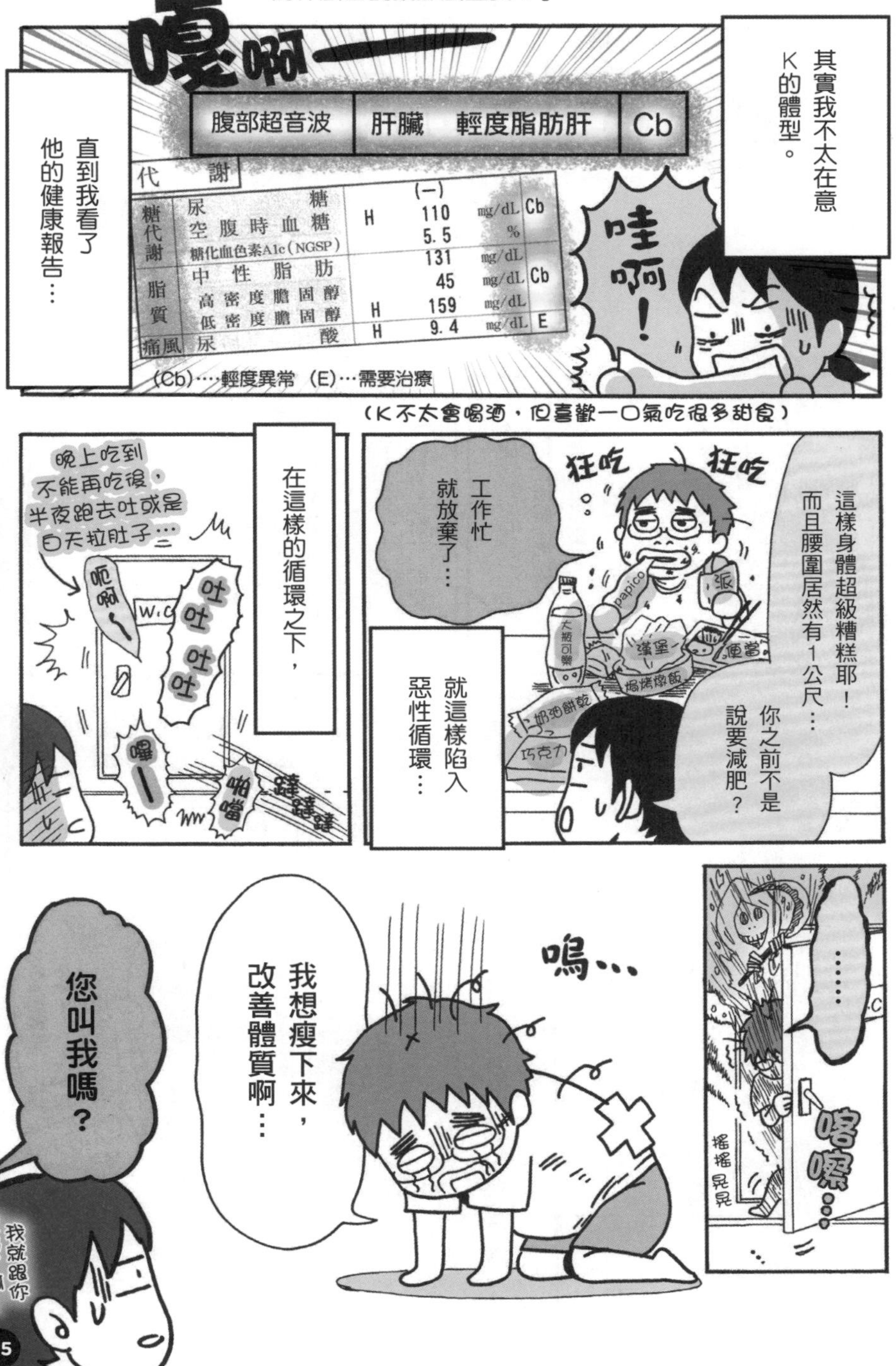
其實我不太在意K的體型。
直到我看了他的健康報告……
嘎啊——
腹部超音波 肝臟 輕度脂肪肝 Cb
代謝
糖代謝 尿糖 (－)
空腹時血糖 H 110 mg/dL Cb
糖化血色素A1c(NGSP) 5.5 %
脂質 中性脂肪 131 mg/dL
高密度膽固醇 45 mg/dL Cb
低密度膽固醇 H 159 mg/dL
痛風 尿酸 H 9.4 mg/dL E
(Cb)…輕度異常 (E)…需要治療
哇啊！
（K不太會喝酒，但喜歡一口氣吃很多甜食）
這樣身體超級糟糕耶！而且腰圍居然有1公尺……
你之前不是說要減肥？
工作忙就放棄了……
狂吃 狂吃
papico
派
大瓶可樂
漢堡
便當
焗烤燉飯
奶油餅乾
巧克力
就這樣陷入惡性循環……
在這樣的循環之下，
晚上吃到不能再吃後，半夜跑去吐或是白天拉肚子…
呃啊
W.C
吐吐吐吐
嘩——
啪噹
躂躂躂
……
喀嚓…
搖搖晃晃
嗚…
我想瘦下來，改善體質啊……
您叫我嗎？
我就跟你說過了啊…

第2章 飲食篇
點心
慢活早餐
五大營養素
酒

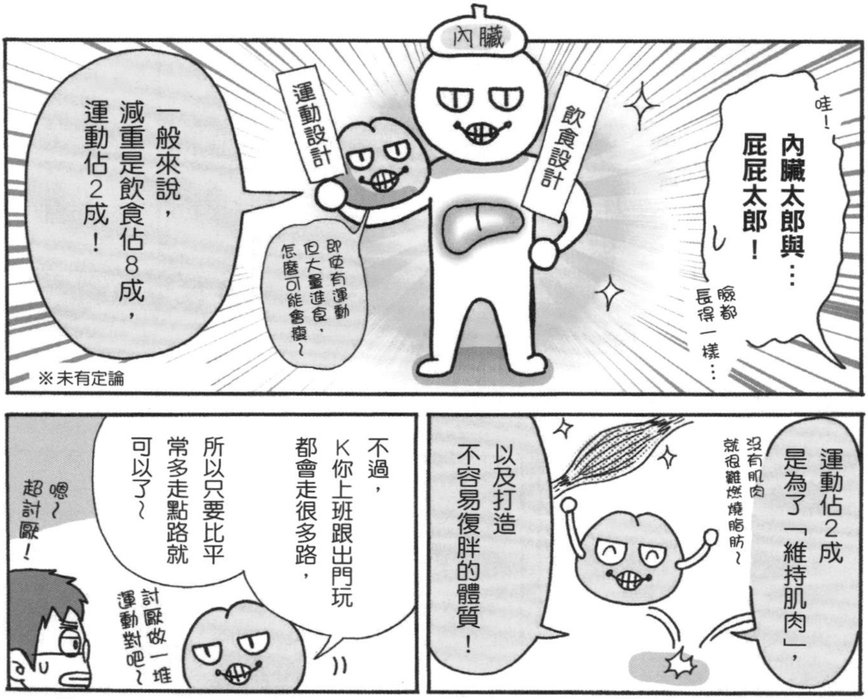
哇！
內臟太郎與……
屁屁太郎！
臉都長得一樣……
內臟
飲食設計
運動設計
一般來說，減重是飲食佔8成，運動佔2成！
即使有運動但大量進食，怎麼可能會瘦～
※未有定論
運動佔2成是為了「維持肌肉」，
沒有肌肉就很難燃燒脂肪～
以及打造不容易復胖的體質！
不過，K你上班跟出門玩都會走很多路，所以只要比平常多走點路就可以了～
討厭做一堆運動對吧～
嗯～超討厭！

掌握平常吃了什麼

K的某一天

	起床
早	・微糖罐裝咖啡
午	・豬排便當 ・微糖罐裝咖啡 ・巧克力一盒（零食）
晚	・咖哩燴飯 ・香蒜義大利麵 ・炸雞便當 ・巧克力派1盒・奇巧巧克力 ・罐頭橘子（連同湯汁） ・可樂500毫升
	睡覺

時段與進食量

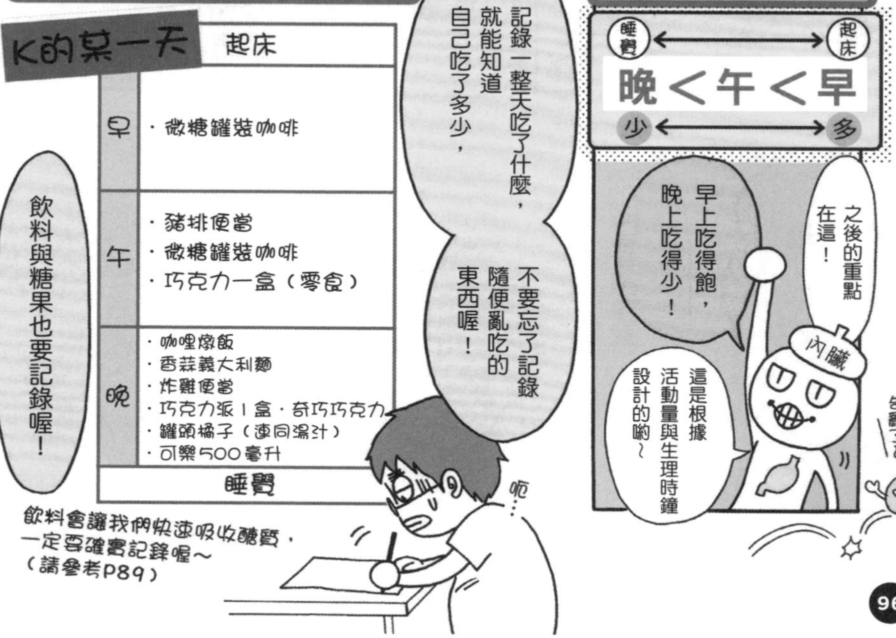
睡覺 ↔ 起床
晚＜午＜早
少 ↔ 多
之後的重點在這！
早上吃得飽，晚上吃得少！
這是根據活動量與生理時鐘設計的喲～
內臟
那我先告辭了～
記錄一整天吃了什麼，就能知道自己吃了多少，
不要忘了記錄隨便亂吃的東西喔！
飲料與糖果也要記錄喔！
呃……
飲料會讓我們快速吸收醣質，一定要確實記錄喔～（請參考P89）

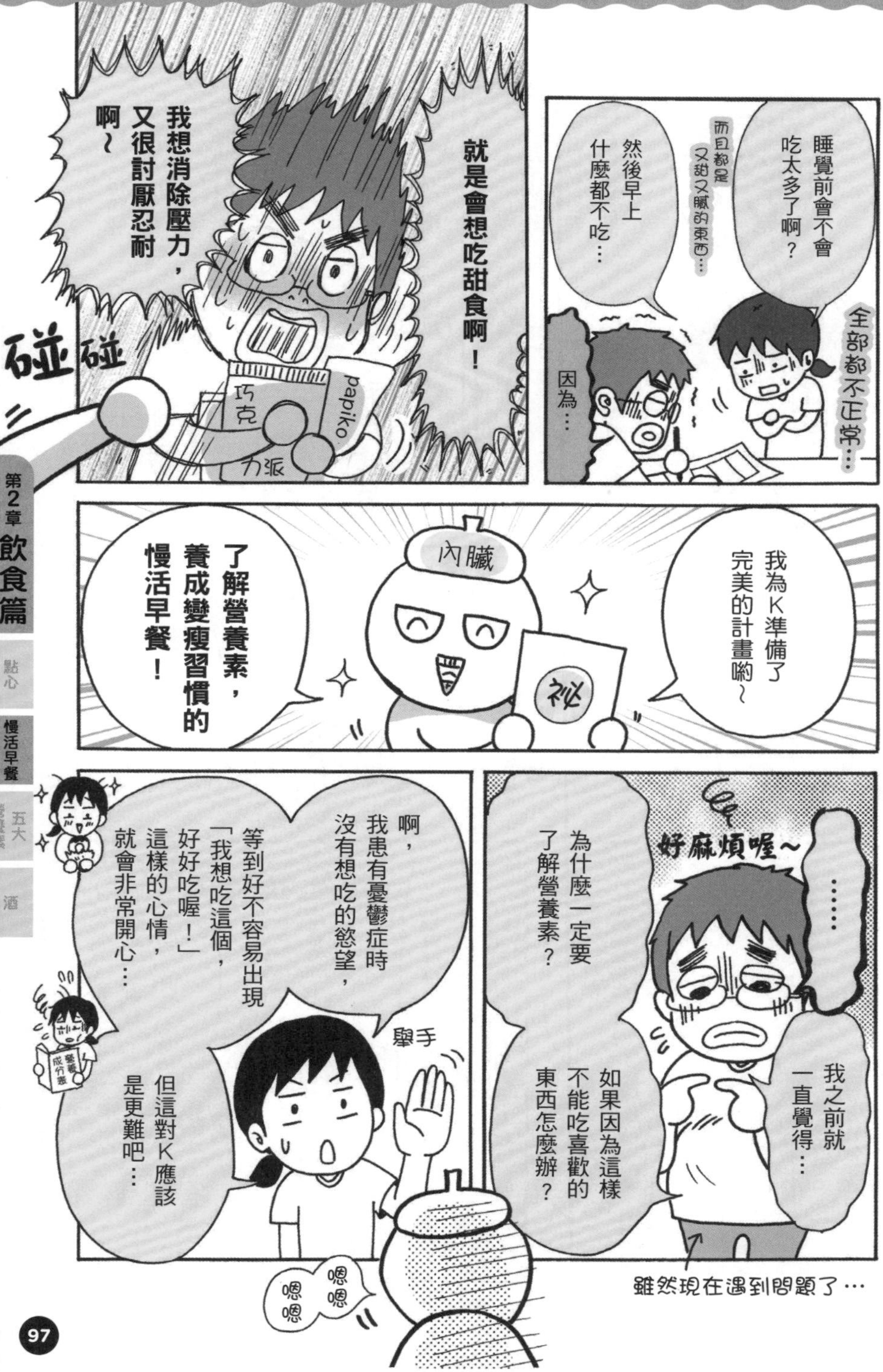
睡覺前會不會吃太多了啊？
而且都是又甜又膩的東西…
然後早上什麼都不吃…
全部都不正常…
因為…
就是會想吃甜食啊！
我想消除壓力，又很討厭忍耐啊～
碰碰
巧克力派
papiko
我為K準備了完美的計畫喲～
內臟
了解營養素，養成變瘦習慣的慢活早餐！
好麻煩喔～
為什麼一定要了解營養素？
……
我之前就一直覺得…
如果因為這樣不能吃喜歡的東西怎麼辦？
雖然現在遇到問題了…
啊，我患有憂鬱症時沒有想吃的慾望，
等到好不容易出現「我想吃這個，好好吃喔！」這樣的心情，就會非常開心…
舉手
但這對K應該是更難吧…
嗯嗯
嗯嗯
營養成分表

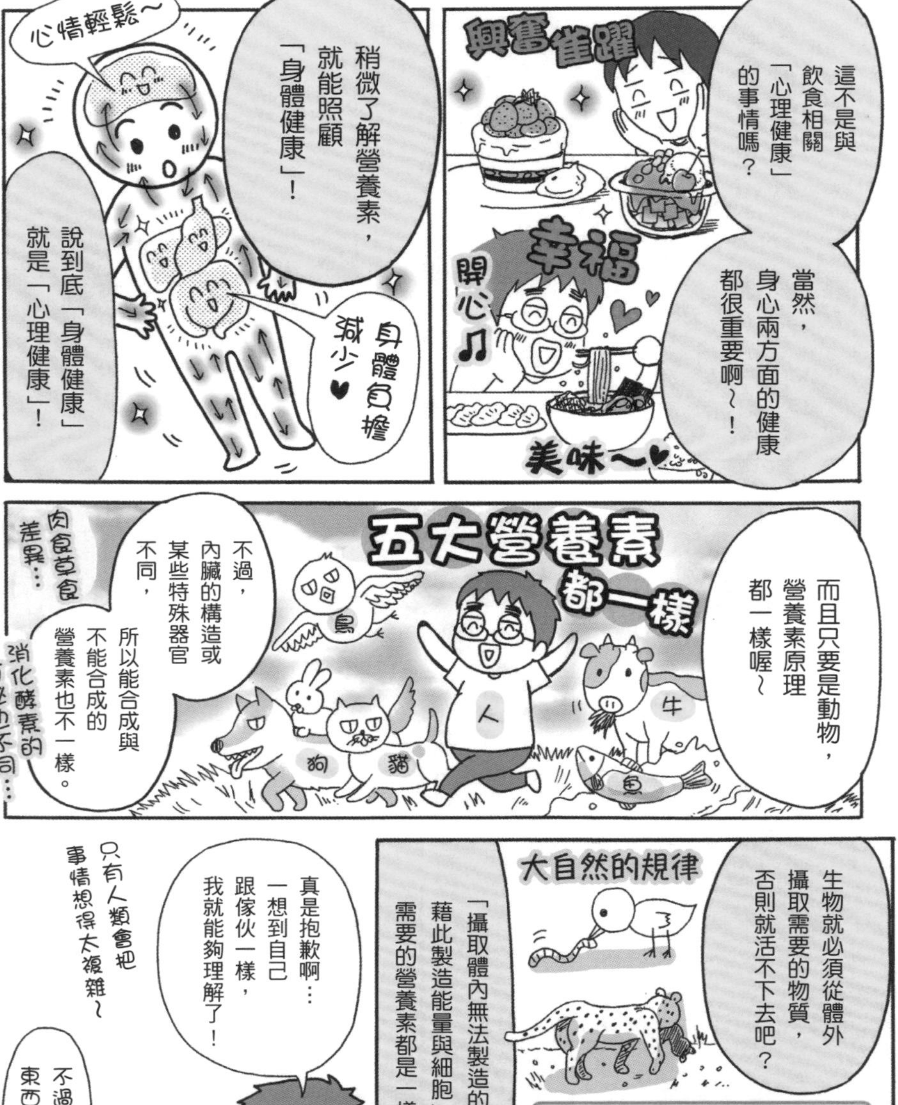
興奮雀躍
這不是與飲食相關「心理健康」的事情嗎？
當然，身心兩方面的健康都很重要啊～！
幸福
開心♫
美味～♥
心情輕鬆～
稍微了解營養素，就能照顧「身體健康」！
身體負擔減少♥
說到底「身體健康」就是「心理健康」！
五大營養素都一樣
而且只要是動物，營養素原理都一樣喔～
不過，內臟的構造或某些特殊器官不同，
所以能合成與不能合成的營養素也不一樣。
肉食草食差異…
消化酵素的分泌也不同…
鳥
牛
人
狗
貓
魚
大自然的規律
生物就必須從體外攝取需要的物質，否則就活不下去吧？
「攝取體內無法製造的營養素，藉此製造能量與細胞」，需要的營養素都是一樣的！
五大營養素
・醣質（碳水化合物）
・蛋白質
・脂質
・維生素
・礦物質
請參考P108
真是抱歉啊…一想到自己跟傢伙一樣，我就能夠理解了！
只有人類會把事情想得太複雜～
不過不該吃的東西也不一樣喔～

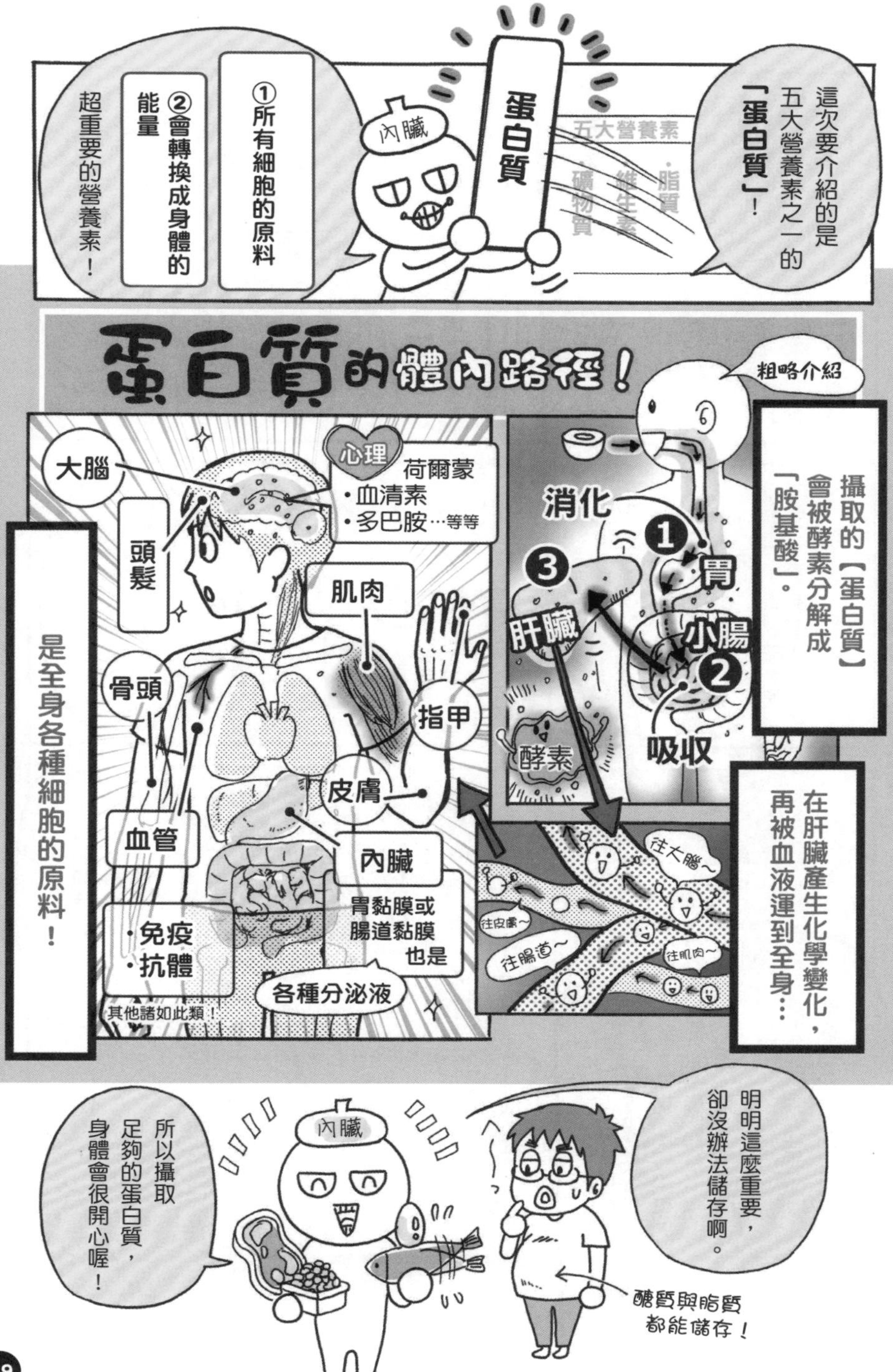
這次要介紹的是五大營養素之一的「蛋白質」！
內臟
蛋白質
五大營養素
・脂質
・維生素
・礦物質
①所有細胞的原料
②會轉換成身體的能量
超重要的營養素！
蛋白質的體內路徑！
粗略介紹
攝取的【蛋白質】會被酵素分解成「胺基酸」。
消化
①
胃
小腸
②
吸收
③
肝臟
酵素
在肝臟產生化學變化，再被血液運到全身…
往大腦～
往皮膚～
往腸道～
往肌肉～
是全身各種細胞的原料！
大腦
頭髮
心理
荷爾蒙
・血清素
・多巴胺…等等
肌肉
骨頭
指甲
皮膚
血管
內臟
胃黏膜或腸道黏膜也是
・免疫
・抗體
各種分泌液
其他諸如此類！
明明這麼重要，卻沒辦法儲存啊。
醣質與脂質都能儲存！
內臟
所以攝取足夠的蛋白質，身體會很開心喔！

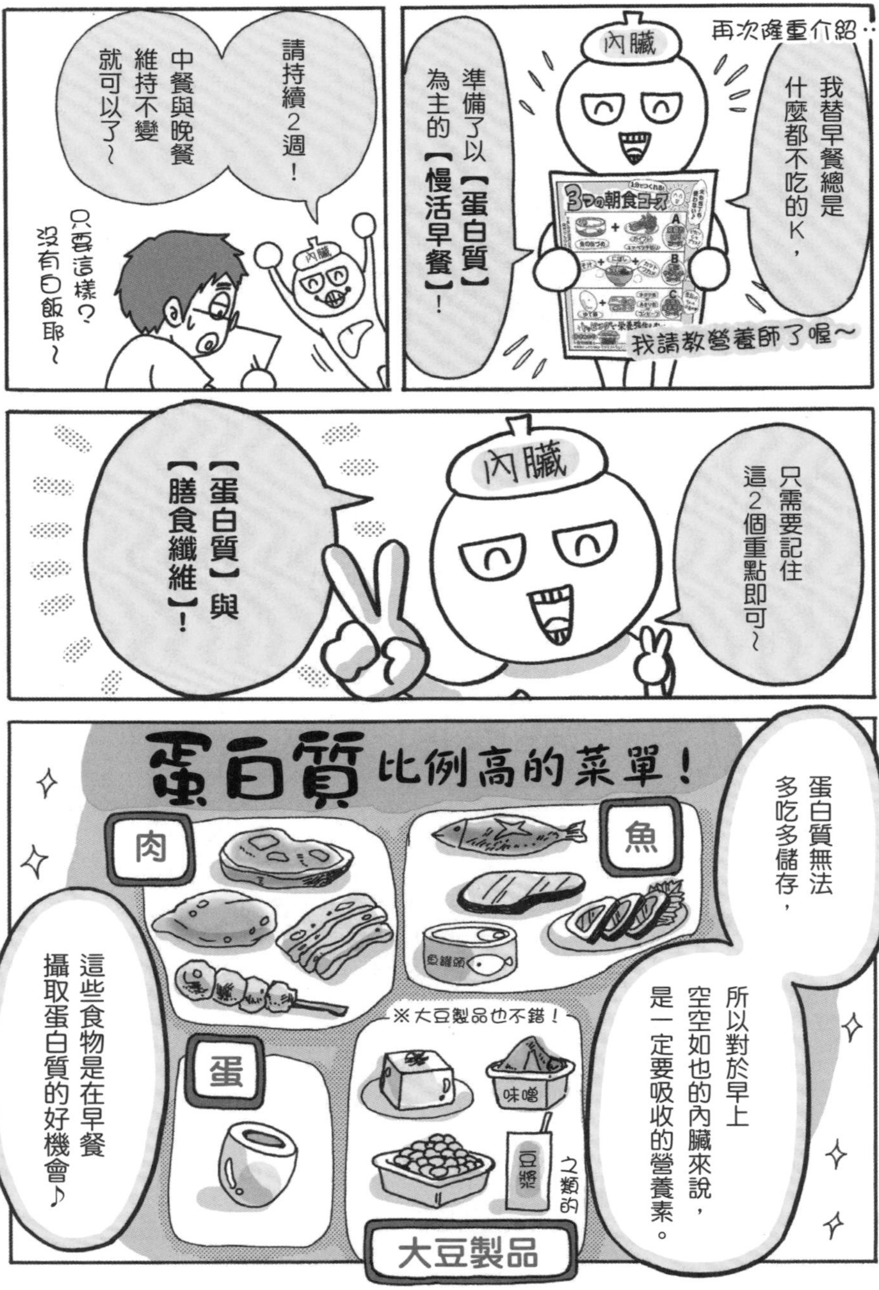
再次隆重介紹…
內臟
我替早餐總是什麼都不吃的K，
我請教營養師了喔～
準備了以【蛋白質】為主的【慢活早餐】！
請持續2週！
中餐與晚餐維持不變就可以了～
只要這樣？沒有白飯耶～
只需要記住這2個重點即可～
內臟
【蛋白質】與【膳食纖維】！
蛋白質比例高的菜單！
蛋白質無法多吃多儲存，
所以對於早上空空如也的內臟來說，是一定要吸收的營養素。
肉
魚
魚罐頭
※大豆製品也不錯！
味噌
豆漿
之類的
蛋
大豆製品
這些食物是在早餐攝取蛋白質的好機會♪

※順帶一提，這是專為人類設計的菜單。

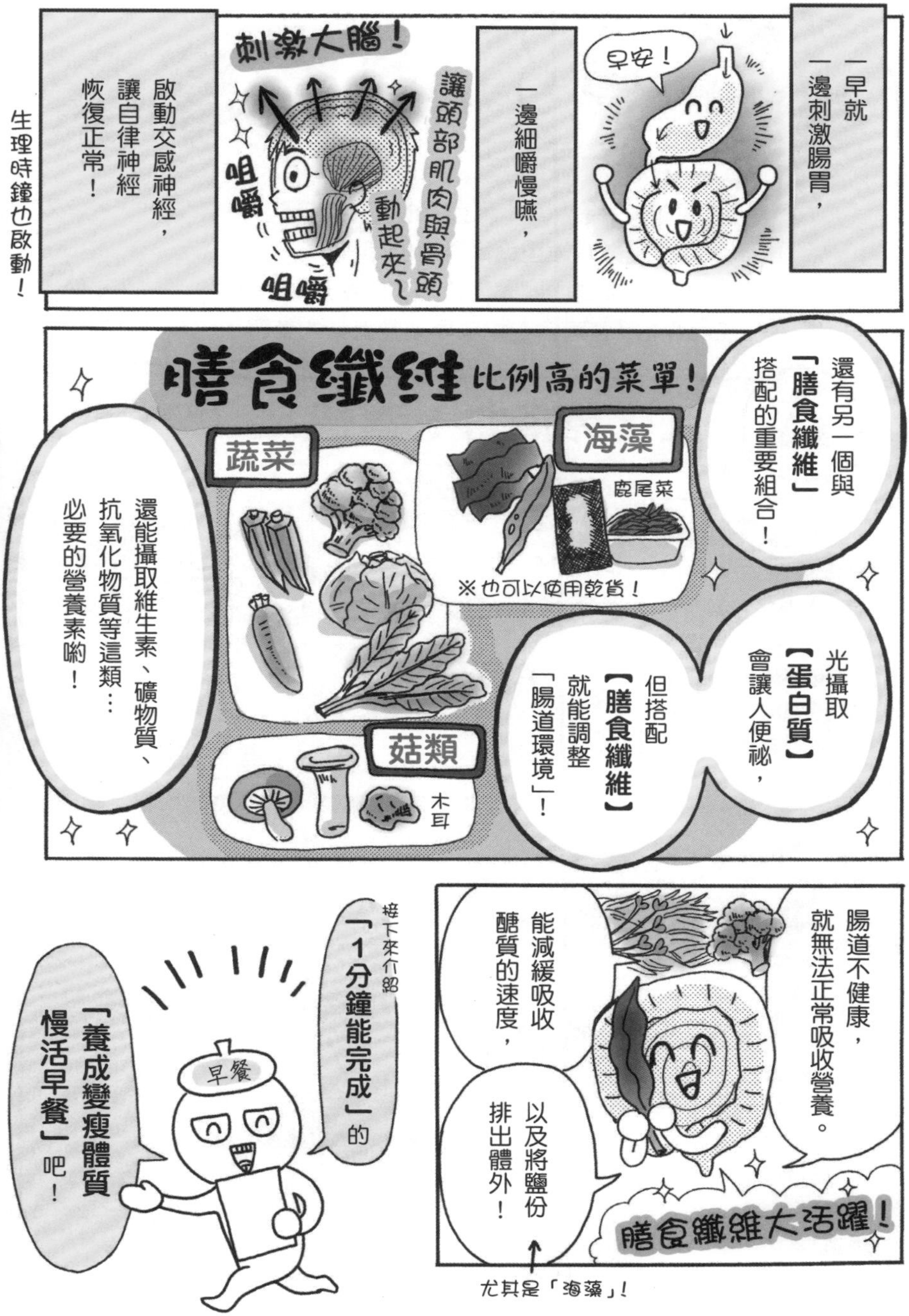
一早就
一邊刺激腸胃,
早安!
一邊細嚼慢嚥,
讓頭部肌肉與骨頭動起來~
刺激大腦!
咀嚼
咀嚼
咀嚼
啟動交感神經,讓自律神經恢復正常!
生理時鐘也啟動!
還有另一個與「膳食纖維」搭配的重要組合!
膳食纖維比例高的菜單!
海藻
鹿尾菜
※也可以使用乾貨!
蔬菜
菇類
木耳
光攝取【蛋白質】會讓人便祕,
但搭配【膳食纖維】就能調整「腸道環境」!
還能攝取維生素、礦物質、抗氧化物質等這類…必要的營養素喲!
腸道不健康,就無法正常吸收營養。
能減緩吸收醣質的速度,
以及將鹽份排出體外!
膳食纖維大活躍!
尤其是「海藻」!
接下來介紹「1分鐘能完成」的
「養成變瘦體質慢活早餐」吧!
早餐

養成變瘦體質！慢活早餐

「蛋白質」與**「膳食纖維」**的搭配
是健康減重這條路上的路標！
也可以調整內臟與自律神經的狀況喔♪
在此介紹3套適合在忙碌早上端上桌的菜單！

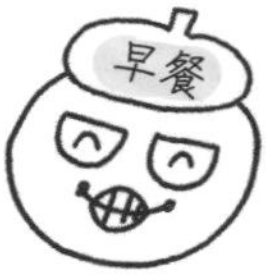

A 強化免疫力！套餐

增加維生素C比例，預防感冒！

A套餐的罐頭請選擇鮪魚罐頭之外的種類。青背魚可讓我們攝取DHA、EPA這類「優質油脂」，高麗菜或是蘿蔔嬰則可吃到一手能夠拿住的量。

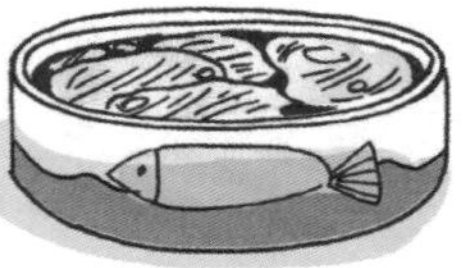

魚罐頭

＋

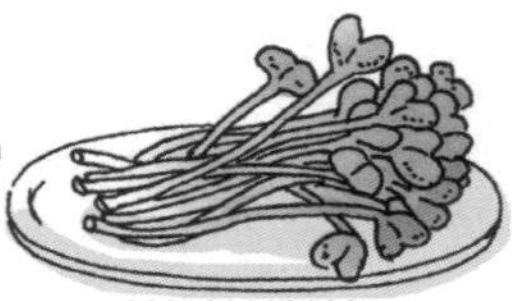

蘿蔔嬰
or
高麗菜絲

B 照顧胃的菜單

透過發酵食品（味噌）促進消化！

發酵食品（味噌）能夠促進消化，改善腸道環境。可以多放一點小魚乾或是豆腐，增加「蛋白質」的比例（小魚乾最好選擇未經加工以及低鹽的種類）。

味噌湯 ＋ 小魚乾 ＋ 海帶片

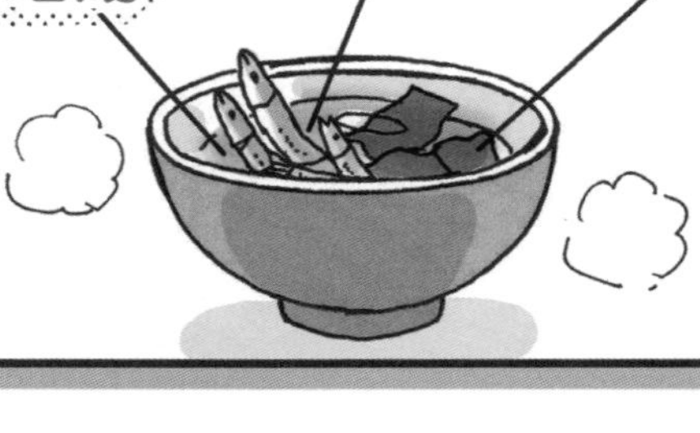

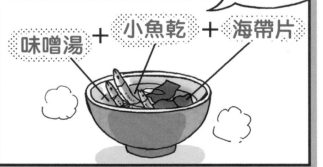

多加一點鋅♡
促進細胞分裂！

C 增加活力＆預防掉髮的菜單

醃牛肉
or
扇貝罐頭
or
海瓜子罐頭

帆立貝
薄片

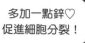

＋

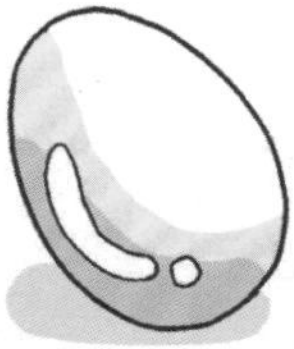

水煮蛋

C 菜單的「膳食纖維」可透過配料攝取。搭配水煮蛋或是在罐頭的食材上面放一堆「碎海苔」再吃，也可以搭配高麗菜以及其他蔬菜。

搭配有趣輕鬆的配料一起吃！

營養均勻＆美味！

碎海苔

富含膳食纖維與許多營養（鐵、維生素A與其他）。

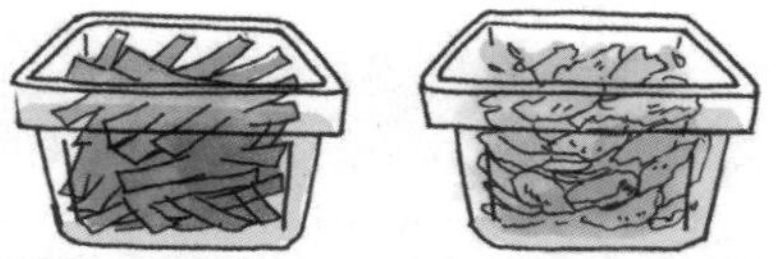

柴魚

富含蛋白質與營養（鐵、維生素B_1、B_2與其他）。

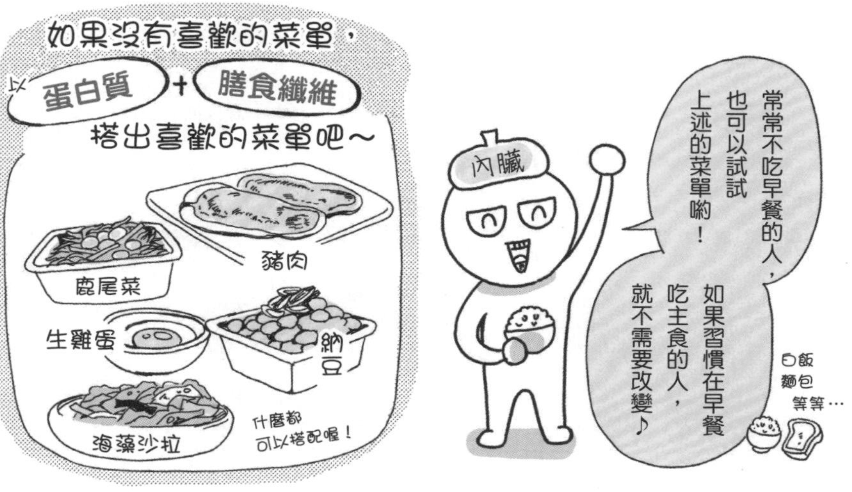
如果沒有喜歡的菜單，
以 蛋白質 ＋ 膳食纖維
搭出喜歡的菜單吧～
豬肉
鹿尾菜
生雞蛋
納豆
海藻沙拉
什麼都可以搭配喔！
內臟
常常不吃早餐的人，也可以試試上述的菜單喲！
如果習慣在早餐吃主食的人，就不需要改變♪
白飯
麵包
等等…

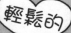

老公快報

慢活早餐2週實踐日記

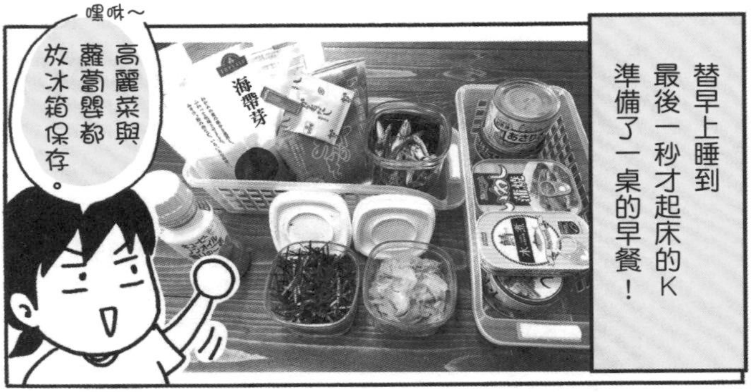
替早上睡到最後一秒才起床的K準備了一桌的早餐！
嘿咻～
高麗菜與蘿蔔嬰都放冰箱保存。
海帶芽

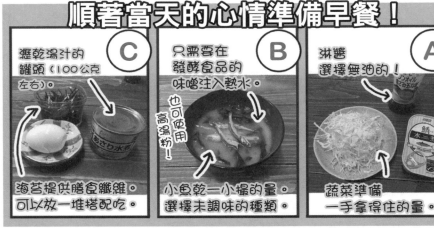

順著當天的心情準備早餐！

A
淋醬選擇無油的！
蔬菜準備一手拿得住的量。

B
只需要在發酵食品的味噌注入熱水。
也可使用高湯粉！
小魚乾一小撮的量。選擇未調味的種類。

C
瀝乾湯汁的罐頭（100公克左右）。
海苔提供膳食纖維。可以放一堆搭配吃。
あさり水煮

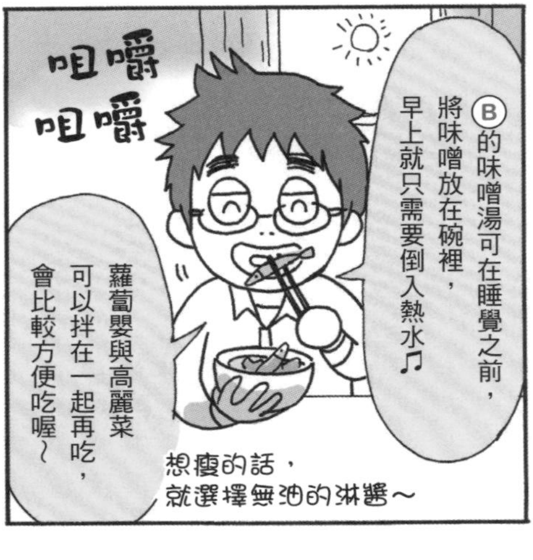
咀嚼咀嚼
B的味噌湯可在睡覺之前，將味噌放在碗裡，早上就只需要倒入熱水♪
蘿蔔嬰與高麗菜可以拌在一起再吃，會比較方便吃喔～
想瘦的話，就選擇無油的淋醬～

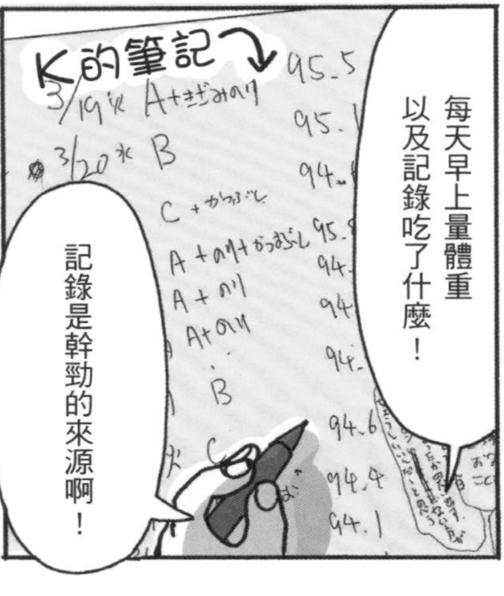
K的筆記
3/19火 A+きざみのり
3/20水 B
C+かつおぶし
A+のり+かつおぶし
A+のり
每天早上量體重以及記錄吃了什麼！
記錄是幹勁的來源啊！

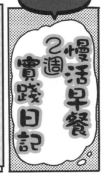

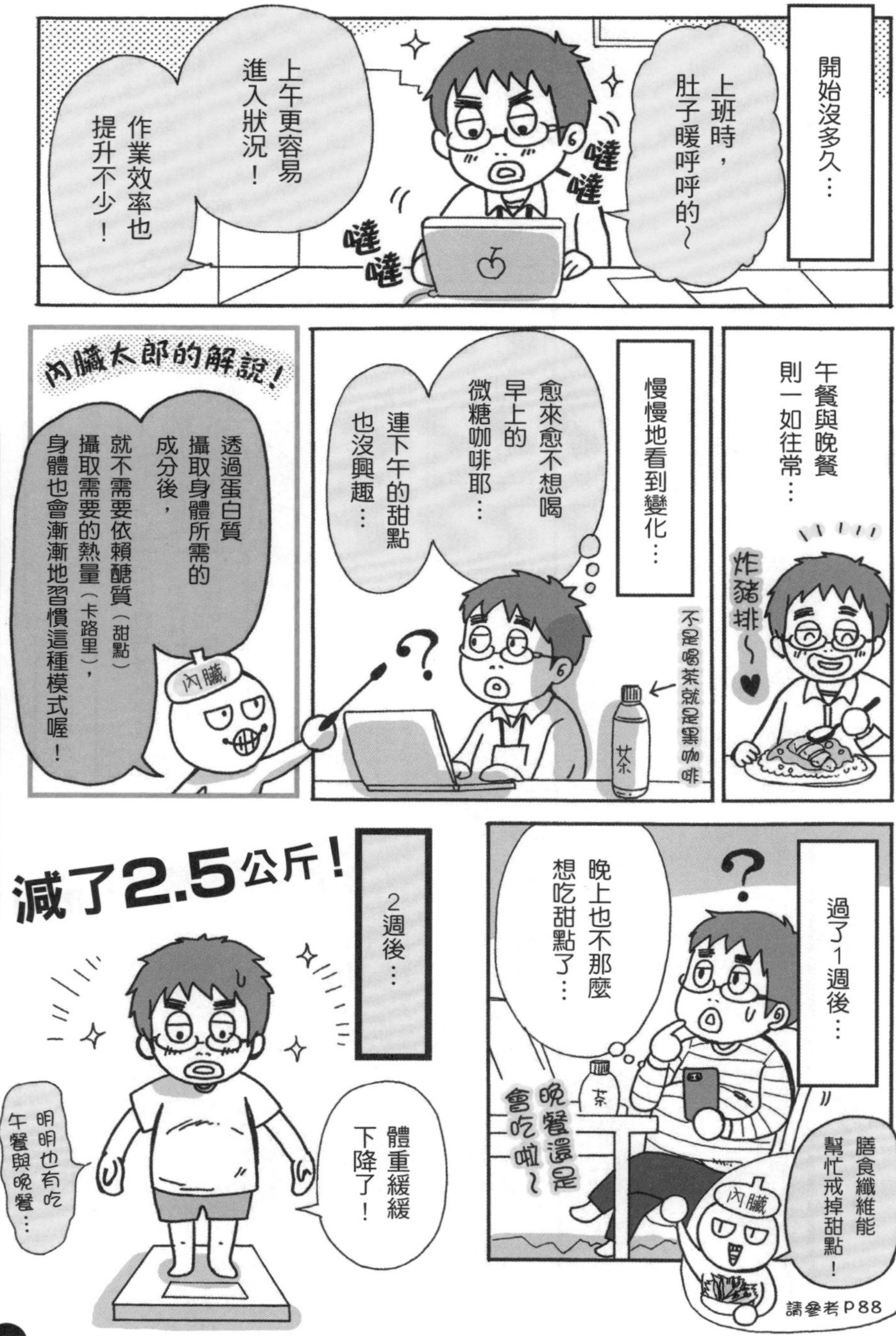
開始沒多久…
上班時，肚子暖呼呼的~
嗟嗟
嗟嗟
上午更容易進入狀況！作業效率也提升不少！
午餐與晚餐則一如往常…
炸豬排~♥
慢慢地看到變化…
愈來愈不想喝早上的微糖咖啡耶…
連下午的甜點也沒興趣…
不是喝茶就是黑咖啡
茶
內臟太郎的解說！
透過蛋白質攝取身體所需的成分後，就不需要依賴醣質（甜點）攝取需要的熱量（卡路里），身體也會漸漸地習慣這種模式喔！
內臟
過了1週後…
晚上也不那麼想吃甜點了…
晚餐還是會吃啦~
茶
膳食纖維能幫忙戒掉甜點！
內臟
請參考P88
2週後…
減了2.5公斤！
體重緩緩下降了！
明明也有吃午餐與晚餐…

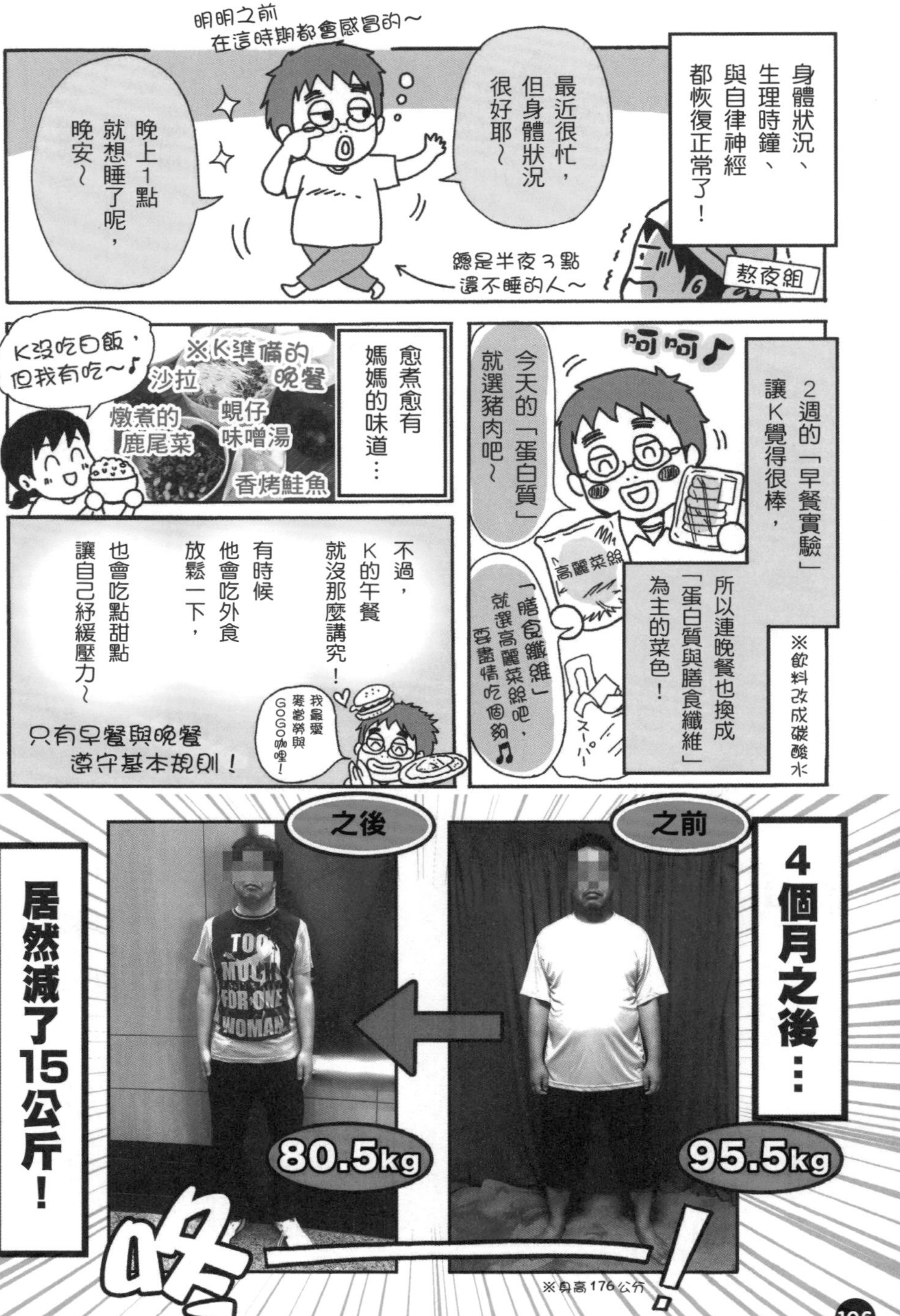
身體狀況、生理時鐘、與自律神經都恢復正常了！
熬夜組
最近很忙，但身體狀況很好耶～
明明之前在這時期都會感冒的～
晚上1點就想睡了呢，晚安～
總是半夜3點還不睡的人～
2週的「早餐實驗」讓K覺得很棒，
所以連晚餐也換成「蛋白質與膳食纖維」為主的菜色！
※飲料改成碳酸水
呵呵♪
今天的「蛋白質」就選豬肉吧～
「膳食纖維」就選高麗菜絲吧，要盡情吃個夠♫
高麗菜絲
スーパー
愈煮愈有媽媽的味道…
※K準備的晚餐
沙拉
燉煮的鹿尾菜
蜆仔味噌湯
香烤鮭魚
K沒吃白飯，但我有吃～♪
不過，K的午餐就沒那麼講究！
有時候他會吃外食放鬆一下，
也會吃點甜點讓自己紓緩壓力～
我最愛麥當勞與GOGO咖哩！
只有早餐與晚餐遵守基本規則！
4個月之後…
之前
95.5kg
之後
80.5kg
TOO MUCH FOR ONE WOMAN
居然減了15公斤！
咚—！
※身高176公分

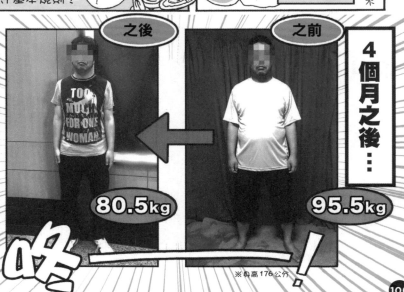

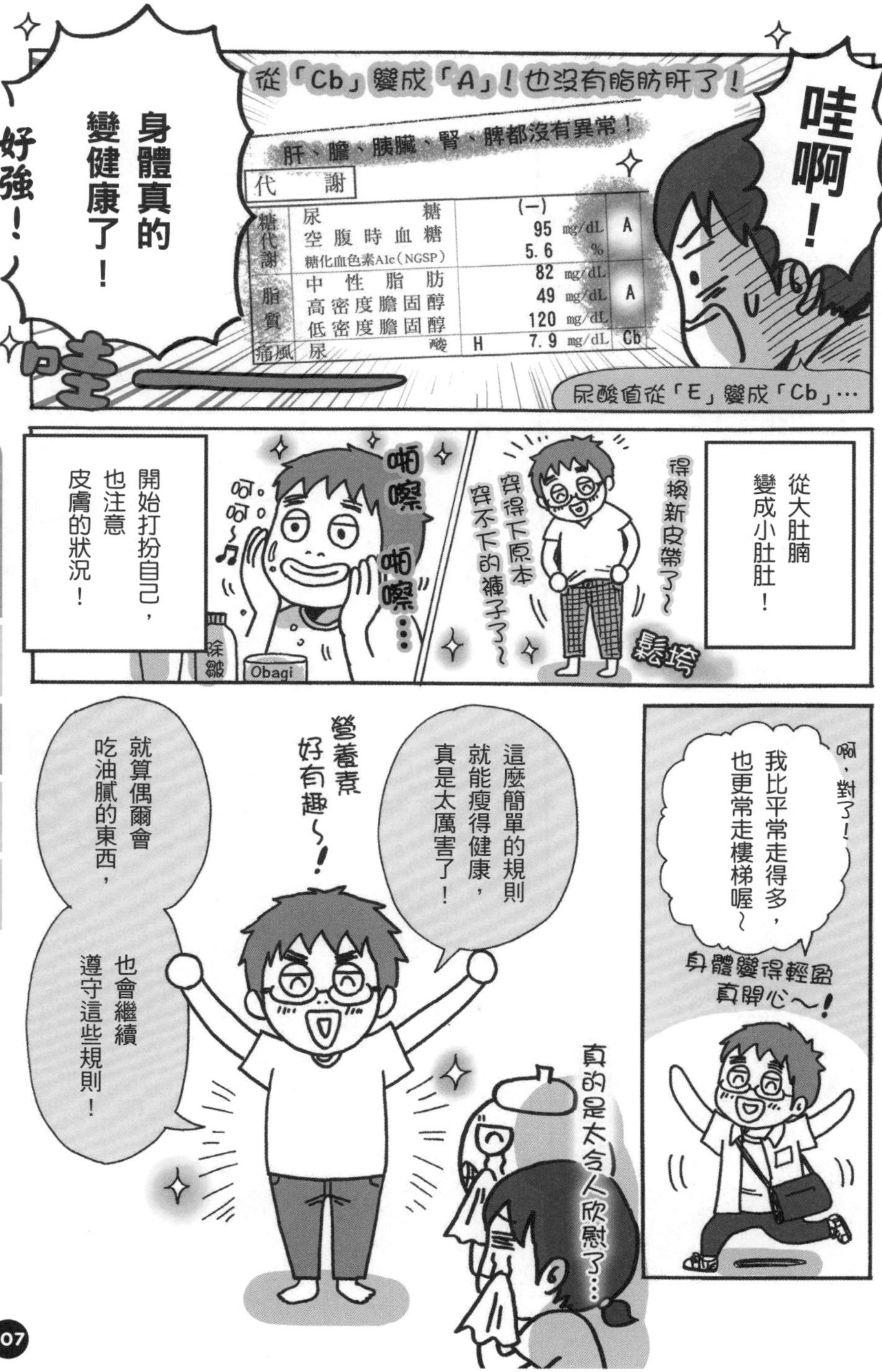
從「Cb」變成「A」！也沒有脂肪肝了！
肝、膽、胰臟、腎、脾都沒有異常！
代 謝
糖代謝 尿糖 (−) A
空腹時血糖 95 mg/dL
糖化血色素A1c(NGSP) 5.6 %
脂質 中性脂肪 82 mg/dL A
高密度膽固醇 49 mg/dL
低密度膽固醇 120 mg/dL
痛風 尿酸 H 7.9 mg/dL Cb
尿酸值從「E」變成「Cb」…
哇啊！
身體真的變健康了！
好強！
哇——
從大肚腩變成小肚肚！
得換新皮帶了～
穿得下原本穿不下的褲子了～
鬆垮
開始打扮自己，也注意皮膚的狀況！
啪嚓
啪嚓…
呵呵～
除皺
Obagi
啊，對了！
我比平常走得多，也更常走樓梯喔～
身體變得輕盈真開心～！
這麼簡單的規則就能瘦得健康，真是太厲害了！
營養素好有趣～！
就算偶爾會吃油膩的東西，
也會繼續遵守這些規則！
真的是太令人欣慰了…

第2章
飲食篇

五大營養素到底是什麼？

- 解說漫畫「營養素有很多種喲～」
- 粗略介紹　五大營養素

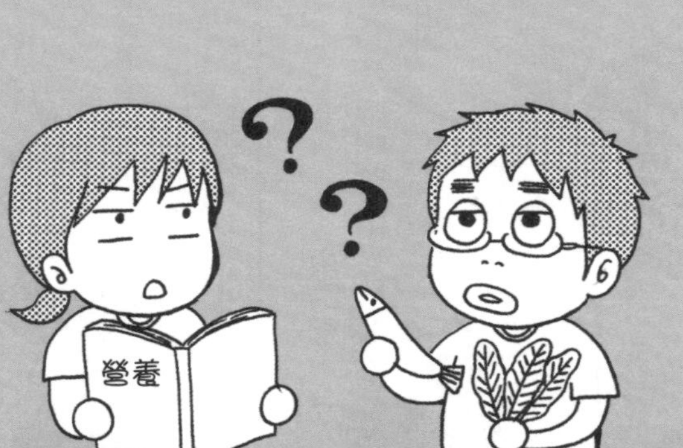

「營養素有很多種喲～」

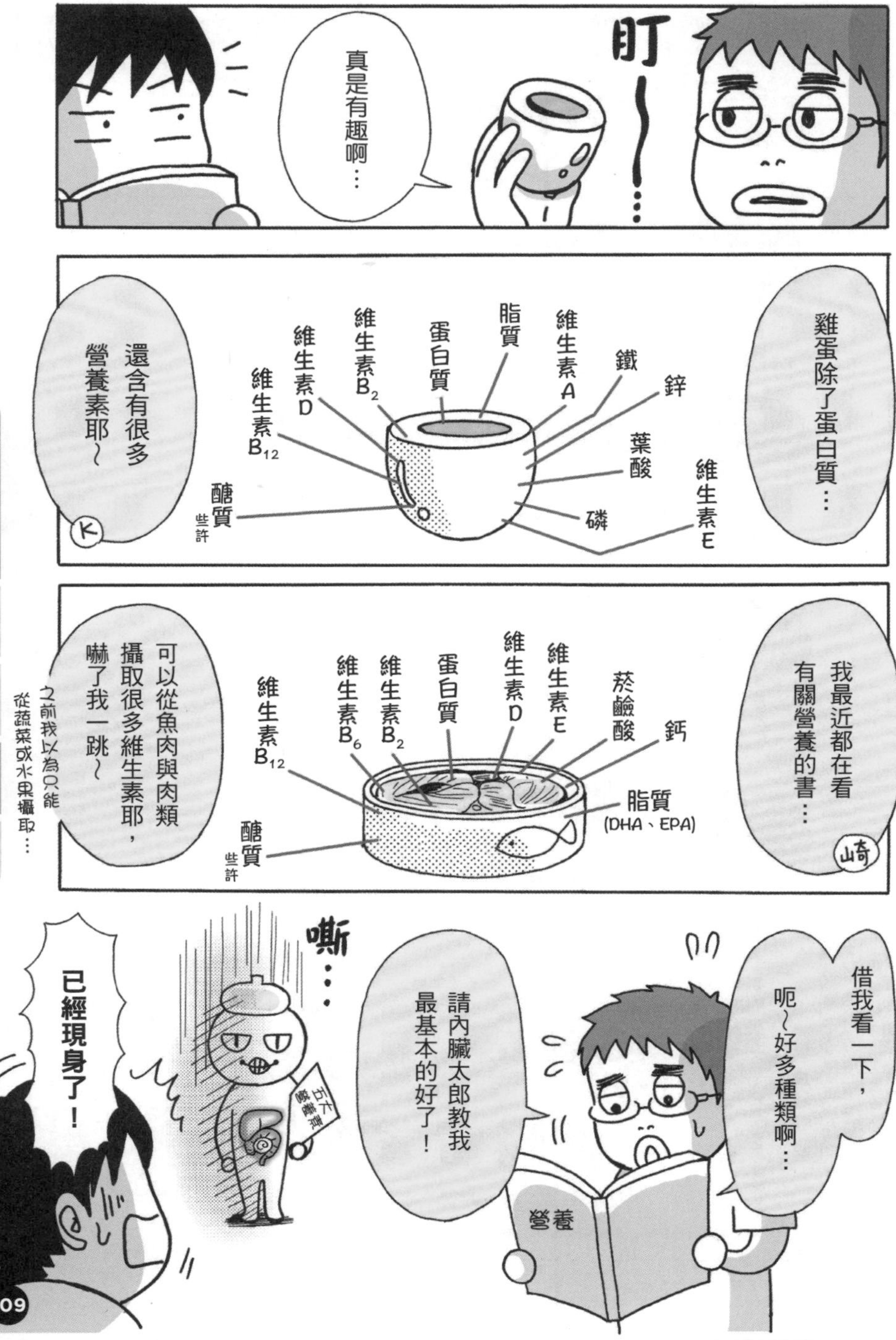
盯～…
真是有趣啊…
雞蛋除了蛋白質…
脂質
維生素A
鐵
鋅
葉酸
維生素E
磷
蛋白質
維生素B_2
維生素D
維生素B_{12}
醣質 些許
還含有很多營養素耶～
我最近都在看有關營養的書…
鈣
菸鹼酸
維生素E
維生素D
蛋白質
維生素B_2
維生素B_6
維生素B_{12}
脂質 (DHA、EPA)
醣質 些許
可以從魚肉與肉類攝取很多維生素耶，嚇了我一跳～
之前我以為只能從蔬菜或水果攝取…
借我看一下，
呃～好多種類啊…
請內臟太郎教我最基本的好了！
營養
嘶…
五大營養素
已經現身了！

醣質、蛋白質、脂質稱為「三大營養素」喲！

粗略介紹

五大營養素

快 ↕ 產生能量的速度 ↕ 慢

迅速轉化為能量！

驅動大腦與身體的主要能量。

醣質

（碳水化合物＝醣質＋膳食纖維）

身體各部位的「原料」！

肌肉、內臟、血管、荷爾蒙等生成材料。

蛋白質

少量就能產生很多能量！

轉換為細胞膜、荷爾蒙、儲備的能量。

脂質

人體無法製造的微量營養素

與能量一起打造身體！

幫忙製造骨頭與肌肉，也有抗氧化效果。

維生素

水溶性（可溶於水）	脂溶性（無法溶於水）
維生素B群、維生素C	維生素D、A、K、E

身體需要的元素！

製造骨頭、牙齒、血液，調整體液平衡。

礦物質

鈉、鉀、鈣、鎂、磷、鐵、鋅

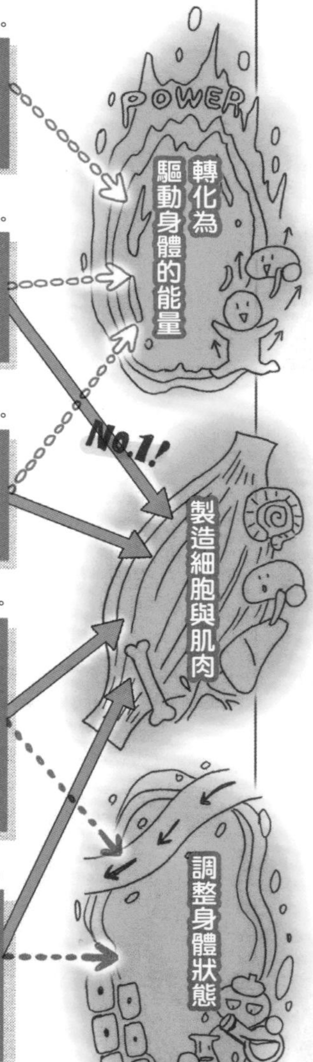

POWER
轉化為驅動身體的能量
No.1!
製造細胞與肌肉
調整身體狀態

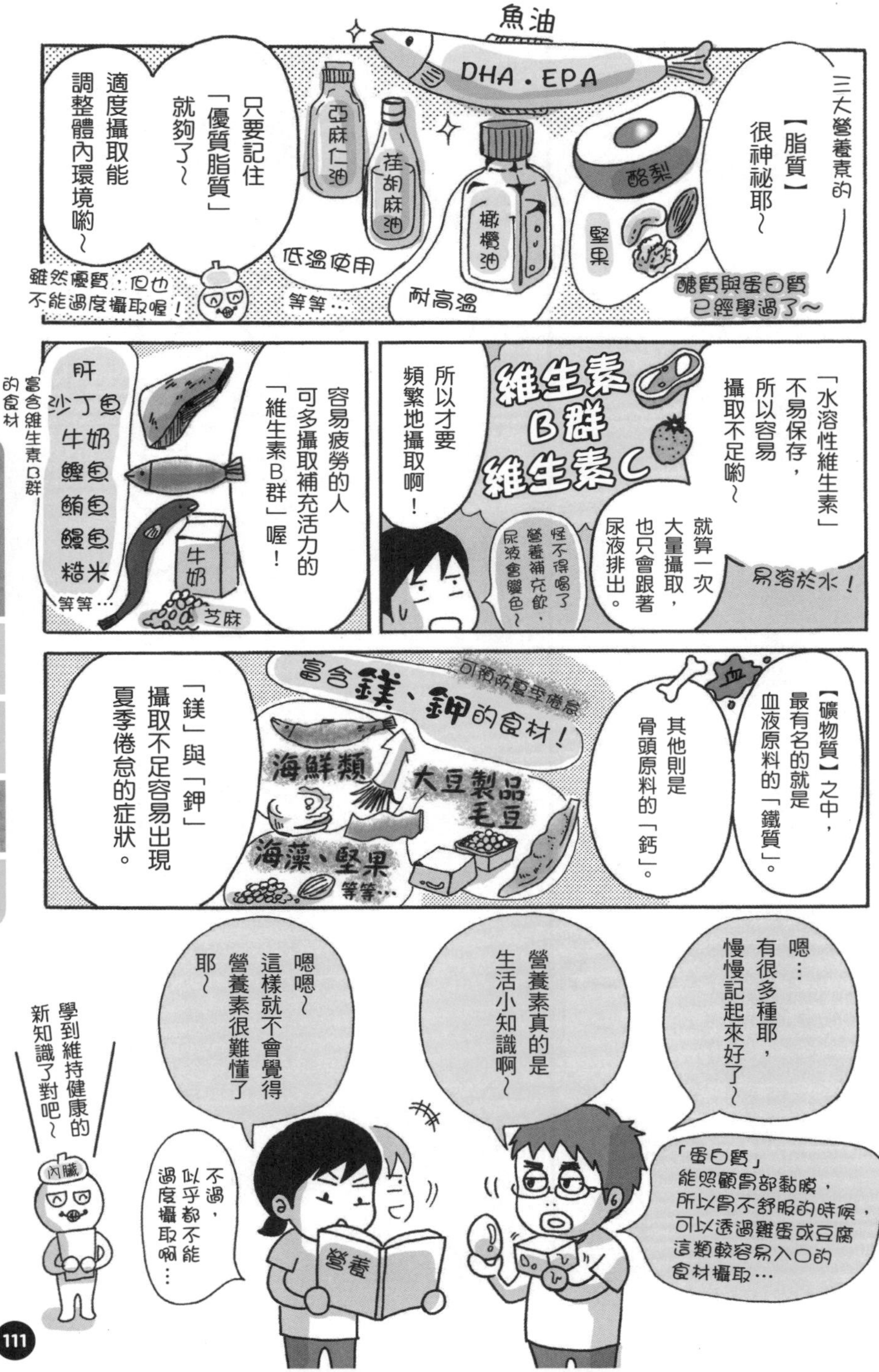
三大營養素的【脂質】很神祕耶～
醣質與蛋白質已經學過了～
魚油
DHA・EPA
酪梨
堅果
橄欖油
耐高溫
荏胡麻油
亞麻仁油
低溫使用
等等…
只要記住「優質脂質」就夠了～
適度攝取能調整體內環境喲～
雖然優質，但也不能過度攝取喔！
「水溶性維生素」不易保存，所以容易攝取不足喲～
易溶於水！
維生素B群
維生素C
就算一次大量攝取，也只會跟著尿液排出。
怪不得喝了營養補充飲，尿液會變色～
所以才要頻繁地攝取啊！
容易疲勞的人可多攝取補充活力的「維生素B群」喔！
富含維生素B群的食材
肝
沙丁魚
牛奶
鰹魚
鮪魚
鰻魚
糙米
等等…
牛奶
芝麻
【礦物質】之中，最有名的就是血液原料的「鐵質」。
血
其他則是骨頭原料的「鈣」。
富含鎂、鉀的食材！
可預防夏季倦怠
海鮮類
大豆製品
毛豆
海藻、堅果
等等…
「鎂」與「鉀」攝取不足容易出現夏季倦怠的症狀。
嗯…有很多種耶，慢慢記起來好了～
營養素真的是生活小知識啊～
嗯嗯～這樣就不會覺得營養素很難懂了耶～
「蛋白質」能照顧胃部黏膜，所以胃不舒服的時候，可以透過雞蛋或豆腐這類較容易入口的食材攝取…
不過，似乎都不能過度攝取啊…
營養
內臟
學到維持健康的新知識了對吧～

第2章
飲食篇

酒與食物

解說漫畫「如何喝酒維持健康？」

● 讓腸胃不受酒精傷害的食物

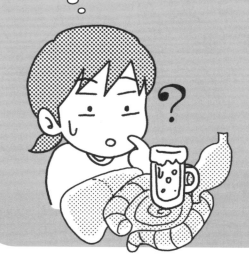

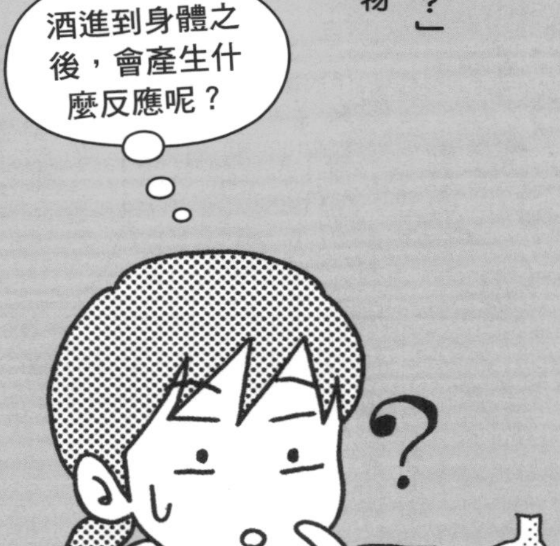
酒進到身體之後，會產生什麼反應呢？

「如何喝酒維持健康？」

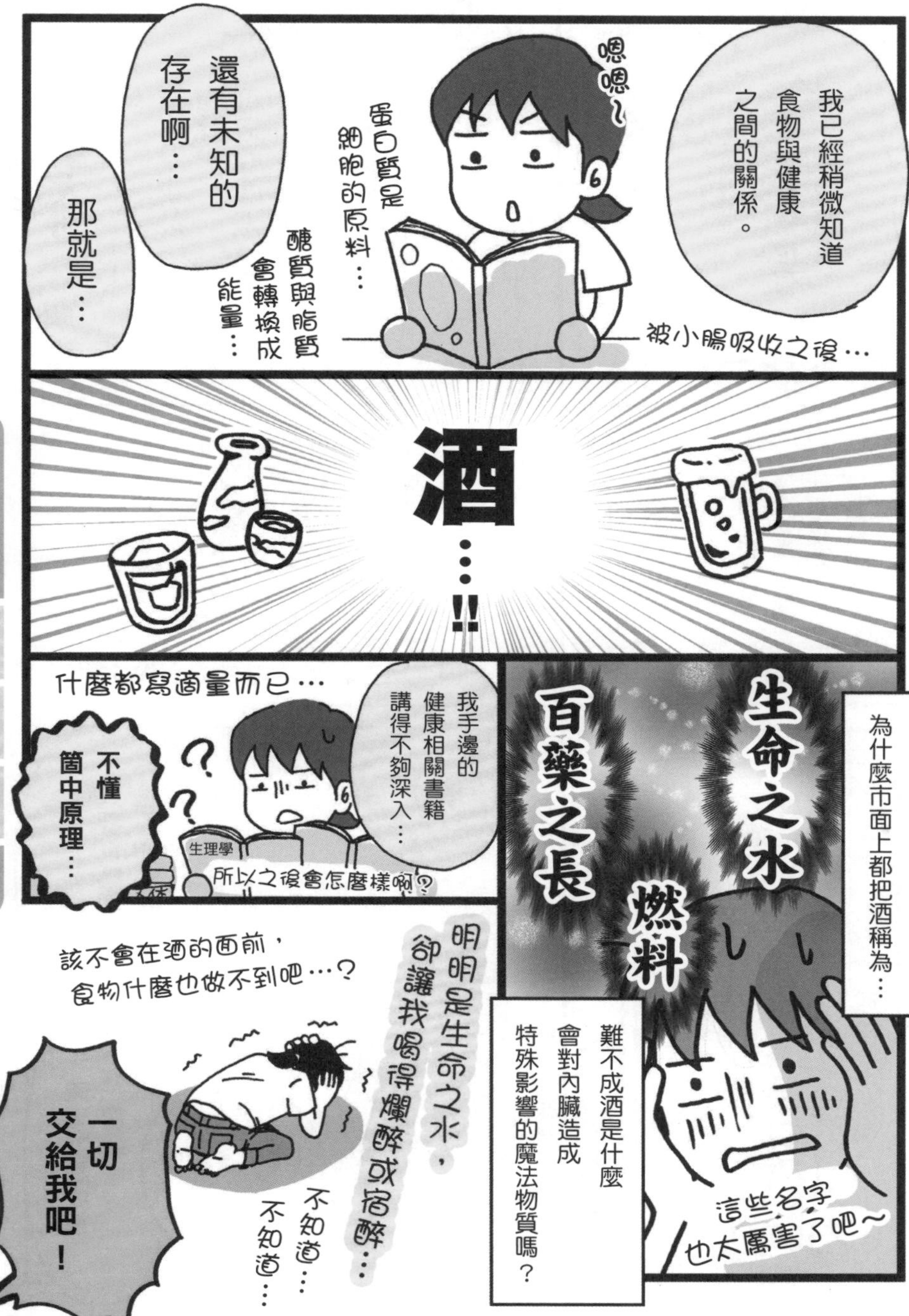
我已經稍微知道食物與健康之間的關係。
嗯嗯～
被小腸吸收之後…
蛋白質是細胞的原料…
醣質與脂質會轉換成能量…
還有未知的存在啊…
那就是…
酒…!!
為什麼市面上都把酒稱為…
生命之水
百藥之長
燃料
這些名字也太厲害了吧～
難不成酒是什麼會對內臟造成特殊影響的魔法物質嗎？
我手邊的健康相關書籍講得不夠深入…
什麼都寫適量而已…
生理學
所以之後會怎麼樣啊？
不懂箇中原理…
明明是生命之水，卻讓我喝得爛醉或宿醉…
該不會在酒的面前，食物什麼也做不到吧…？
不知道、不知道…
一切交給我吧！

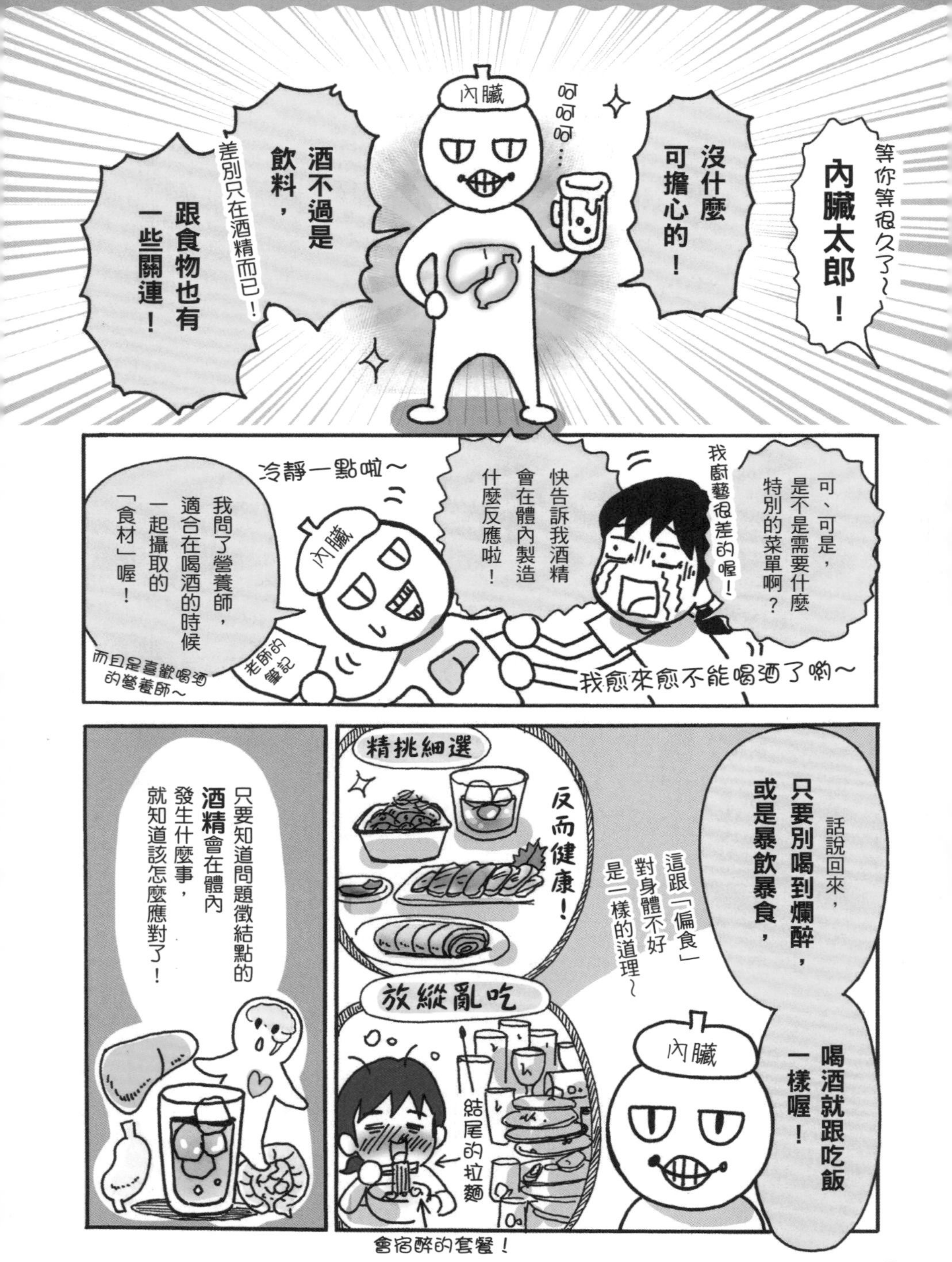

等你等很久了～
內臟太郎！
沒什麼可擔心的！
呵呵呵…
內臟
酒不過是飲料，
差別只在酒精而已！
跟食物也有一些關連！
我廚藝很差的喔！
可、可是，是不是需要什麼特別的菜單啊？
快告訴我酒精會在體內製造什麼反應啦！
冷靜一點啦～
內臟
我問了營養師，適合在喝酒的時候一起攝取的「食材」喔！
而且是喜歡喝酒的營養師～
老師的筆記
我愈來愈不能喝酒了喲～
話說回來，只要別喝到爛醉，或是暴飲暴食，
喝酒就跟吃飯一樣喔！
內臟
這跟「偏食」對身體不好是一樣的道理～
精挑細選
反而健康！
放縱亂吃
結尾的拉麵
會宿醉的套餐！
只要知道問題徵結點的酒精會在體內發生什麼事，就知道該怎麼應對了！

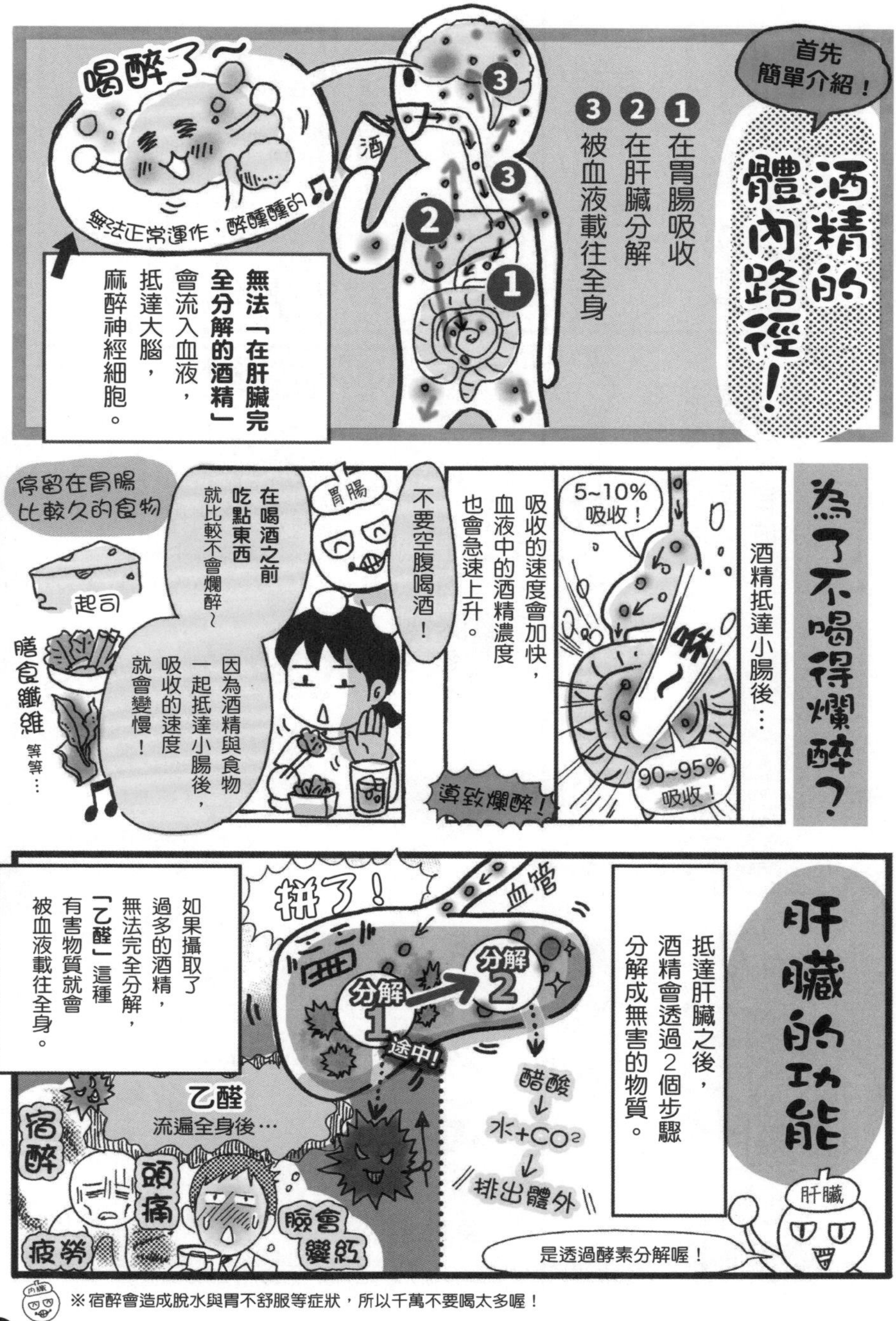
酒精的體內路徑！
首先簡單介紹！
1 在胃腸吸收
2 在肝臟分解
3 被血液載往全身
酒
喝醉了～
無法正常運作，醉醺醺的♪
無法「在肝臟完全分解的酒精」會流入血液，抵達大腦，麻醉神經細胞。
為了不喝得爛醉？
酒精抵達小腸後…
5~10%吸收！
咻～
90~95%吸收！
吸收的速度會加快，血液中的酒精濃度也會急速上升。
導致爛醉！
不要空腹喝酒！
胃腸
在喝酒之前吃點東西就比較不會爛醉～
因為酒精與食物一起抵達小腸後，吸收的速度就會變慢！
停留在胃腸比較久的食物
起司
膳食纖維 等等…
肝臟的功能
抵達肝臟之後，酒精會透過2個步驟分解成無害的物質。
血管
拚了！
分解1
分解2
途中！
醋酸
水+CO2
排出體外
肝臟
是透過酵素分解喔！
如果攝取了過多的酒精，無法完全分解，「乙醛」這種有害物質就會被血液載往全身。
乙醛
流遍全身後…
宿醉
頭痛
疲勞
臉會變紅

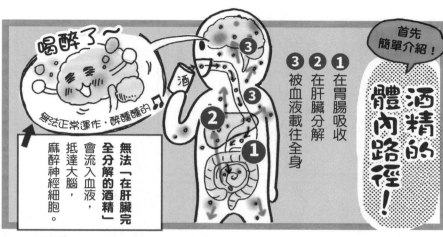

※宿醉會造成脫水與胃不舒服等症狀，所以千萬不要喝太多喔！

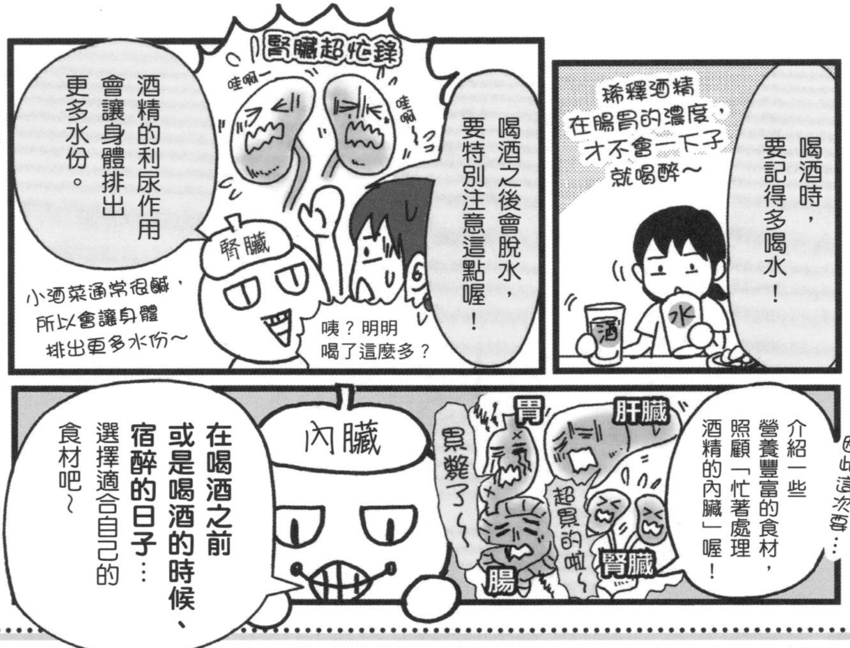
喝酒時，要記得多喝水！
稀釋酒精在腸胃的濃度，才不會一下子就喝醉～
水
酒
喝酒之後會脫水，要特別注意這點喔！
腎臟超忙碌
哇啊～
哇啊～
腎臟
酒精的利尿作用會讓身體排出更多水份。
咦？明明喝了這麼多？
小酒菜通常很鹹，所以會讓身體排出更多水份～
因此這次要…
介紹一些營養豐富的食材，照顧「忙著處理酒精的內臟」喔！
肝臟
胃
累壞了～
超累的啦～
腸
腎臟
內臟
在喝酒之前或是喝酒的時候、宿醉的日子…選擇適合自己的食材吧～

讓腸胃
不受酒精傷害的食物

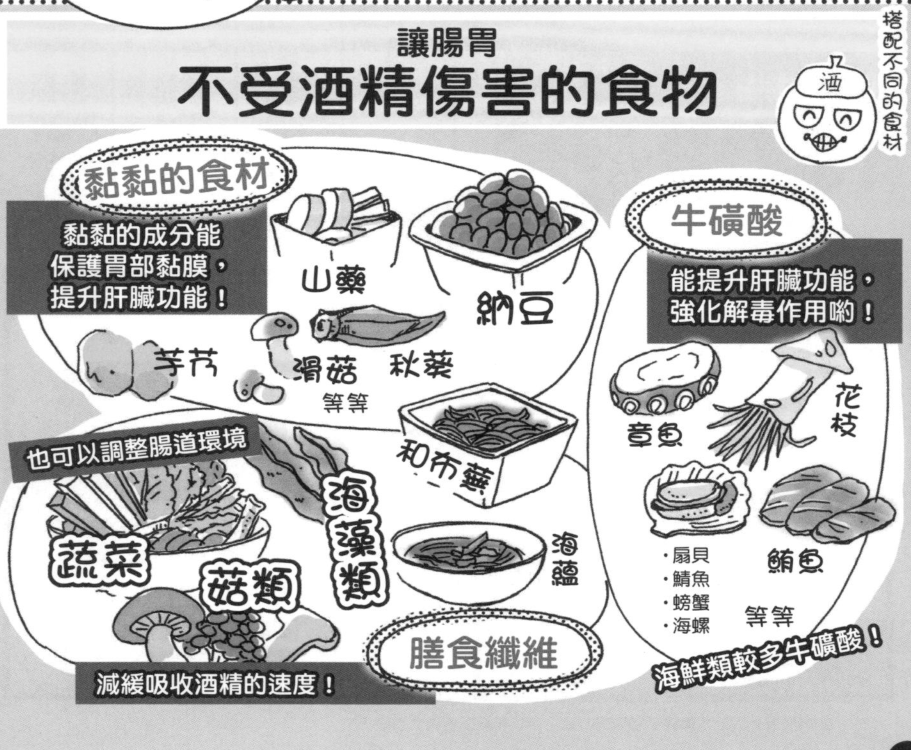
搭配不同的食材
酒
黏黏的食材
黏黏的成分能保護胃部黏膜，提升肝臟功能！
山藥
納豆
芋艿
滑菇
秋葵
等等
和布蕪
也可以調整腸道環境
蔬菜
菇類
海藻類
海蘊
膳食纖維
減緩吸收酒精的速度！
牛磺酸
能提升肝臟功能，強化解毒作用喲！
章魚
花枝
・扇貝
・鯖魚
・螃蟹
・海螺
鮪魚
等等
海鮮類較多牛磺酸！

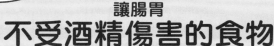

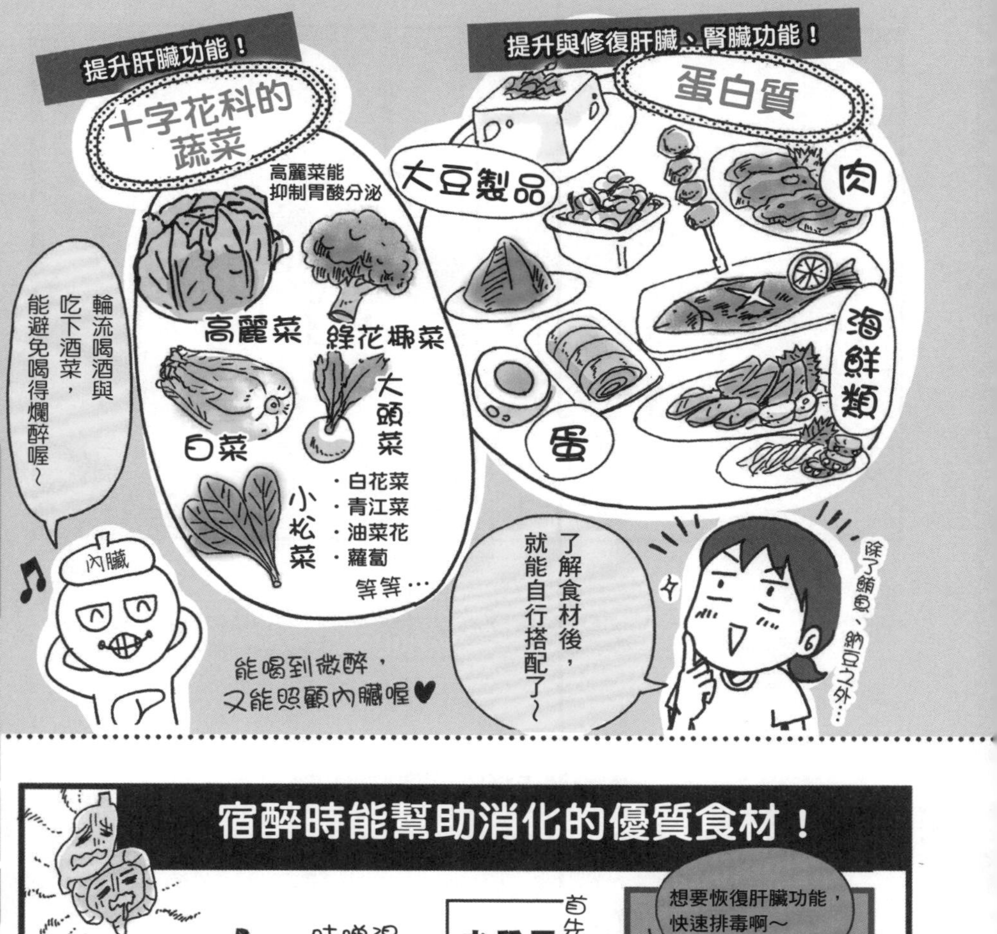
提升肝臟功能！
十字花科的蔬菜
高麗菜能抑制胃酸分泌
高麗菜
綠花椰菜
白菜
大頭菜
小松菜
・白花菜
・青江菜
・油菜花
・蘿蔔
等等…
提升與修復肝臟、腎臟功能！
蛋白質
大豆製品
肉
海鮮類
蛋
輪流喝酒與吃下酒菜，能避免喝得爛醉喔～
內臟
能喝到微醉，又能照顧內臟喔♥
了解食材後，就能自行搭配了～
除了鮪魚、納豆之外…

宿醉時能幫助消化的優質食材！

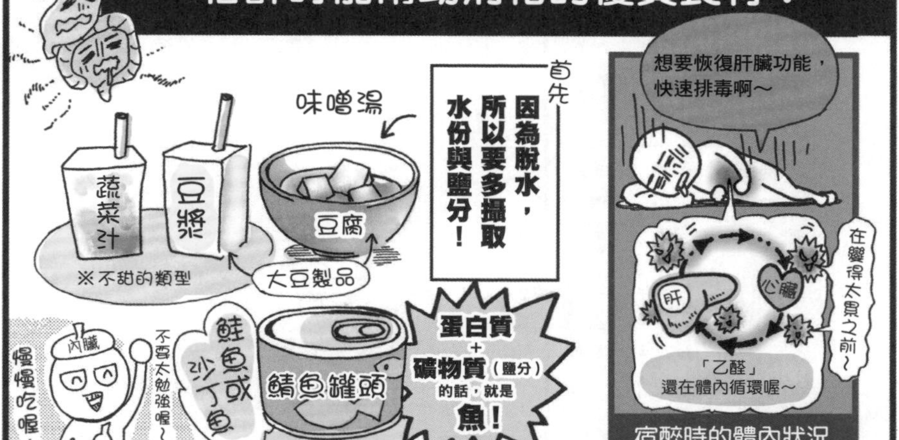
首先
因為脫水，所以要多攝取水份與鹽分！
味噌湯
蔬菜汁
豆漿
豆腐
※不甜的類型
大豆製品
蛋白質＋礦物質（鹽分）的話，就是魚！
鯖魚罐頭
鮭魚或沙丁魚
內臟
慢慢吃喔～
不要太勉強喔～
想要恢復肝臟功能，快速排毒啊～
肝
心臟
在變得太臭之前～
「乙醛」還在體內循環喔～
宿醉時的體內狀況

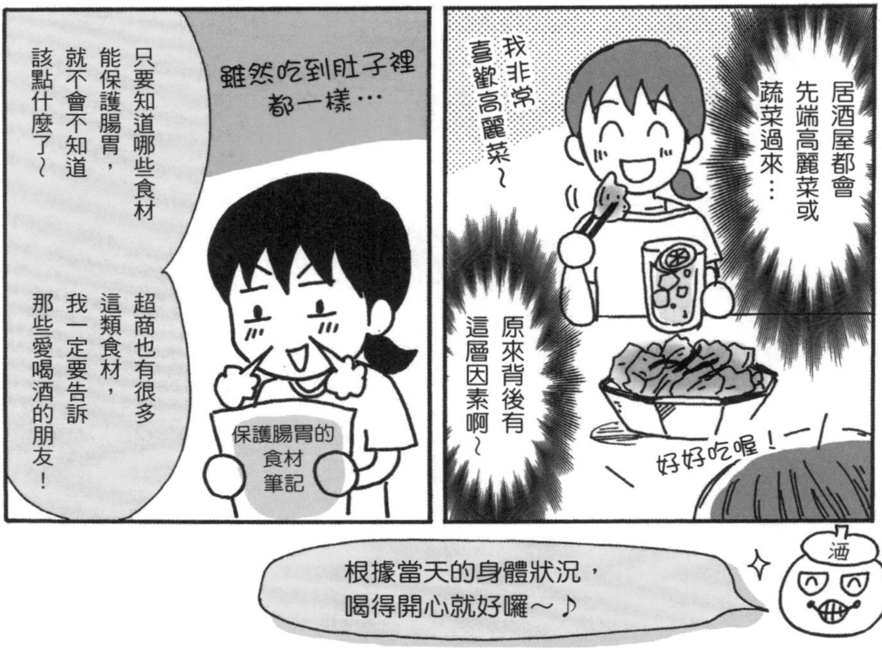
居酒屋都會先端高麗菜或蔬菜過來…
我非常喜歡高麗菜～
原來背後有這層因素啊～
好好吃喔！
雖然吃到肚子裡都一樣…
只要知道哪些食材能保護腸胃，就不會不知道該點什麼了～
超商也有很多這類食材，我一定要告訴那些愛喝酒的朋友！
保護腸胃的食材筆記
根據當天的身體狀況，喝得開心就好囉～♪
酒

與酒精卡路里有關的冷知識

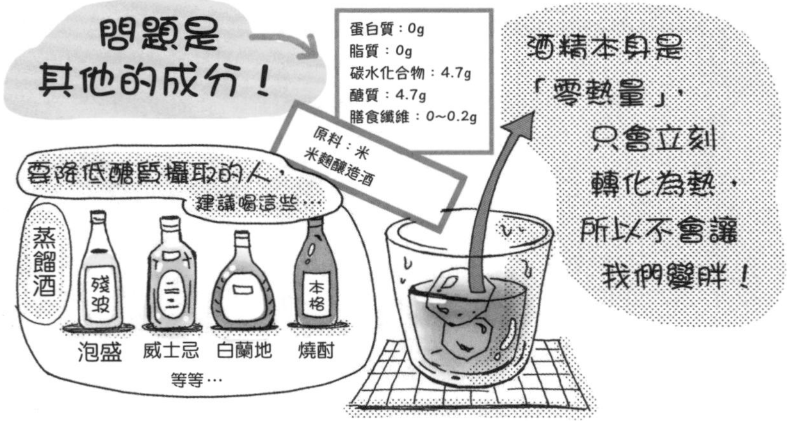
問題是其他的成分！
蛋白質：0g
脂質：0g
碳水化合物：4.7g
醣質：4.7g
膳食纖維：0~0.2g
原料：米
米麴釀造酒
要降低醣質攝取的人，建議喝這些…
蒸餾酒
殘波
本格
泡盛
威士忌
白蘭地
燒酎
等等…
酒精本身是「零熱量」，只會立刻轉化為熱，所以不會讓我們變胖！

●釀造酒的話，葡萄（白、紅）、辛口的日本酒比較不會讓血糖值飆升。

COLUMN

與不會喝酒的人一起生活，就有可能在外面喝太多。

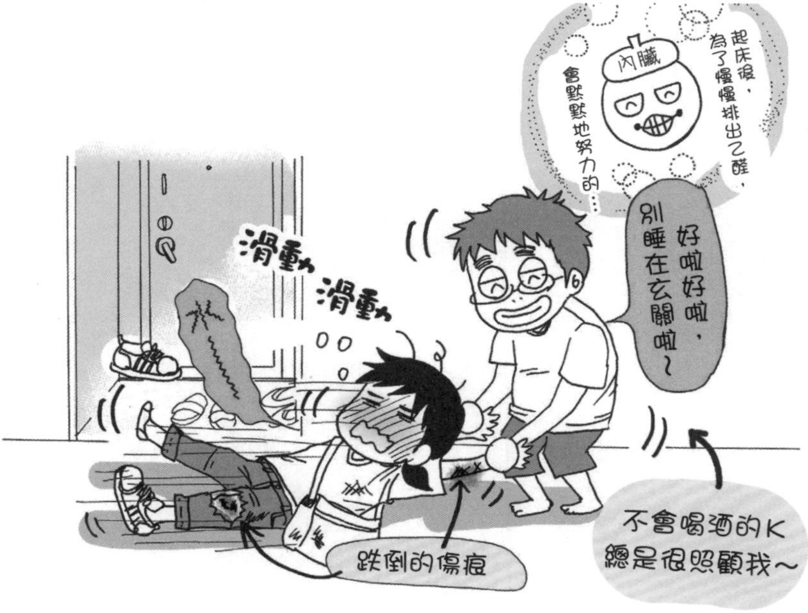
內臟
起床後，為了慢慢排出乙醛，會默默地努力的…
滑動
滑動
好啦好啦，別睡在玄關啦～
跌倒的傷痕
不會喝酒的K總是很照顧我～

變得幾乎不會在家裡喝了對吧…？

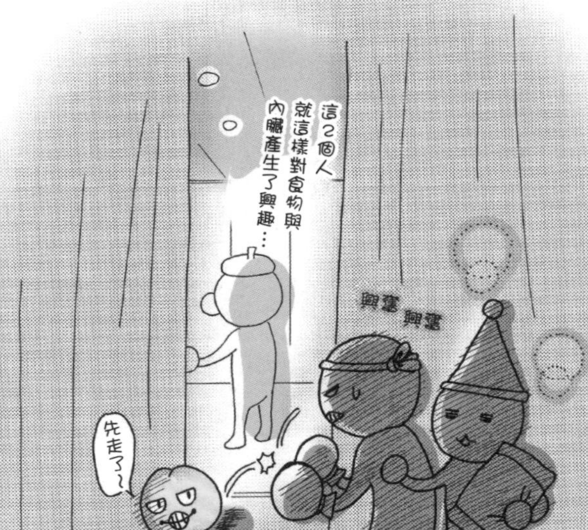
這2個人
就這樣對食物與
內臟產生了興趣…
興奮 興奮
先走了~

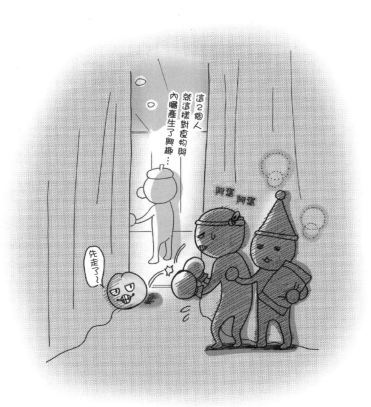

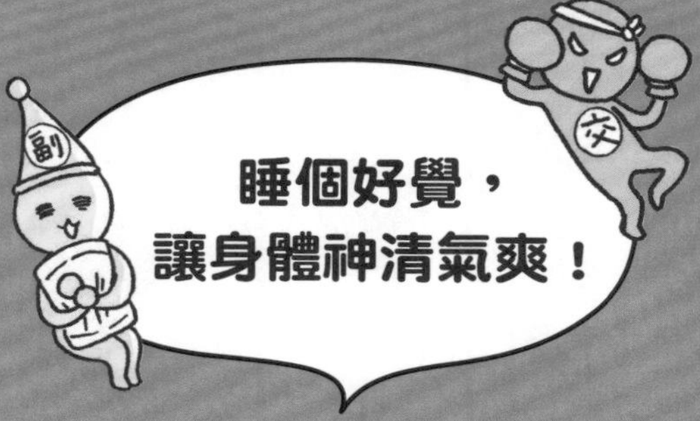
睡個好覺，
讓身體神清氣爽！

第3章

睡眠篇

「為什麼睡再久也無法消除疲勞？」

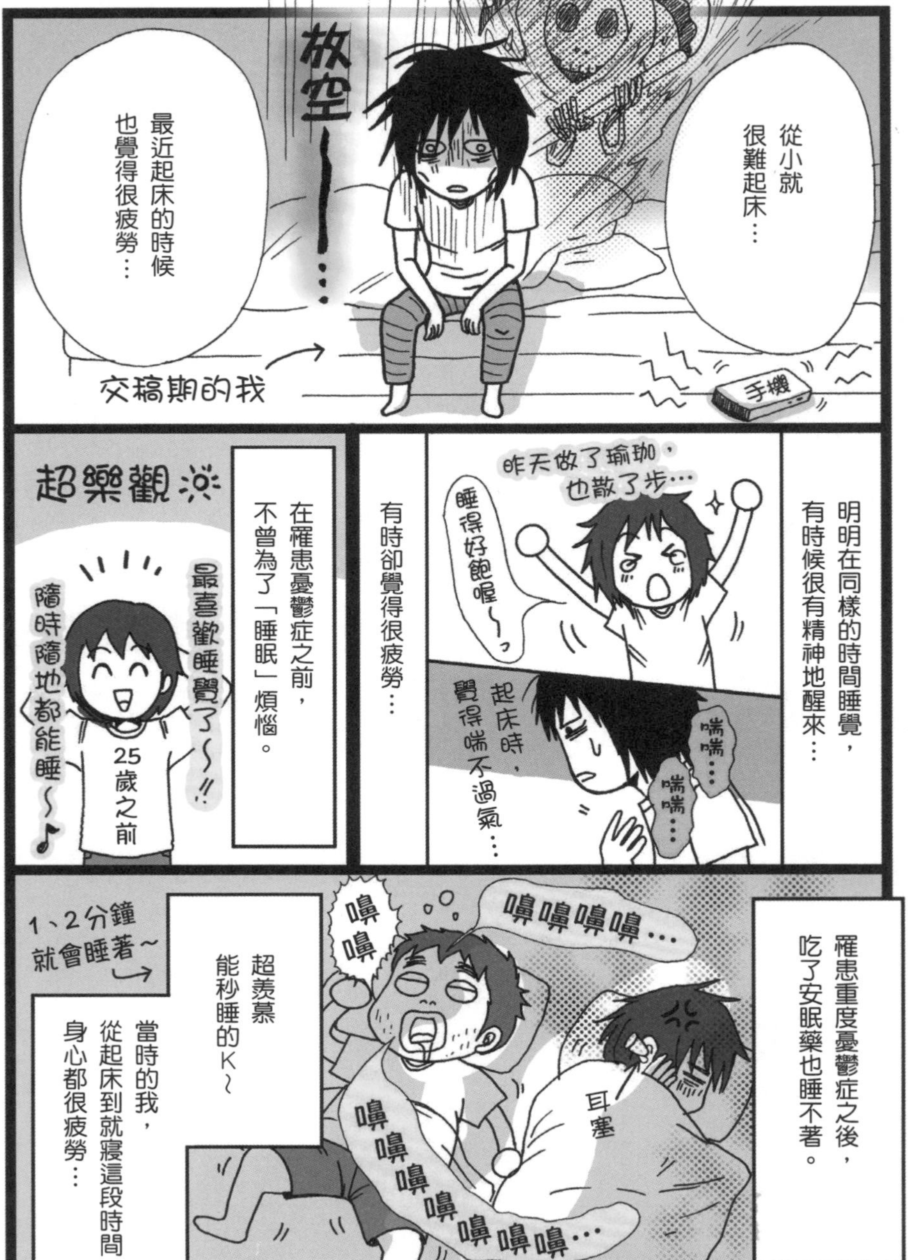

從小就很難起床…
放空~…
最近起床的時候也覺得很疲勞…
交稿期的我
手機
明明在同樣的時間睡覺，有時候很有精神地醒來…
昨天做了瑜珈，也散了步…
睡得好飽喔~♪
起床時，覺得喘不過氣…
喘喘…
喘喘…
有時卻覺得很疲勞…
在罹患憂鬱症之前，不曾為了「睡眠」煩惱。
超樂觀
最喜歡睡覺了~!!
隨時隨地都能睡~♪
25歲之前
罹患重度憂鬱症之後，吃了安眠藥也睡不著。
嗅嗅嗅嗅…
嗅嗅
耳塞
嗅嗅嗅嗅嗅嗅嗅…
超羨慕能秒睡的K~
1、2分鐘就會睡著~
當時的我，從起床到就寢這段時間，身心都很疲勞…
現在已經分房睡。

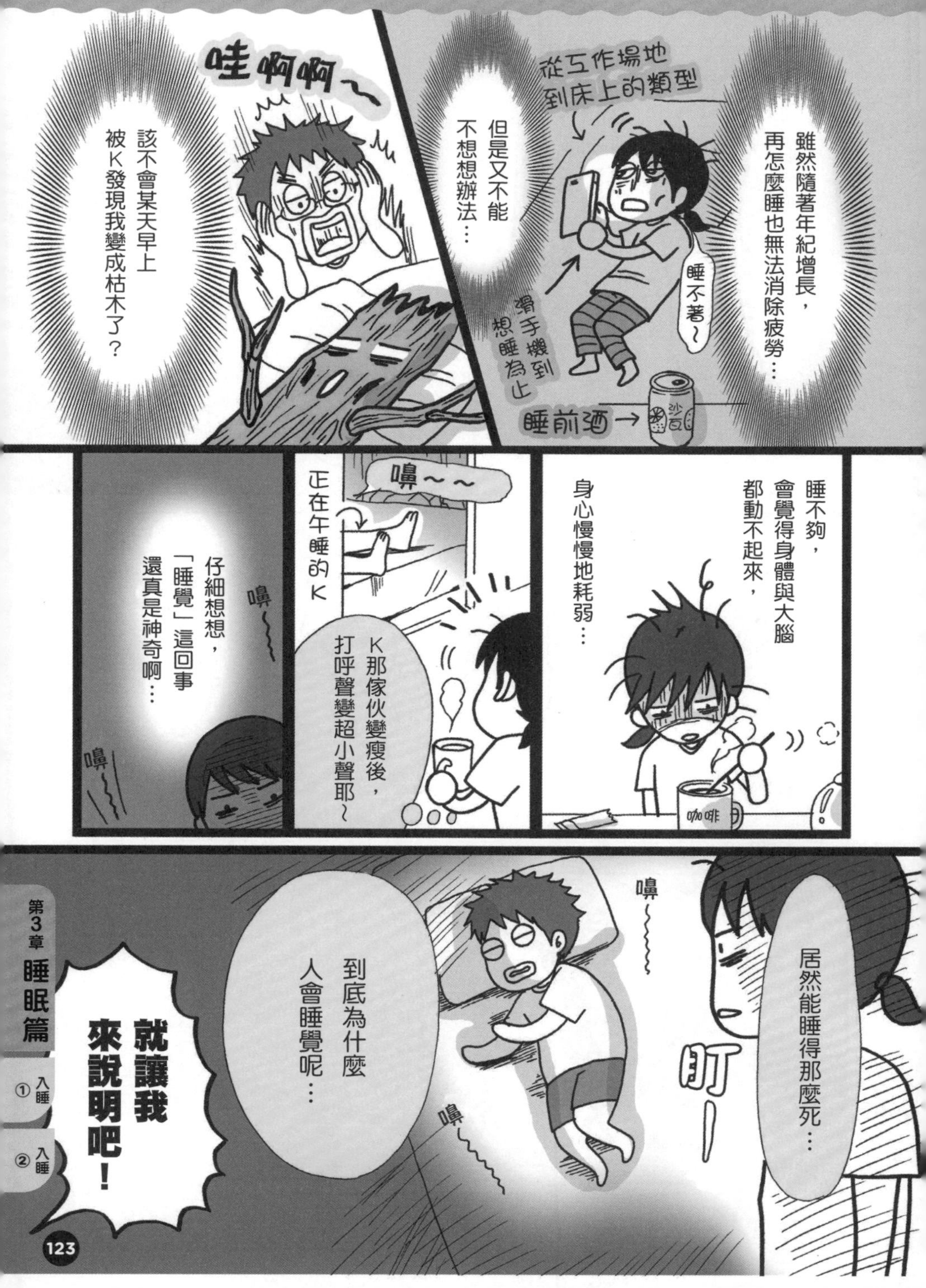

雖然隨著年紀增長，再怎麼睡也無法消除疲勞…
從工作場地到床上的類型
睡不著～
滑手機到想睡為止
睡前酒→
沙瓦
但是又不能不想想辦法…
哇啊啊～
該不會某天早上被K發現我變成枯木了？
睡不夠，會覺得身體與大腦都動不起來，
身心慢慢地耗弱…
咖啡
嚊～～
正在午睡的K
K那傢伙變瘦後，打呼聲變超小聲耶～
仔細想想，「睡覺」這回事還真是神奇啊…
嚊～～
嚊～～
居然能睡得那麼死…
盯—
嚊～～
嚊～～
到底為什麼人會睡覺呢…
就讓我來說明吧！

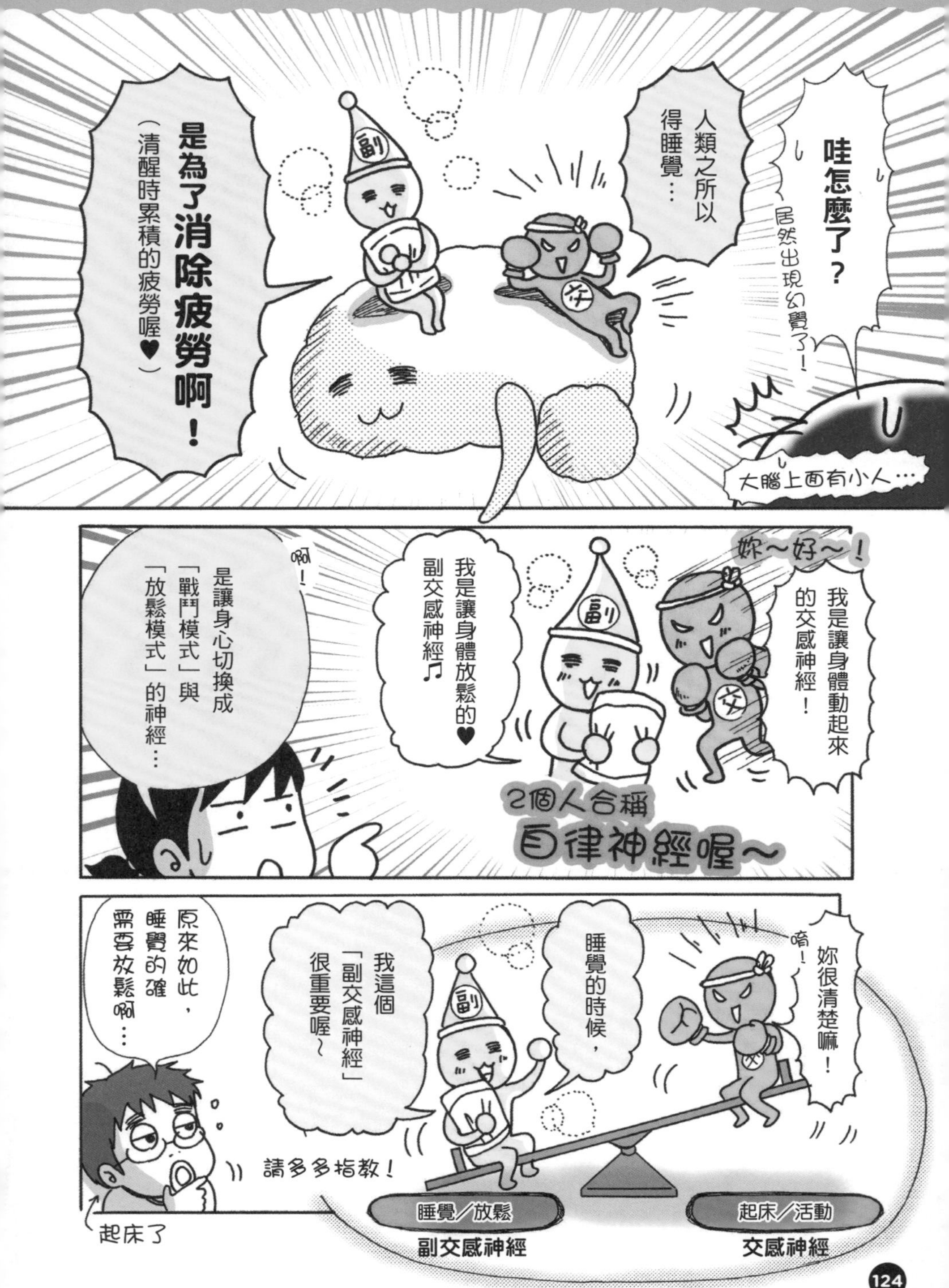
哇怎麼了？
居然出現幻覺了！
人類之所以得睡覺…
大腦上面有小人…
是為了消除疲勞啊！
（清醒時累積的疲勞喔♥）
妳～好～！
我是讓身體動起來的交感神經！
我是讓身體放鬆的♥副交感神經♫
啊！
是讓身心切換成「戰鬥模式」與「放鬆模式」的神經…
2個人合稱自律神經喔～
唷！
妳很清楚嘛！
睡覺的時候，
我這個「副交感神經」很重要喔～
原來如此，睡覺的確需要放鬆啊…
請多多指教！
睡覺／放鬆
副交感神經
起床／活動
交感神經
起床了

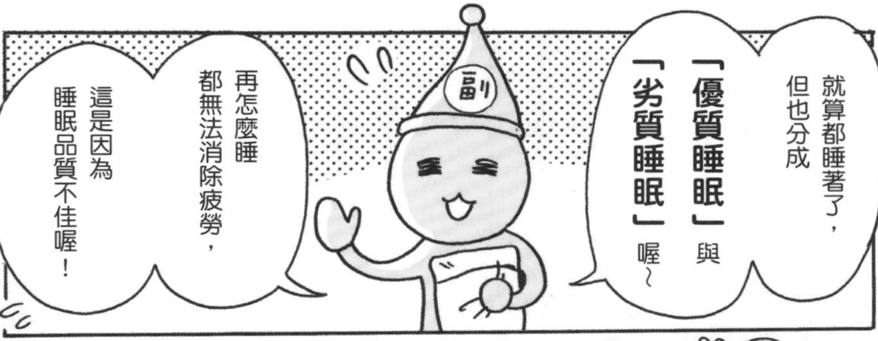
就算都睡著了，
但也分成
「優質睡眠」與
「劣質睡眠」喔～
再怎麼睡
都無法消除疲勞，
這是因為
睡眠品質不佳喔！

其實沒睡得很好？

睡眠品質檢查表！

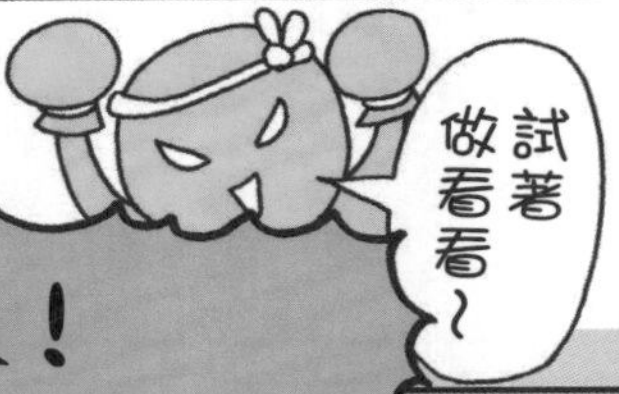
試著做看看～

【劣質睡眠10大警訊】

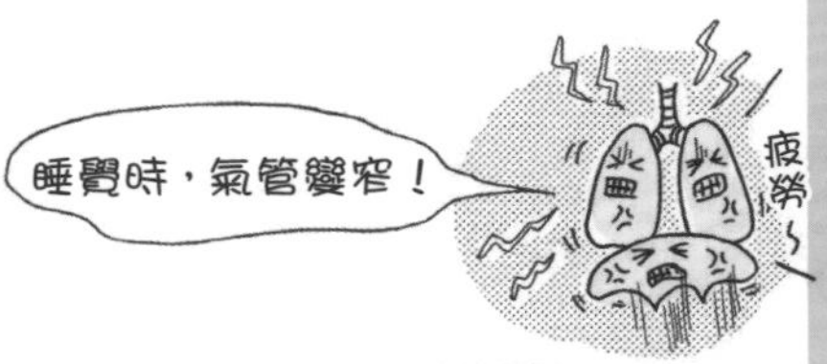
睡覺時，氣管變窄！
疲勞～

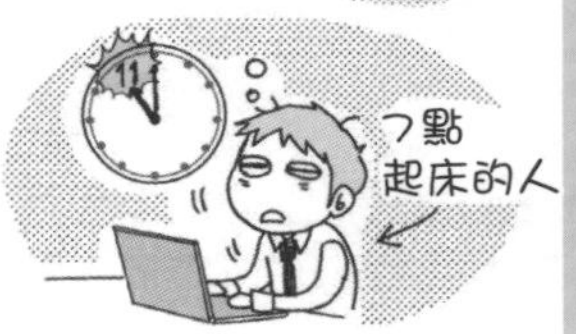
7點起床的人

- ☐ 打呼。
- ☐ 沒有幹勁，意興闌珊。
- ☐ 注意力渙散、常做錯事。
- ☐ 起床後4個小時就想睡覺。※1
- ☐ 容易感冒。（免疫力下降）
- ☐ 放假睡到日正中午才起床。
- ☐ 常常不小心睡著。（白天很想睡）
- ☐ 一上床就立刻想睡！
- ☐ 睡覺時流很多汗。※2
- ☐ 起床時身體很痛。

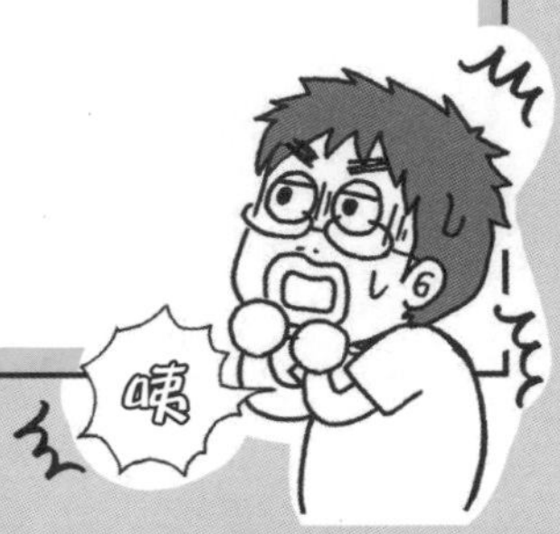
咦

※1生理時鐘變得紊亂。
※2睡眠時，自律神經還停不下來。

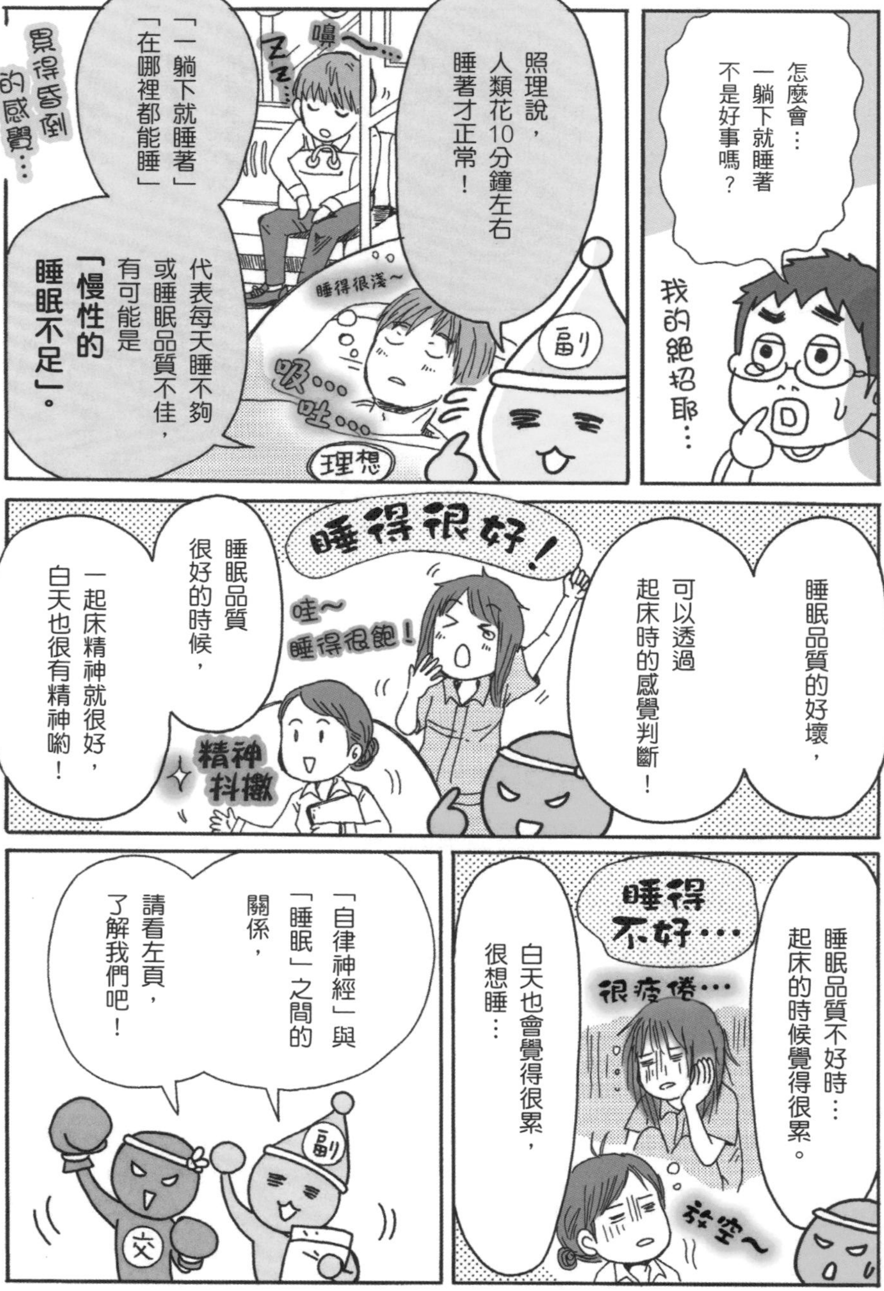
怎麼會…一躺下就睡著不是好事嗎？
我的絕招耶…
照理說，人類花10分鐘左右睡著才正常！
嚊～…
ZZ…
睡得很淺～
吸…吐…
理想
副
「一躺下就睡著」「在哪裡都能睡」
覺得昏倒的感覺…
代表每天睡不夠或睡眠品質不佳，有可能是「慢性的睡眠不足」。
睡眠品質的好壞，可以透過起床時的感覺判斷！
睡得很好！
哇～睡得很飽！
睡眠品質很好的時候，一起床精神就很好，白天也很有精神喲！
精神抖擻
睡眠品質不好時…起床的時候覺得很累。
睡得不好…
很疲倦…
白天也會覺得很累，很想睡…
放空～
「自律神經」與「睡眠」之間的關係，請看左頁，了解我們吧！
副
交

睡眠3大要素・腦內MAP！

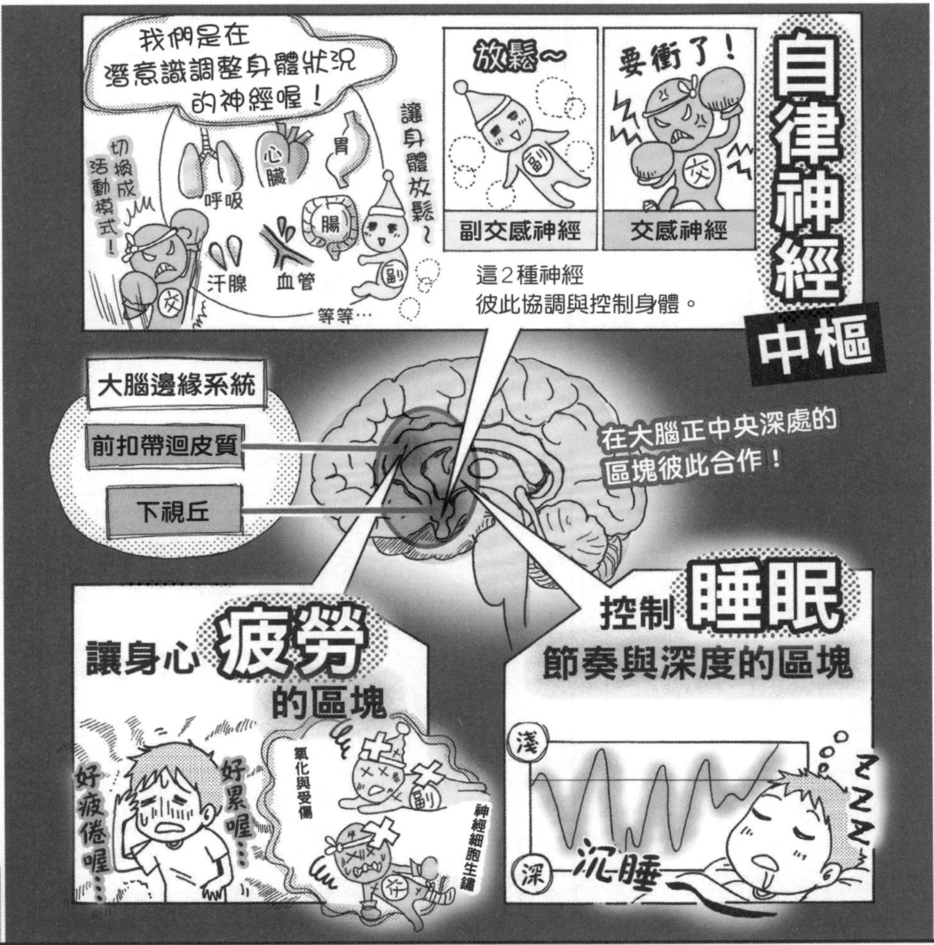

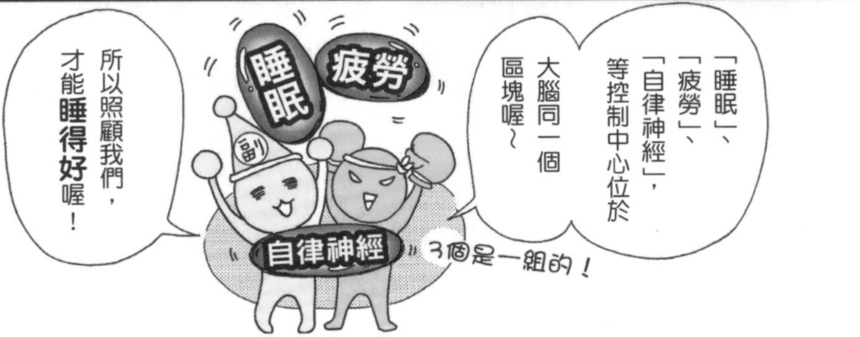
「睡眠」、「疲勞」、「自律神經」，等控制中心位於
大腦同一個區塊喔～
所以照顧我們，
才能睡得好喔！
睡眠
疲勞
自律神經
3個是一組的！

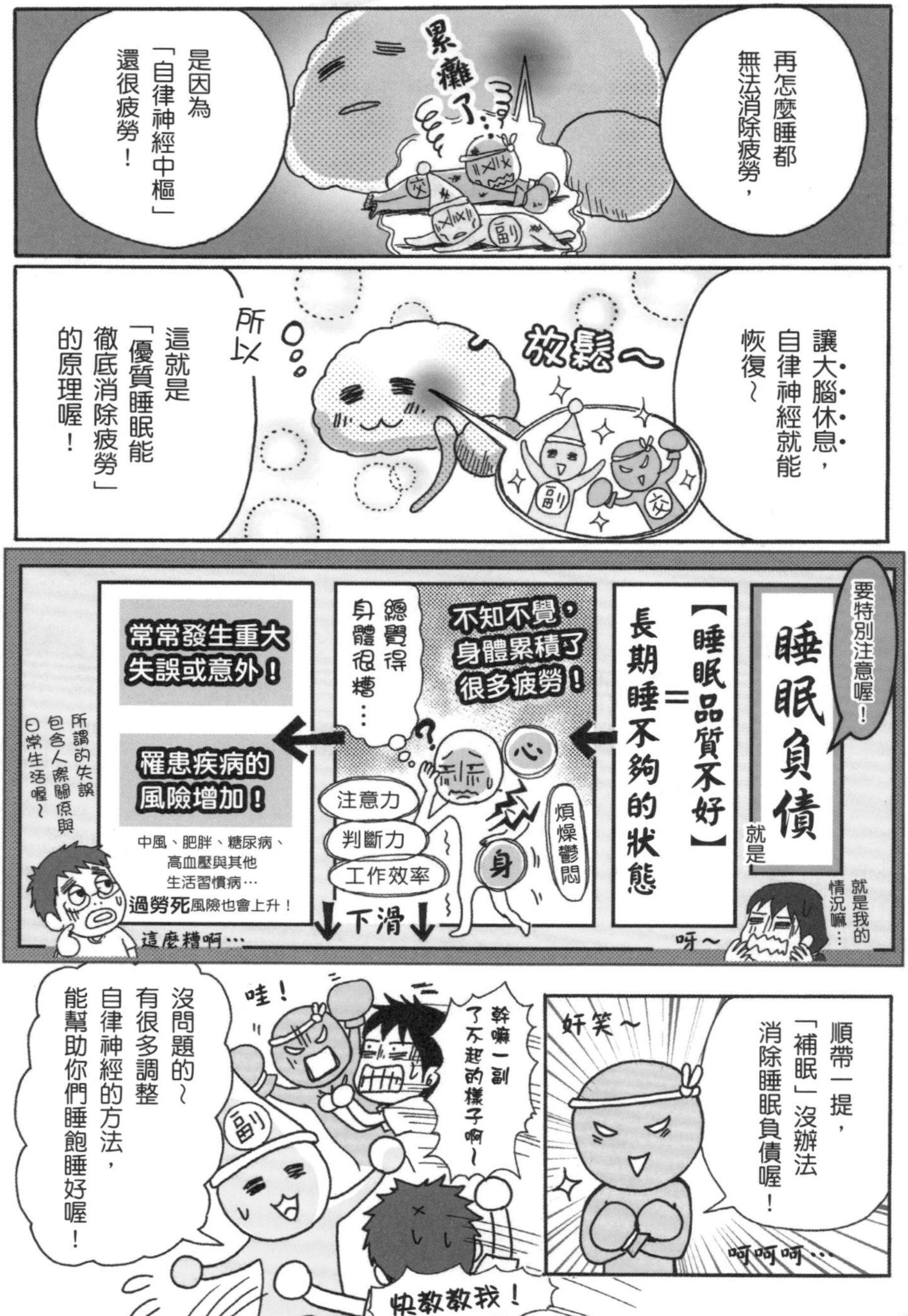

再怎麼睡都無法消除疲勞，
累癱了…
是因為「自律神經中樞」還很疲勞！
讓大腦休息，自律神經就能恢復～
放鬆～
所以
這就是「優質睡眠能徹底消除疲勞」的原理喔！
要特別注意喔！
睡眠負債
就是
【睡眠品質不好】＝長期睡不夠的狀態
就是我的情況嘛…
呀～
不知不覺，身體累積了很多疲勞！
總覺得身體很糟…
心
身
煩躁鬱悶
注意力
判斷力
工作效率
下滑
常常發生重大失誤或意外！
所謂的失誤包含人際關係與日常生活喔～
罹患疾病的風險增加！
中風、肥胖、糖尿病、高血壓與其他生活習慣病…
過勞死風險也會上升！
這麼糟啊…
順帶一提，「補眠」沒辦法消除睡眠負債喔！
奸笑～
呵呵呵…
幹嘛一副了不起的樣子啊～
哇！
沒問題的～有很多調整自律神經的方法，能幫助你們睡飽睡好喔！
快教教我！

第3章
睡眠篇

輕鬆入睡卡①

● 泡澡 ● 跟智慧型手機說再見
● 脊椎伸展操 ● 注意咖啡因的攝取量
● 腳尖技巧 ● 房間擺設

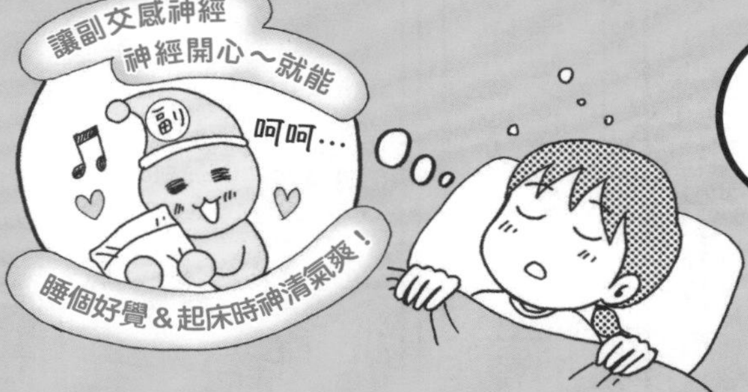
讓副交感神經
神經開心～就能
副
呵呵…
睡個好覺＆起床時神清氣爽！

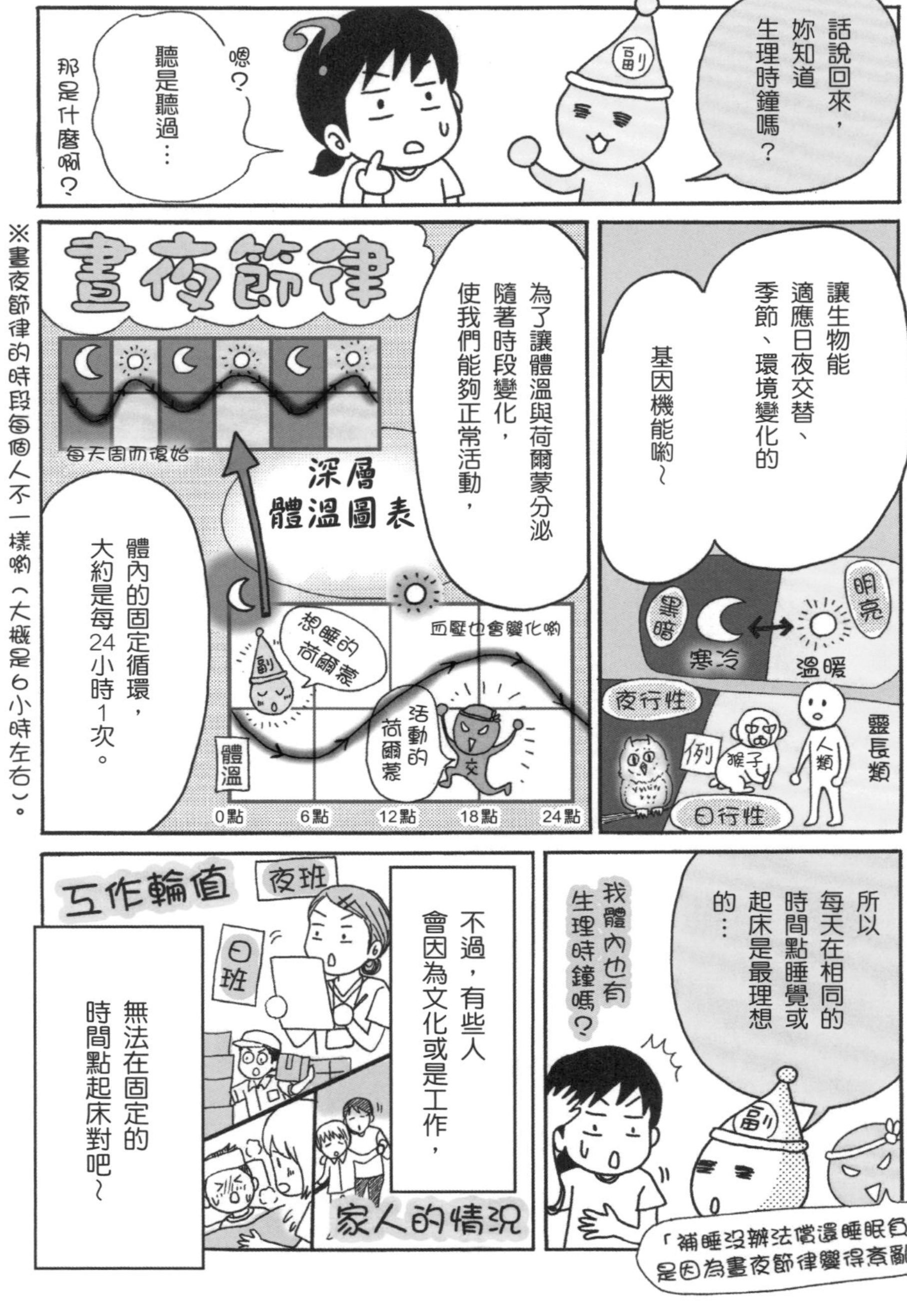
話說回來，妳知道生理時鐘嗎？
副
嗯？
聽是聽過…
那是什麼啊？
讓生物能適應日夜交替、季節、環境變化的基因機能喲～
明亮
黑暗
寒冷
溫暖
夜行性
靈長類
例
猴子
人類
日行性
晝夜節律
為了讓體溫與荷爾蒙分泌隨著時段變化，使我們能夠正常活動，
每天周而復始
深層體溫圖表
體內的固定循環，大約是每24小時1次。
想睡的荷爾蒙
血壓也會變化喲
活動的荷爾蒙
交
體溫
0點
6點
12點
18點
24點
※晝夜節律的時段每個人不一樣喲（大概是6小時左右）。
所以每天在相同的時間點睡覺或起床是最理想的…
我體內也有生理時鐘嗎？
「補睡沒辦法償還睡眠負債」是因為晝夜節律變得紊亂。
不過，有些人會因為文化或是工作，
工作輪值
夜班
日班
無法在固定的時間點起床對吧～
家人的情況

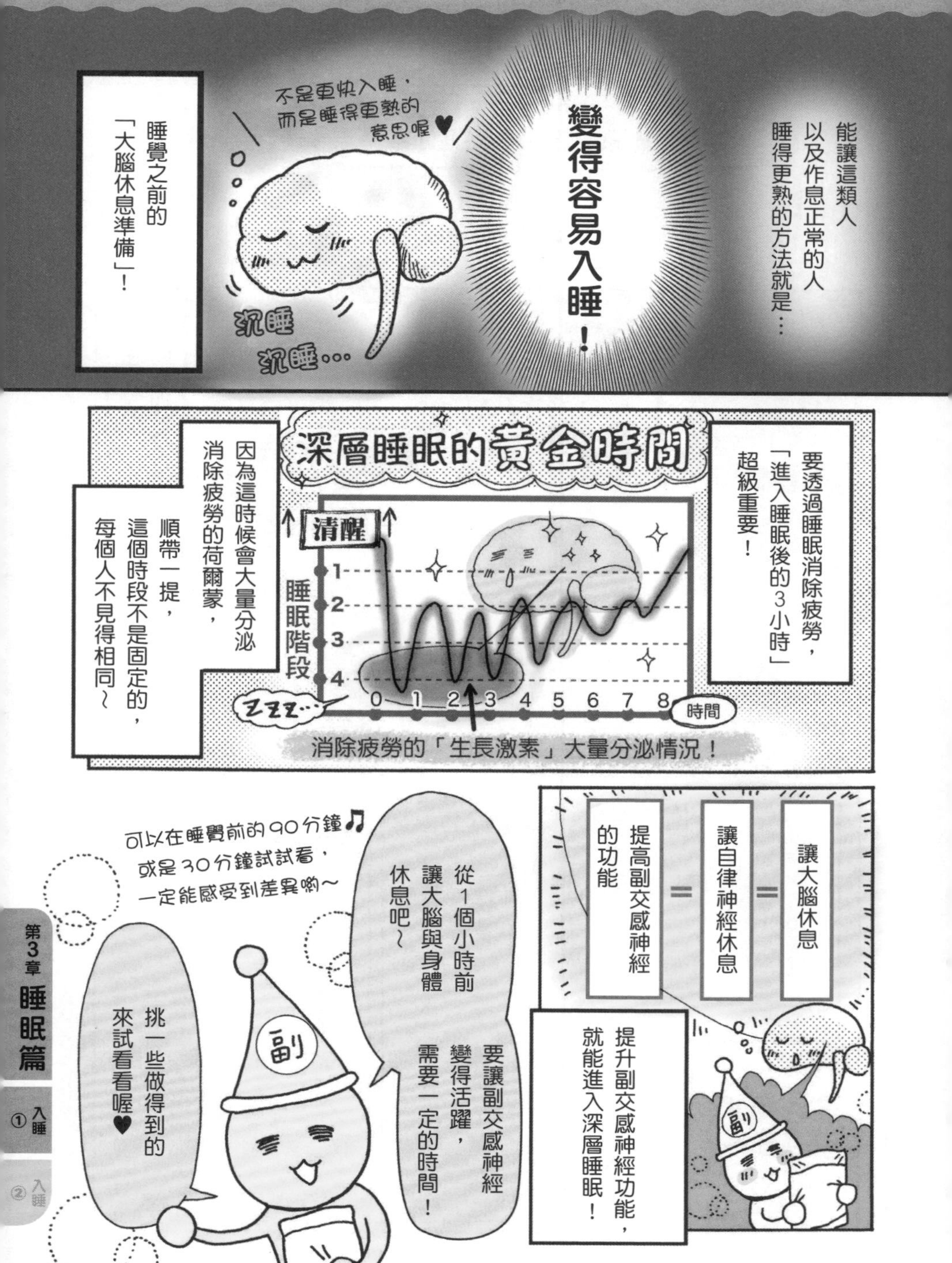
能讓這類人
以及作息正常的人
睡得更熟的方法就是……
變得容易入睡！
不是更快入睡，
而是睡得更熟的
意思喔♥
睡覺之前的
「大腦休息準備」！
沉睡
沉睡…
深層睡眠的黃金時間
要透過睡眠消除疲勞，
「進入睡眠後的3小時」
超級重要！
清醒
睡眠階段
1
2
3
4
0 1 2 3 4 5 6 7 8
時間
ZZZ…
因為這時候會大量分泌
消除疲勞的荷爾蒙，
順帶一提，
這個時段不是固定的，
每個人不見得相同～
消除疲勞的「生長激素」大量分泌情況！
讓大腦休息
＝
讓自律神經休息
＝
提高副交感神經
的功能
提升副交感神經功能，
就能進入深層睡眠！
副
要讓副交感神經
變得活躍，
需要一定的時間！
從1個小時前
讓大腦與身體
休息吧～
可以在睡覺前的90分鐘♫
或是30分鐘試試看，
一定能感受到差異喲～
挑一些做得到的
來試看看喔♥
副

提升深層體溫，促進血液循環！

泡澡

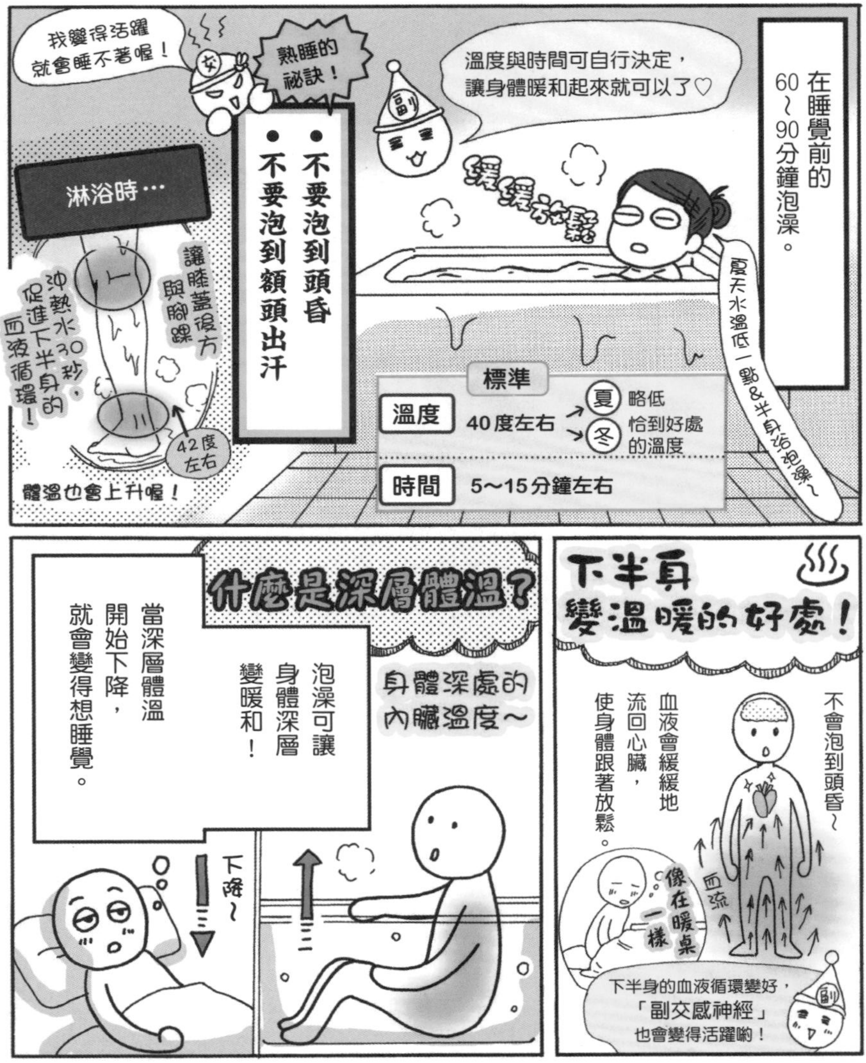
我變得活躍就會睡不著喔！
熟睡的祕訣！
溫度與時間可自行決定，讓身體暖和起來就可以了♡
在睡覺前的60～90分鐘泡澡。
・不要泡到頭昏
・不要泡到額頭出汗
緩緩放鬆
夏天水溫低一點&半身浴泡澡～
淋浴時…
讓膝蓋後方與腳踝
沖熱水30秒，促進下半身的血液循環！
42度左右
體溫也會上升喔！
標準
溫度 40度左右 夏 略低 冬 恰到好處的溫度
時間 5～15分鐘左右
什麼是深層體溫？
身體深處的內臟溫度～
泡澡可讓身體深層變暖和！
當深層體溫開始下降，就會變得想睡覺。
下降～
下半身變溫暖的好處！
不會泡到頭昏～
血液會緩緩地流回心臟，使身體跟著放鬆。
像在暖桌一樣
血流
下半身的血液循環變好，「副交感神經」也會變得活躍喲！

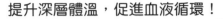

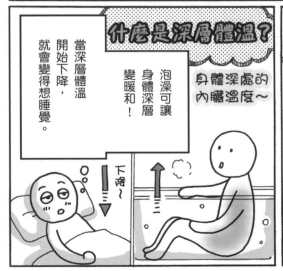

只要1小時！跟智慧型手機說再見

消除大腦疲勞的方法完全不一樣喲～

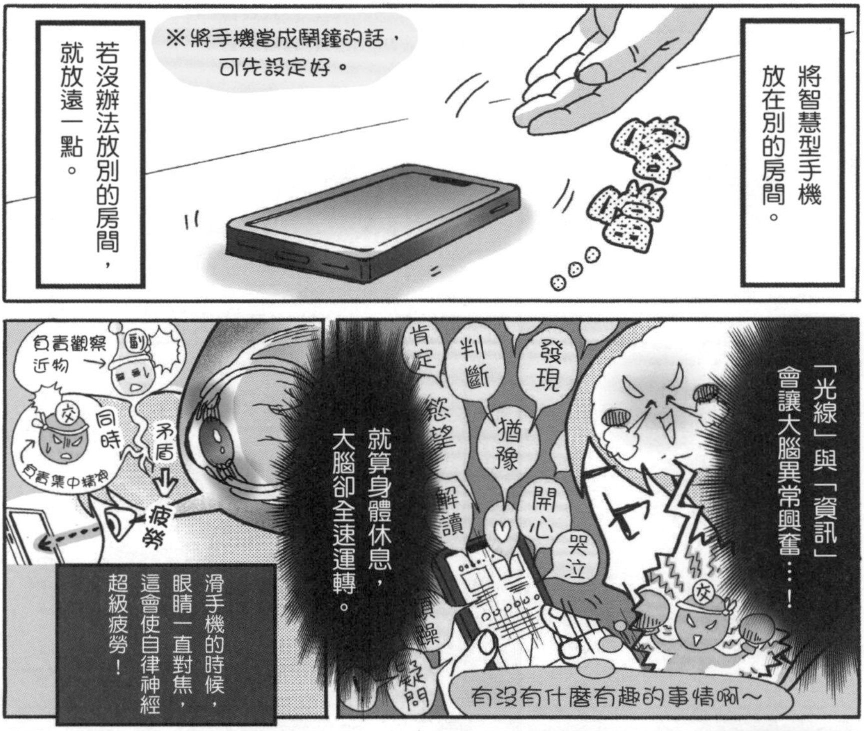
將智慧型手機放在別的房間。
喀嚓
※將手機當成鬧鐘的話，可先設定好。
若沒辦法放別的房間，就放遠一點。
「光線」與「資訊」會讓大腦異常興奮…！
發現
判斷
肯定
慾望
猶豫
解讀
開心
哭泣
煩躁
疑問
有沒有什麼有趣的事情啊～
就算身體休息，大腦卻全速運轉。
負責觀察近物
副
交
同時
矛盾
疲勞
負責集中精神
滑手機的時候，眼睛一直對焦，這會使自律神經超級疲勞！
而且滑手機會讓眼睛的肌肉很疲勞…
判斷
對焦
眼睛疲勞，大腦也疲勞！
讓大腦休息，進入深層睡眠的方法…
就是想像「大腦也是臟器」，藉此讓大腦休息♡

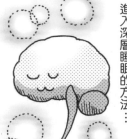

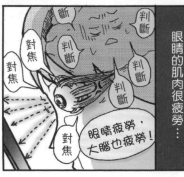

放鬆脖子、背部與腰部一整天的緊繃！

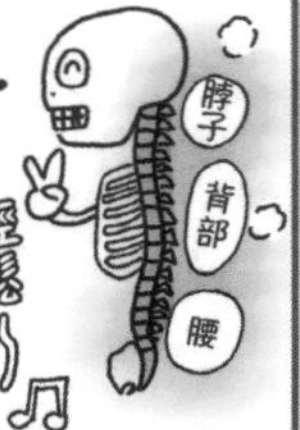
脖子
背部
腰
輕鬆～♪

脊椎伸展操

Ⓐ 貓背式　Ⓑ 嬰兒式

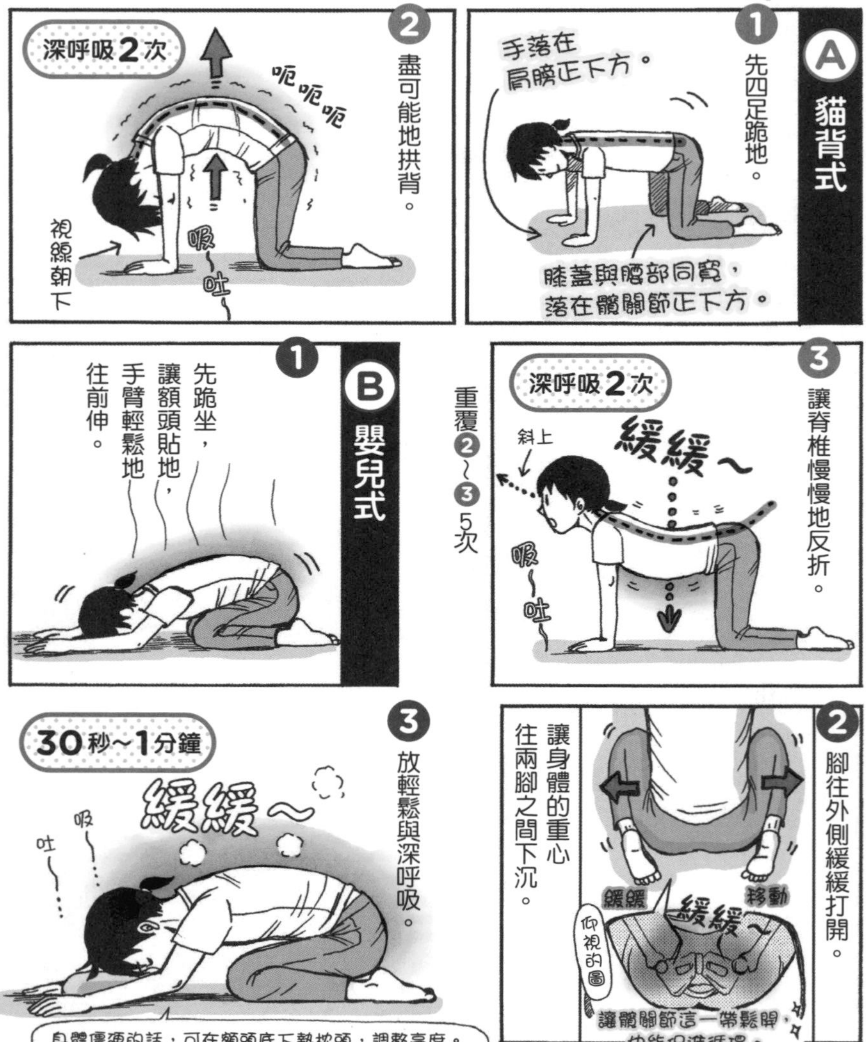
Ⓐ 貓背式
1
先四足跪地。
手落在肩膀正下方。
膝蓋與腰部同寬，落在髖關節正下方。
2
盡可能地拱背。
深呼吸2次
呃呃呃
視線朝下
吸～吐～
3
讓脊椎慢慢地反折。
深呼吸2次
緩緩～
斜上
吸～吐～
重覆2～3 5次
Ⓑ 嬰兒式
1
先跪坐，讓額頭貼地，手臂輕鬆地往前伸。
2
腳往外側緩緩打開。
讓身體的重心往兩腳之間下沉。
緩緩 移動
緩緩～
仰視的圖
讓髖關節這一帶鬆開，也能促進循環。
3
放輕鬆與深呼吸。
30秒～1分鐘
緩緩～
吸～
吐～
身體僵硬的話，可在額頭底下墊枕頭，調整高度。

※睡覺之前做重訓或是激烈的運動，會刺激交感神經，反而睡不好喔。

注意咖啡因的攝取量

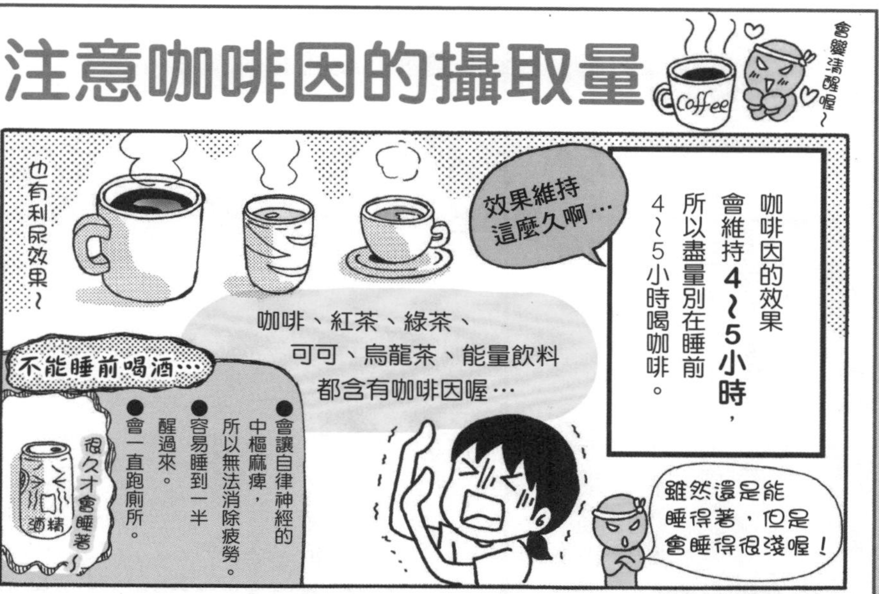
會變清醒喔～
Coffee
咖啡因的效果會維持4～5小時，所以盡量別在睡前4～5小時喝咖啡。
效果維持這麼久啊…
雖然還是能睡得著，但是會睡得很淺喔！
咖啡、紅茶、綠茶、可可、烏龍茶、能量飲料都含有咖啡因喔…
也有利尿效果～
不能睡前喝酒…
●會讓自律神經的中樞麻痺，所以無法消除疲勞。
●容易睡到一半醒過來。
●會一直跑廁所。
很久才會睡著
酒精

腳尖技巧

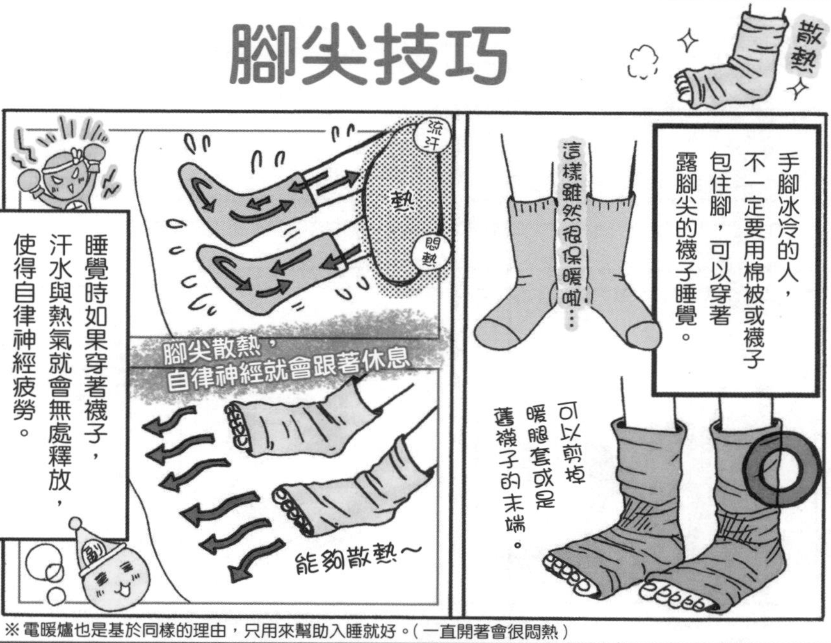
散熱
手腳冰冷的人，不一定要用棉被或襪子包住腳，可以穿著露腳尖的襪子睡覺。
這樣雖然很保暖啦…
連指尖都包住喔。
可以剪掉暖腿套或是舊襪子的末端。
流汗
熱
悶熱
睡覺時如果穿著襪子，汗水與熱氣就會無處釋放，使得自律神經疲勞。
腳尖散熱，自律神經就會跟著休息
能夠散熱～

※電暖爐也是基於同樣的理由，只用來幫助入睡就好。（一直開著會很悶熱）

打造適合深層睡眠的環境！

房間擺設

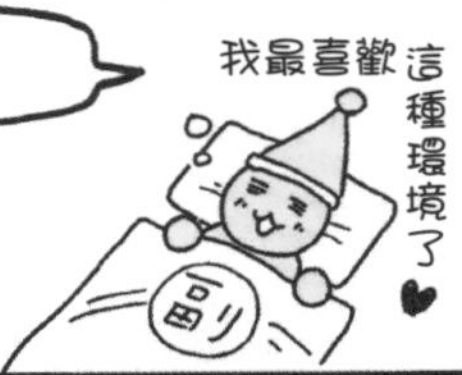
我最喜歡這種環境了♥

（↑※記得將智慧型手機放遠一點…）

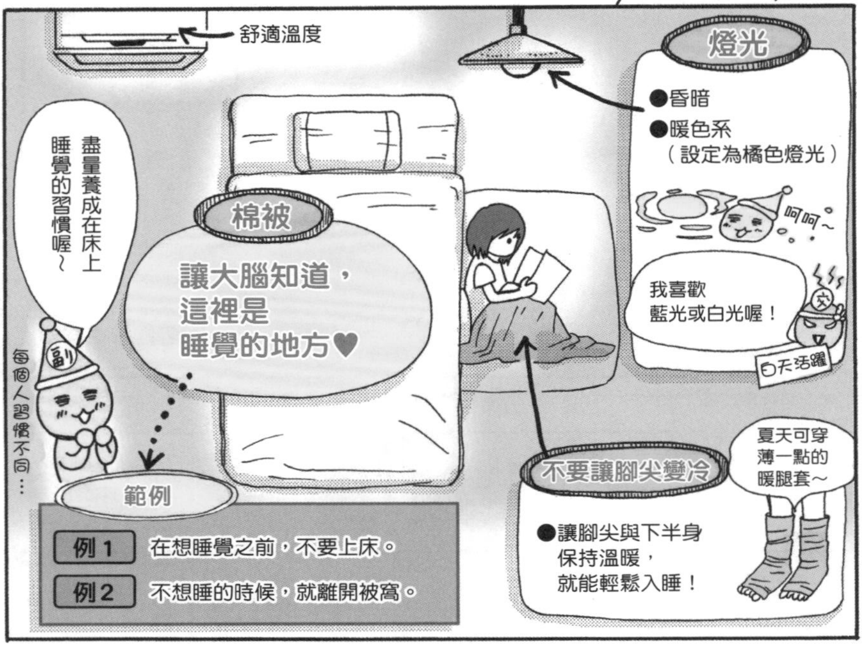
舒適溫度
燈光
●昏暗
●暖色系
（設定為橘色燈光）
呵呵～
我喜歡
藍光或白光喔！
白天活躍
盡量養成在床上睡覺的習慣喔～
每個人習慣不同…
棉被
讓大腦知道，
這裡是
睡覺的地方♥
範例
例1 在想睡覺之前，不要上床。
例2 不想睡的時候，就離開被窩。
不要讓腳尖變冷
●讓腳尖與下半身保持溫暖，
就能輕鬆入睡！
夏天可穿薄一點的暖腿套～

（補充說明）

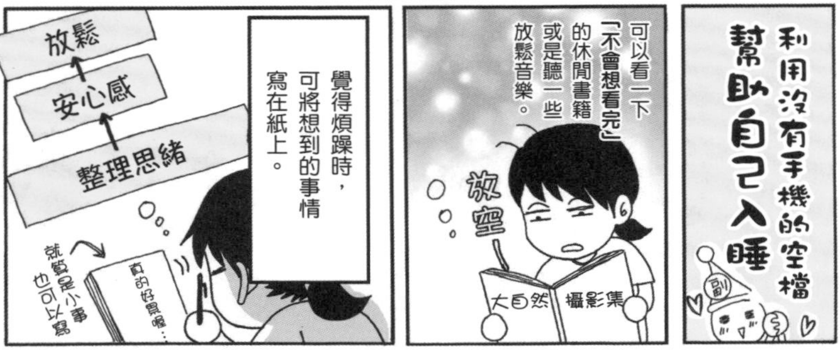
放鬆
安心感
整理思緒
覺得煩躁時，可將想到的事情寫在紙上。
就算是小事也可以寫
真的好累喔…
可以看一下「不會想看完」的休閒書籍或是聽一些放鬆音樂。
放空
大自然 攝影集
利用沒有手機的空檔幫助自己入睡

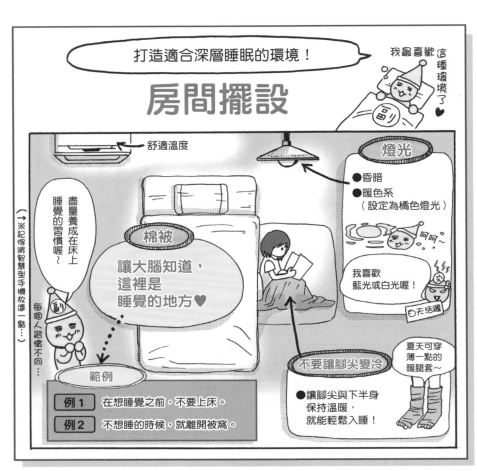

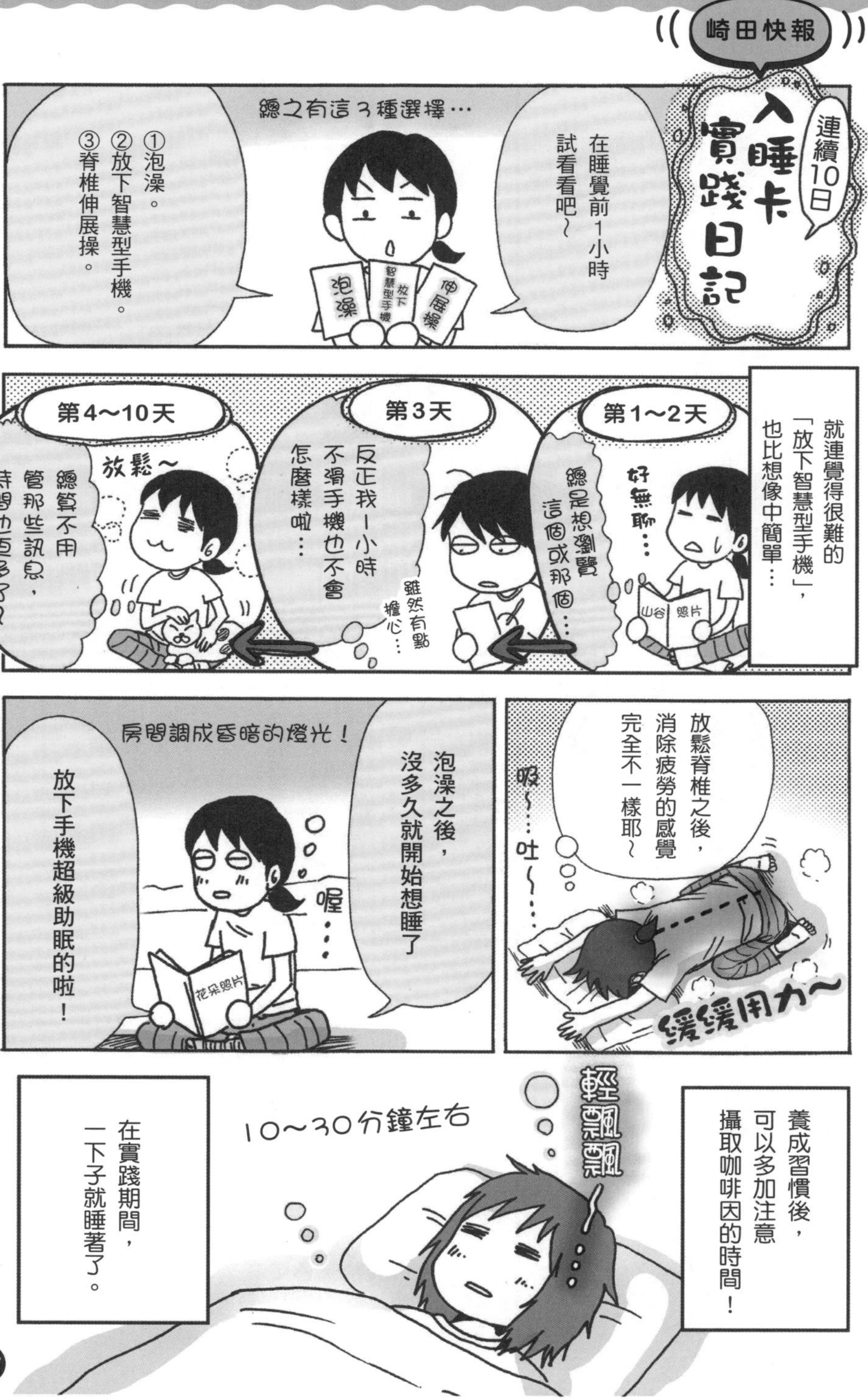
崎田快報
連續10日
入睡卡實踐日記
在睡覺前1小時試看看吧~
總之有這3種選擇…
①泡澡。
②放下智慧型手機。
③脊椎伸展操。
伸展操
放下智慧型手機
泡澡
就連覺得很難的「放下智慧型手機」，也比想像中簡單……
第1~2天
好無聊…
總是想瀏覽這個或那個……
山谷照片
第3天
反正我1小時不滑手機也不會怎麼樣啦…
雖然有點擔心…
第4~10天
放鬆~
總算不用管那些訊息，時間也更多了~
放鬆脊椎之後，消除疲勞的感覺完全不一樣耶~
吸~…吐~…
緩緩用力~
房間調成昏暗的燈光！
泡澡之後，沒多久就開始想睡了
喔…
放下手機超級助眠的啦！
花朵照片
養成習慣後，可以多加注意攝取咖啡因的時間！
輕飄飄
10~30分鐘左右
在實踐期間，一下子就睡著了。

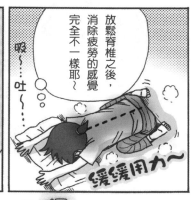

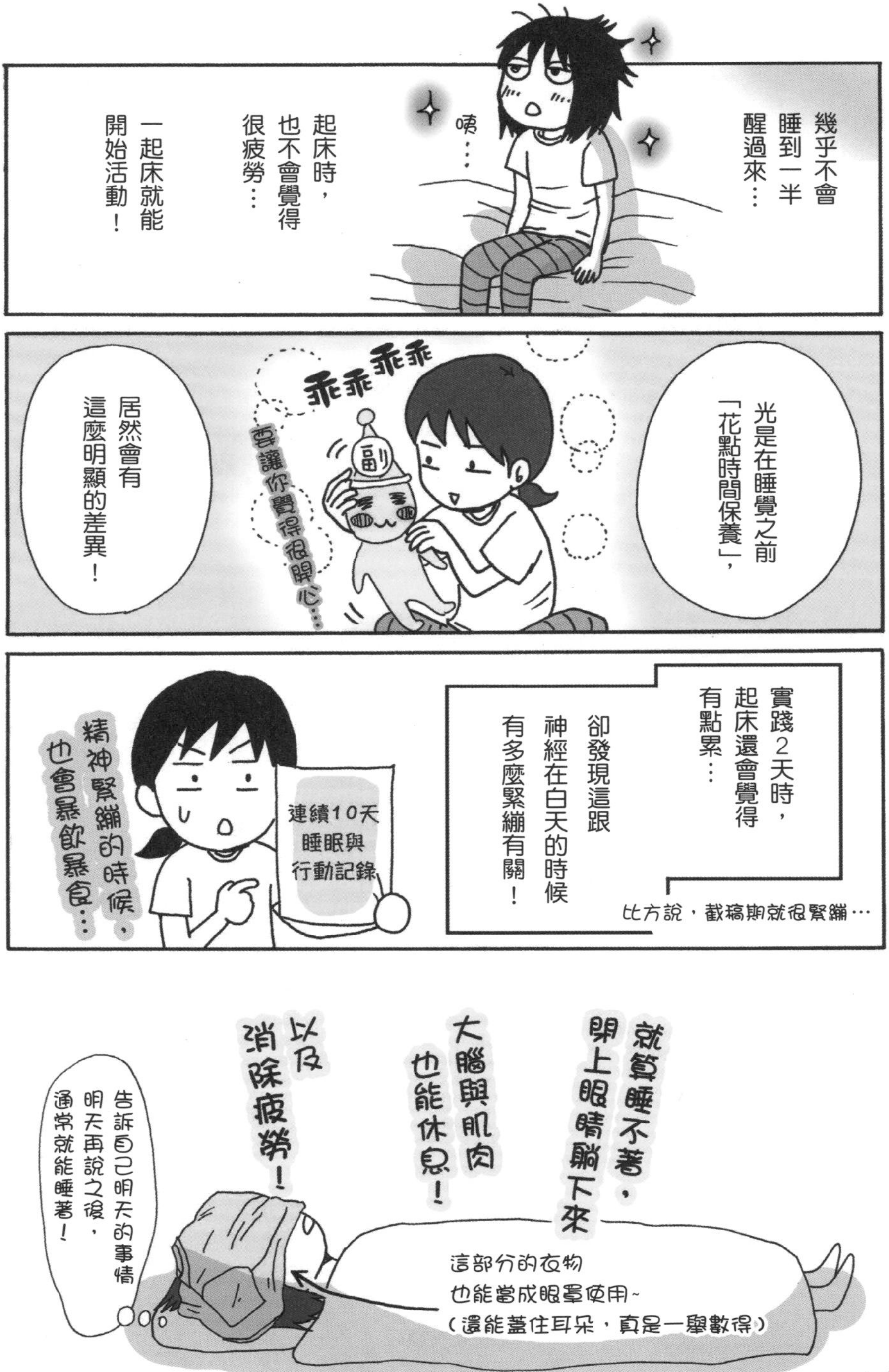
幾乎不會睡到一半醒過來…
噴…
起床時，也不會覺得很疲勞…
一起床就能開始活動！
光是在睡覺之前「花點時間保養」，
乖乖乖乖
副
要讓你覺得很開心…
居然會有這麼明顯的差異！
實踐2天時，起床還會覺得有點累…
卻發現這跟神經在白天的時候有多麼緊繃有關！
比方說，截稿期就很緊繃…
連續10天睡眠與行動記錄
精神緊繃的時候，也會暴飲暴食…
就算睡不著，閉上眼睛躺下來
大腦與肌肉也能休息！
以及消除疲勞！
這部分的衣物也能當成眼罩使用~
（還能蓋住耳朵，真是一舉數得）
告訴自己明天的事情明天再說之後，通常就能睡著！

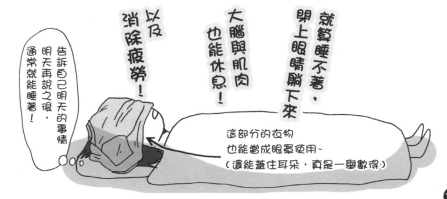

COLUMN

每個人的睡覺習慣都不同！

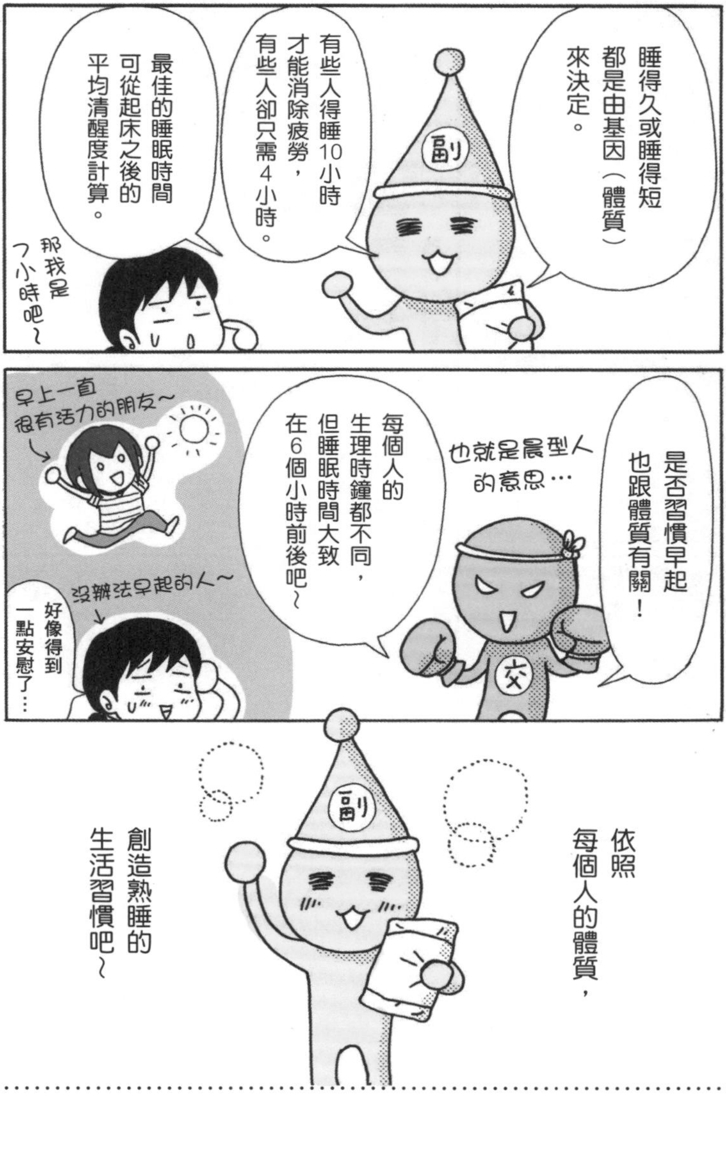
睡得久或睡得短都是由基因（體質）來決定。
有些人得睡10小時才能消除疲勞，有些人卻只需4小時。
最佳的睡眠時間可從起床之後的平均清醒度計算。
那我是7小時吧～
是否習慣早起也跟體質有關！
也就是晨型人的意思…
每個人的生理時鐘都不同，但睡眠時間大致在6個小時前後吧～
早上一直很有活力的朋友～
沒辦法早起的人～
好像得到一點安慰了…
依照每個人的體質，
創造熟睡的生活習慣吧～

COLUMN

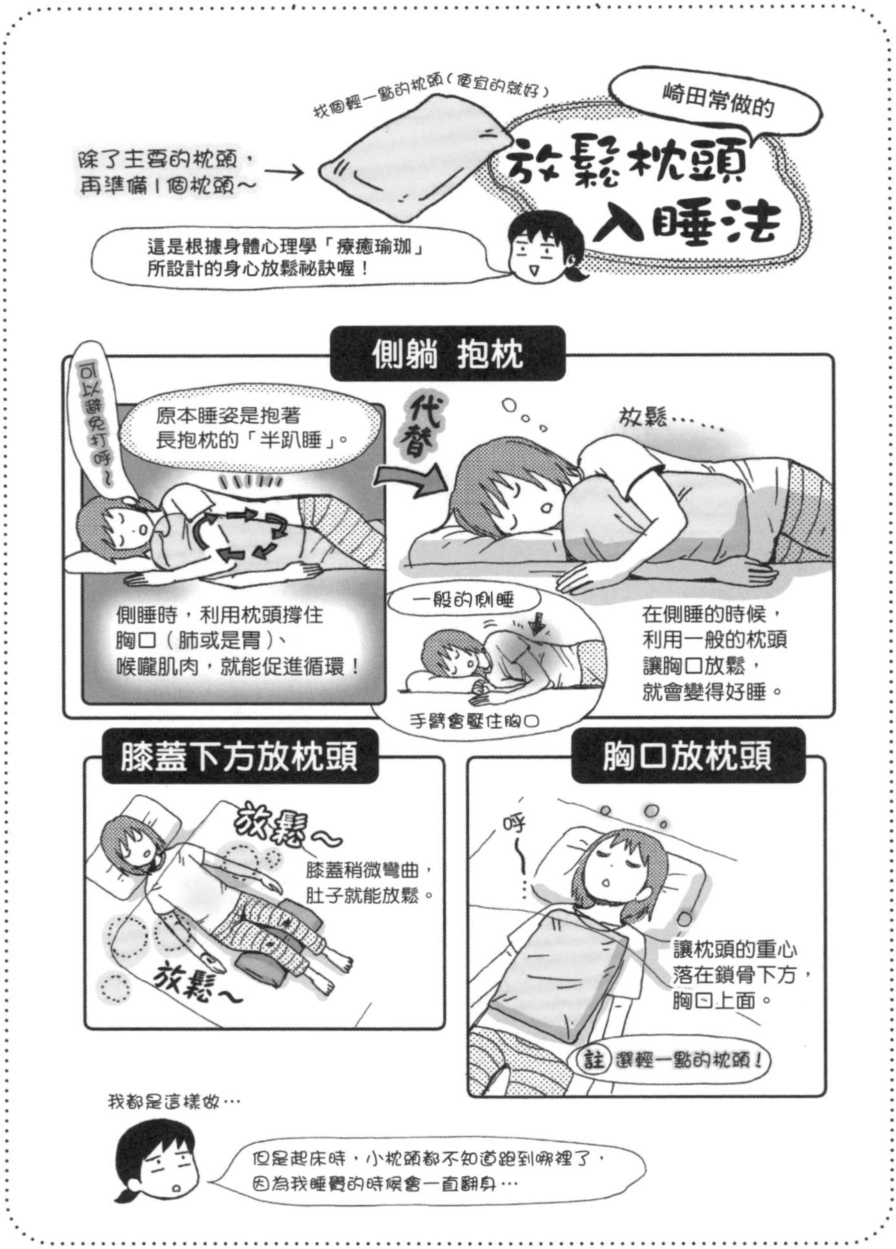

崎田常做的
放鬆枕頭入睡法
除了主要的枕頭，再準備1個枕頭～
找個輕一點的枕頭（便宜的就好）
這是根據身體心理學「療癒瑜珈」所設計的身心放鬆祕訣喔！
側躺 抱枕
可以避免打呼～
原本睡姿是抱著長抱枕的「半趴睡」。
側睡時，利用枕頭撐住胸口（肺或是胃）、喉嚨肌肉，就能促進循環！
代替
放鬆……
一般的側睡
手臂會壓住胸口
在側睡的時候，利用一般的枕頭讓胸口放鬆，就會變得好睡。
膝蓋下方放枕頭
放鬆～
膝蓋稍微彎曲，肚子就能放鬆。
放鬆～
胸口放枕頭
呼～
讓枕頭的重心落在鎖骨下方，胸口上面。
註 選輕一點的枕頭！
我都是這樣做…
但是起床時，小枕頭都不知道跑到哪裡了，因為我睡覺的時候會一直翻身…

第3章 睡眠篇

輕鬆入睡卡②

● 從居家服換成睡衣
● 喝熱開水
● 戴熱敷眼罩

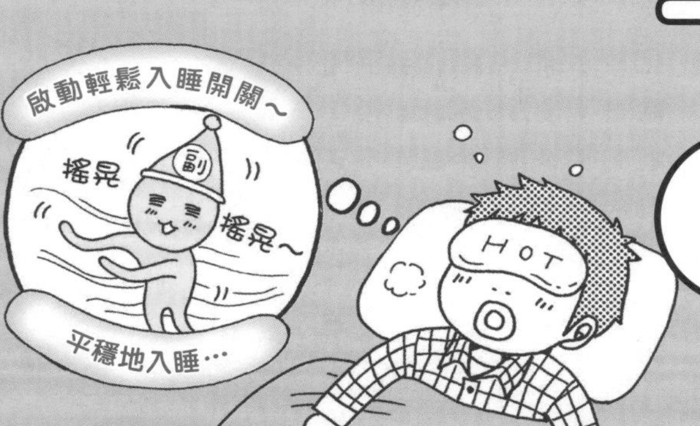
啟動輕鬆入睡開關～
搖晃
搖晃～
副
平穩地入睡…
HOT

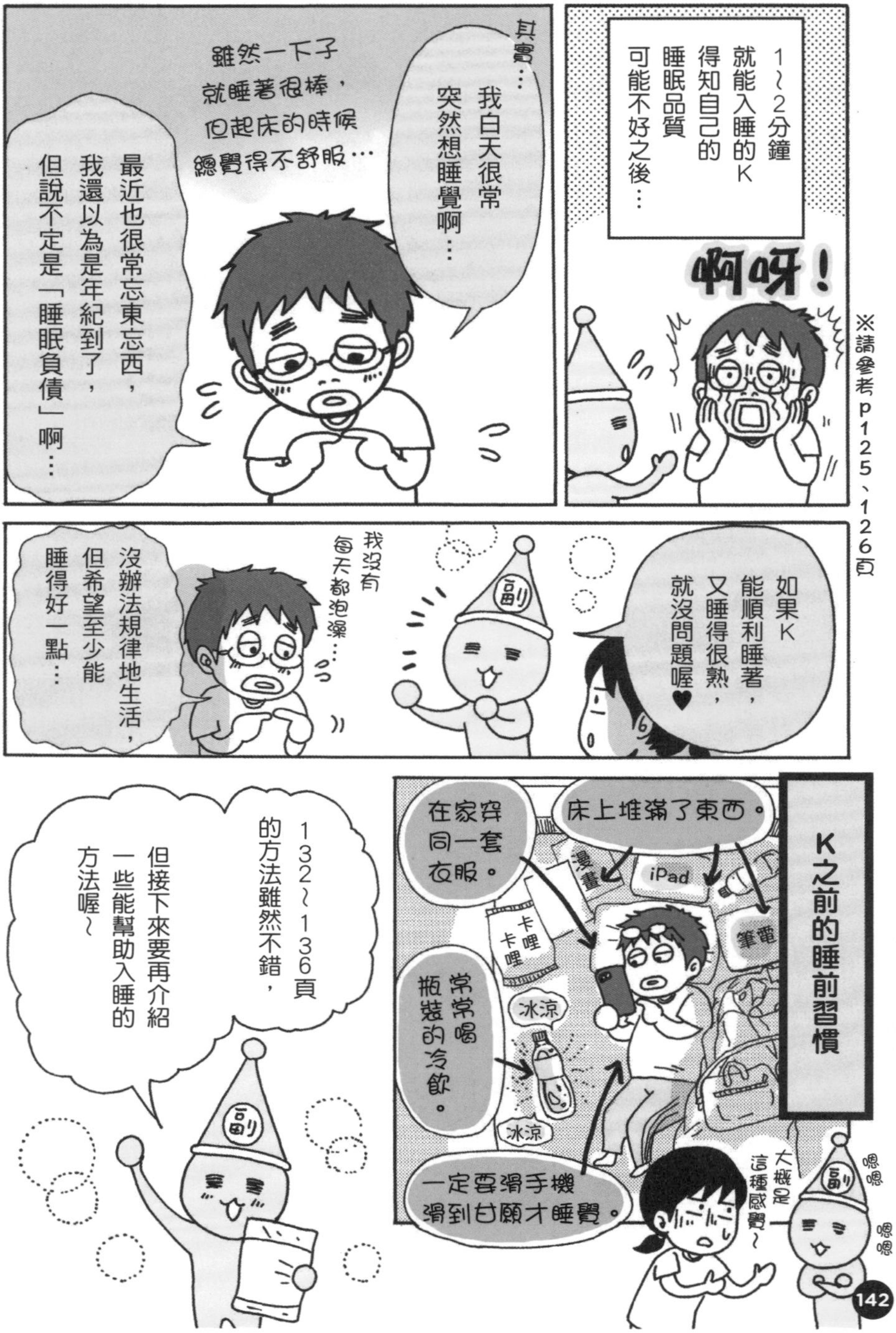
1～2分鐘就能入睡的K得知自己的睡眠品質可能不好之後…
啊呀！
其實…我白天很常突然想睡覺啊…
雖然一下子就睡著很棒，但起床的時候總覺得不舒服…
最近也很常忘東忘西，我還以為是年紀到了，但說不定是「睡眠負債」啊…
如果K能順利睡著，又睡得很熟，就沒問題喔♥
我沒有每天都泡澡…
沒辦法規律地生活，但希望至少能睡得好一點…
K之前的睡前習慣
床上堆滿了東西。
在家穿同一套衣服。
漫畫
iPad
筆電
卡哩卡哩
常常喝瓶裝的冷飲。
冰涼
冰涼
一定要滑手機滑到甘願才睡覺。
大概是這種感覺～
嗯嗯
嗯嗯
132～136頁的方法雖然不錯，但接下來要再介紹一些能幫助入睡的方法喔～

※請參考p125、126頁

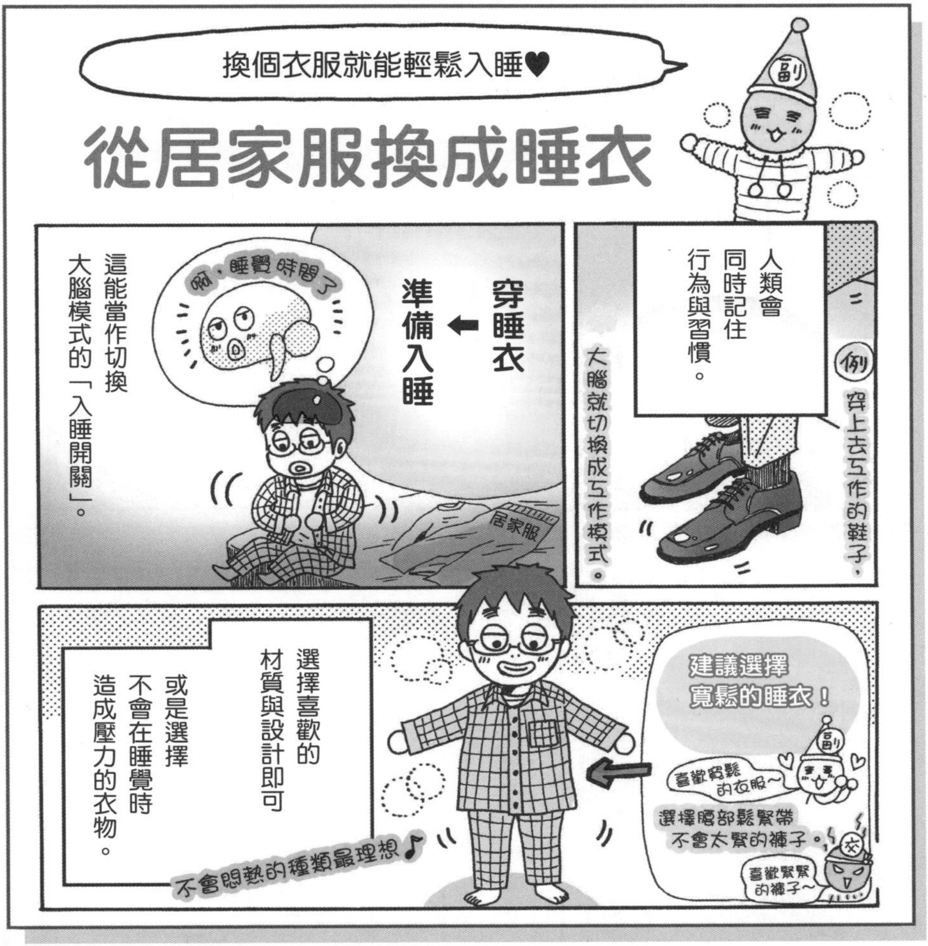
換個衣服就能輕鬆入睡♥
從居家服換成睡衣
人類會同時記住行為與習慣。
例 穿上去工作的鞋子，
大腦就切換成工作模式。
穿睡衣 ← 準備入睡
啊，睡覺時間了
這能當作切換大腦模式的「入睡開關」。
居家服
選擇喜歡的材質與設計即可
或是選擇不會在睡覺時造成壓力的衣物。
不會悶熱的種類最理想♪
建議選擇寬鬆的睡衣！
喜歡寬鬆的衣服～
選擇腰部鬆緊帶不會太緊的褲子。
喜歡緊緊的褲子～

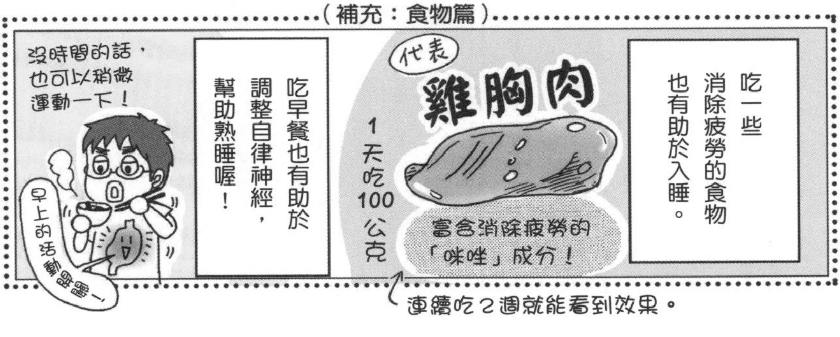
（補充：食物篇）
吃一些消除疲勞的食物也有助於入睡。
代表
雞胸肉
1天吃100公克
富含消除疲勞的「咪唑」成分！
連續吃2週就能看到效果。
吃早餐也有助於調整自律神經，幫助熟睡喔！
沒時間的話，也可以稍微運動一下！
早上的活動

喝熱開水

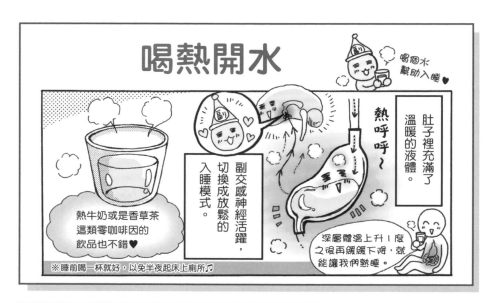

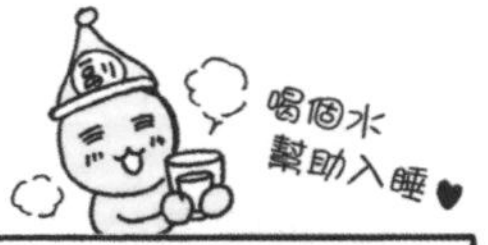
副
喝個水
幫助入睡♥

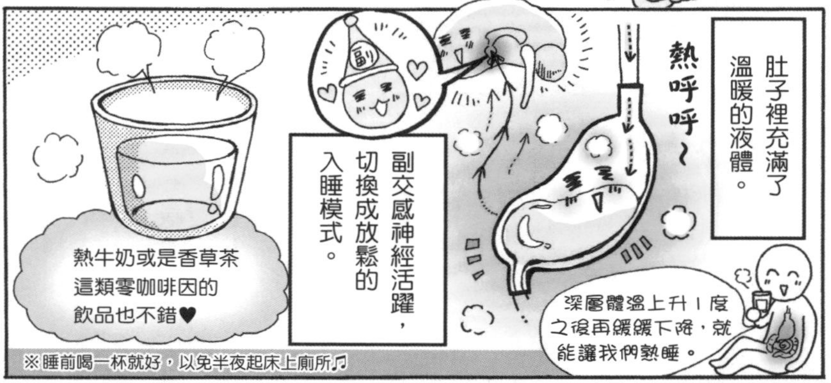
肚子裡充滿了溫暖的液體。
熱呼呼～
副
副交感神經活躍，切換成放鬆的入睡模式。
熱牛奶或是香草茶這類零咖啡因的飲品也不錯♥
深層體溫上升1度之後再緩緩下降，就能讓我們熟睡。
※睡前喝一杯就好，以免半夜起床上廁所♫

戴熱敷眼罩

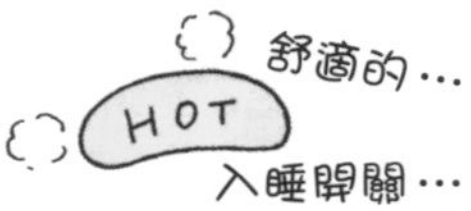
舒適的…
HOT
入睡開關…

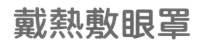

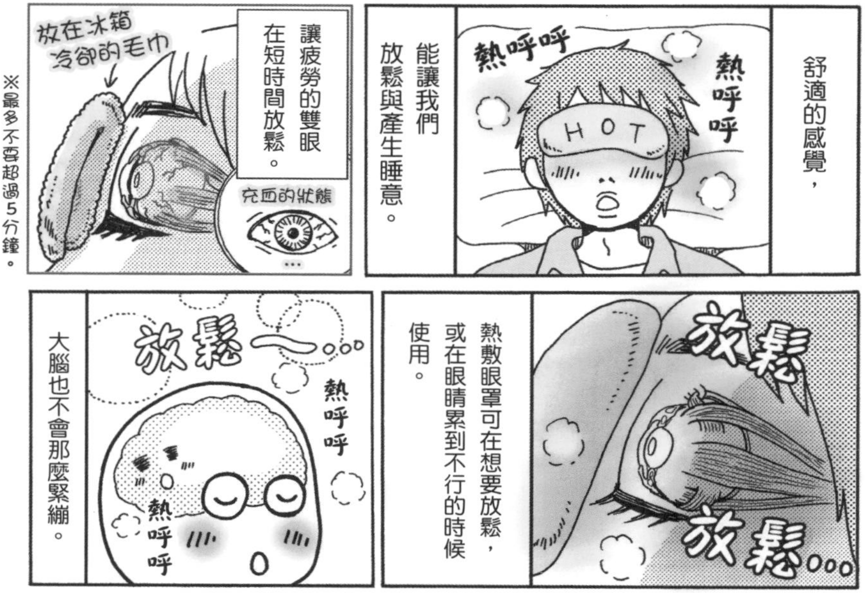
舒適的感覺，
熱呼呼
熱呼呼
HOT
能讓我們放鬆與產生睡意。
讓疲勞的雙眼在短時間放鬆。
放在冰箱冷卻的毛巾
充血的狀態
…
※最多不要超過5分鐘。
熱敷眼罩可在想要放鬆，或在眼睛累到不行的時候使用。
放鬆
放鬆ooo
大腦也不會那麼緊繃。
放鬆一ooo
熱呼呼
熱呼呼

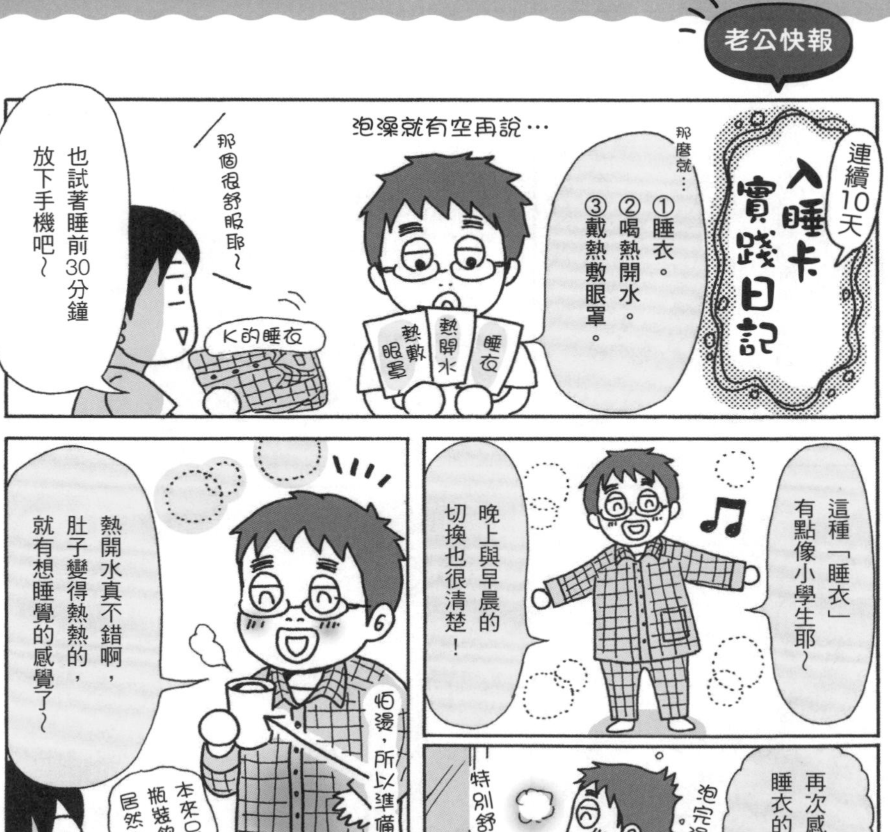
老公快報
連續10天
入睡卡實踐日記
那麼就…
①睡衣。
②喝熱開水。
③戴熱敷眼罩。
泡澡就有空再說…
睡衣
熱開水
熱敷眼罩
那個很舒服耶~
K的睡衣
也試著睡前30分鐘放下手機吧~
這種「睡衣」有點像小學生耶~
晚上與早晨的切換也很清楚！
熱開水真不錯啊，肚子變得熱熱的，就有想睡覺的感覺了~
怕燙，所以準備溫水~
本來只喝瓶裝飲料的K居然在喝水…
再次感受到睡衣的意義~
泡完澡之後
特別舒服~♥
光是睡衣與熱開水我就能啟動入睡開關了！
床也整理乾淨了~
讀了很多遍的音樂雜誌
eiichi Ohtaki
跟手機說再見的30分鐘。
……
今天的工作很累，熱敷眼罩也非常舒服啊~
HOT
ZZZ…

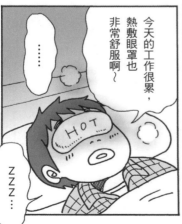

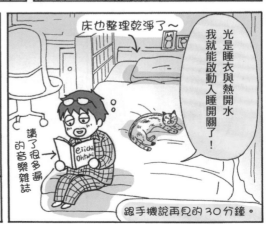

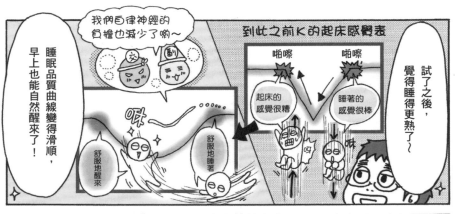

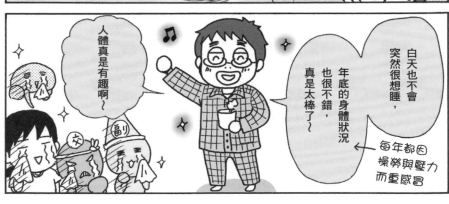

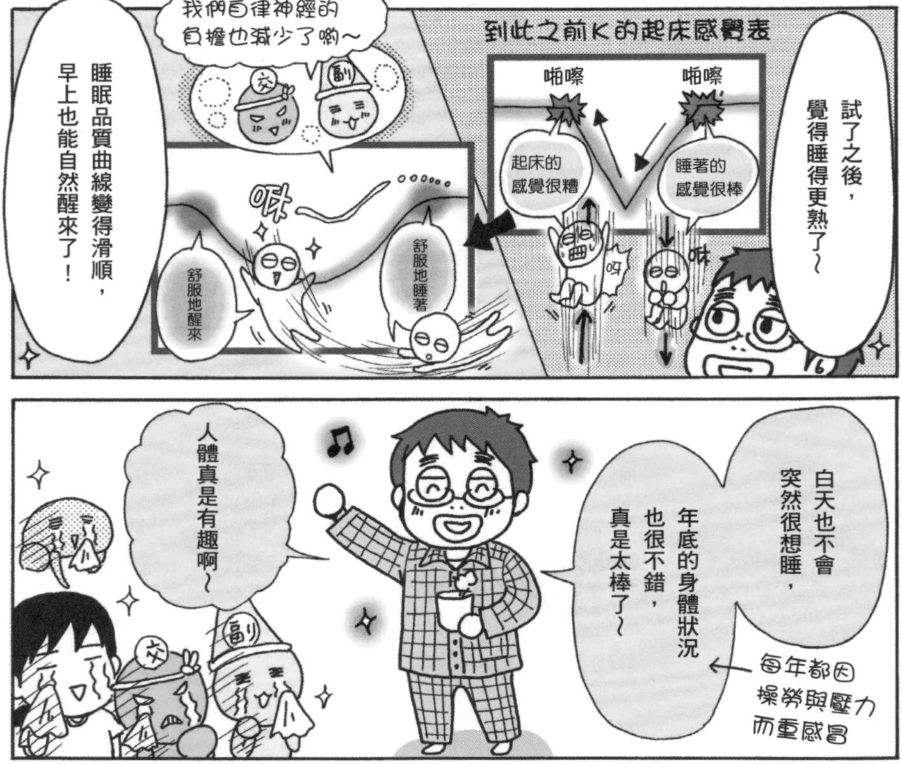
試了之後，覺得睡得更熟了～
到此之前K的起床感覺表
啪嚓
啪嚓
起床的感覺很糟
睡著的感覺很棒
咻
我們自律神經的負擔也減少了喲～
交
副
咻～
舒服地睡著
舒服地醒來
睡眠品質曲線變得滑順，早上也能自然醒來了！
白天也不會突然很想睡，年底的身體狀況也很不錯，真是太棒了～
每年都因操勞與壓力而重感冒
人體真是有趣啊～
交
副

最後

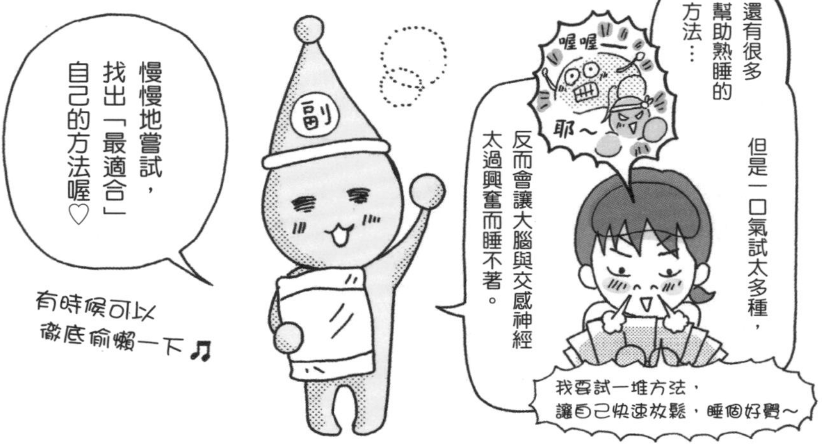
還有很多幫助熟睡的方法⋯
但是一口氣試太多種，反而會讓大腦與交感神經太過興奮而睡不著。
喔喔—
耶～
我嘗試一堆方法，讓自己快速放鬆，睡個好覺～
慢慢地嘗試，找出「最適合」自己的方法喔♡
副
有時候可以徹底偷懶一下♫

COLUMN

酒與睡眠

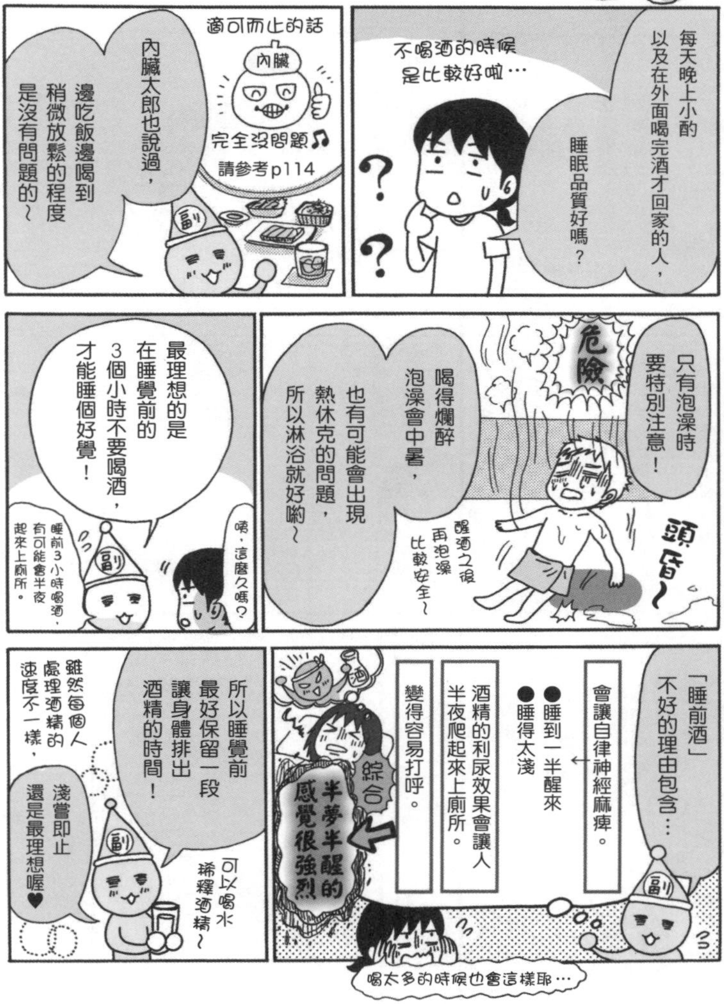
每天晚上小酌以及在外面喝完酒才回家的人，睡眠品質好嗎？
不喝酒的時候是比較好啦…
適可而止的話
內臟
完全沒問題♫
請參考p114
內臟太郎也說過，邊吃飯邊喝到稍微放鬆的程度是沒有問題的~
副
只有泡澡時要特別注意！
危險
喝得爛醉泡澡會中暑，也有可能會出現熱休克的問題，所以淋浴就好喲~
頭昏~
醒酒之後再泡澡比較安全~
最理想的是在睡覺前的3個小時不要喝酒，才能睡個好覺！
噢，這麼久嗎？
睡前3小時喝酒，有可能會半夜起來上廁所。
「睡前酒」不好的理由包含…
會讓自律神經麻痺。
●睡到一半醒來
●睡得太淺
酒精的利尿效果會讓人半夜爬起來上廁所。
變得容易打呼。
綜合
半夢半醒的感覺很強烈
酒
喝太多的時候也會這樣耶…
所以睡覺前最好保留一段讓身體排出酒精的時間！
雖然每個人處理酒精的速度不一樣，
淺嘗即止還是最理想喔♥
可以喝水稀釋酒精~

※血壓會因為氣溫的變化而劇烈起伏，導致恍神或是引起心血管疾病。

之後的2人

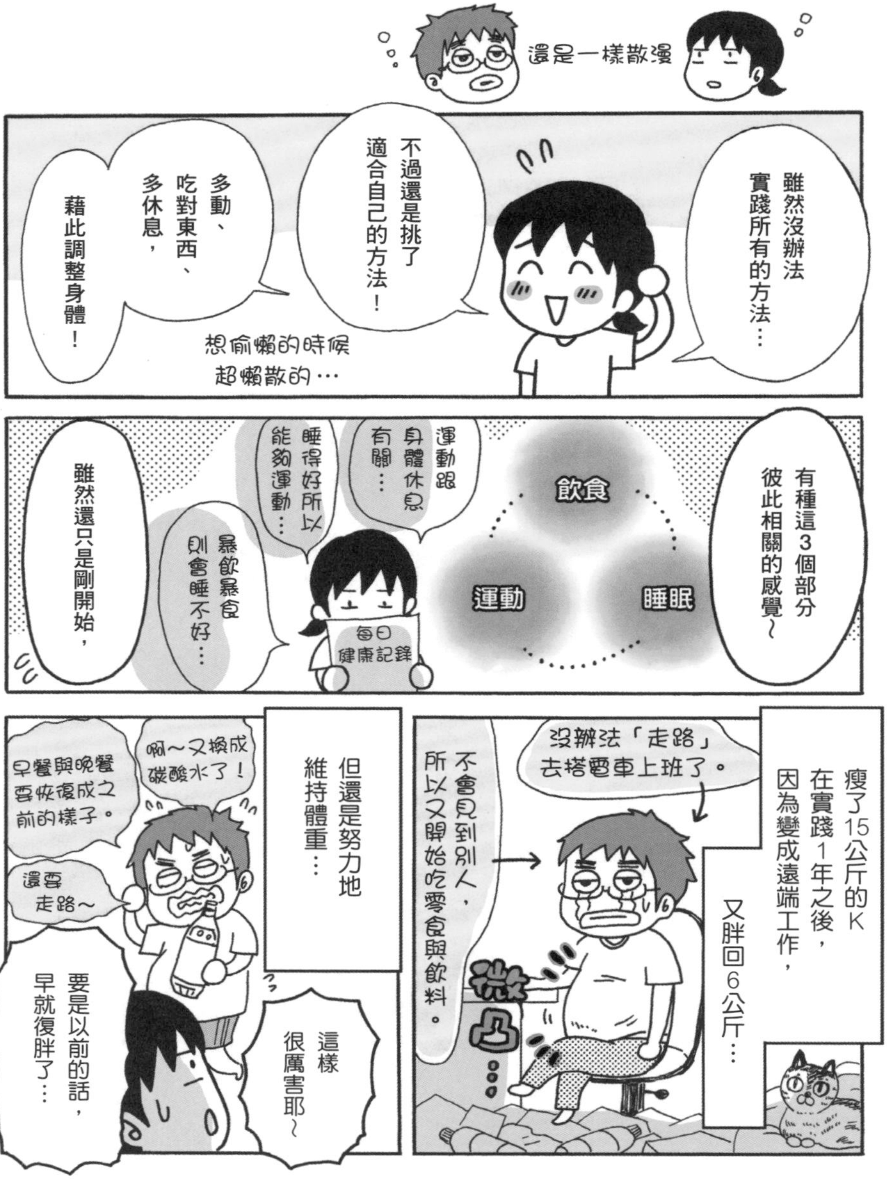
還是一樣散漫
雖然沒辦法實踐所有的方法…
不過還是挑了適合自己的方法！
多動、吃對東西、多休息，藉此調整身體！
想偷懶的時候超懶散的…
有種這3個部分彼此相關的感覺~
飲食
運動
睡眠
運動跟身體休息有關…
睡得好所以能夠運動…
暴飲暴食則會睡不好…
每日健康記錄
雖然還只是剛開始，
瘦了15公斤的K在實踐1年之後，因為變成遠端工作，
又胖回6公斤…
沒辦法「走路」去搭電車上班了。
不會見到別人，所以又開始吃零食與飲料。
微凸…
但還是努力地維持體重…
啊~又換成碳酸水了！
早餐與晚餐要恢復成之前的樣子。
還要走路~
這樣很厲害耶~
要是以前的話，早就復胖了…

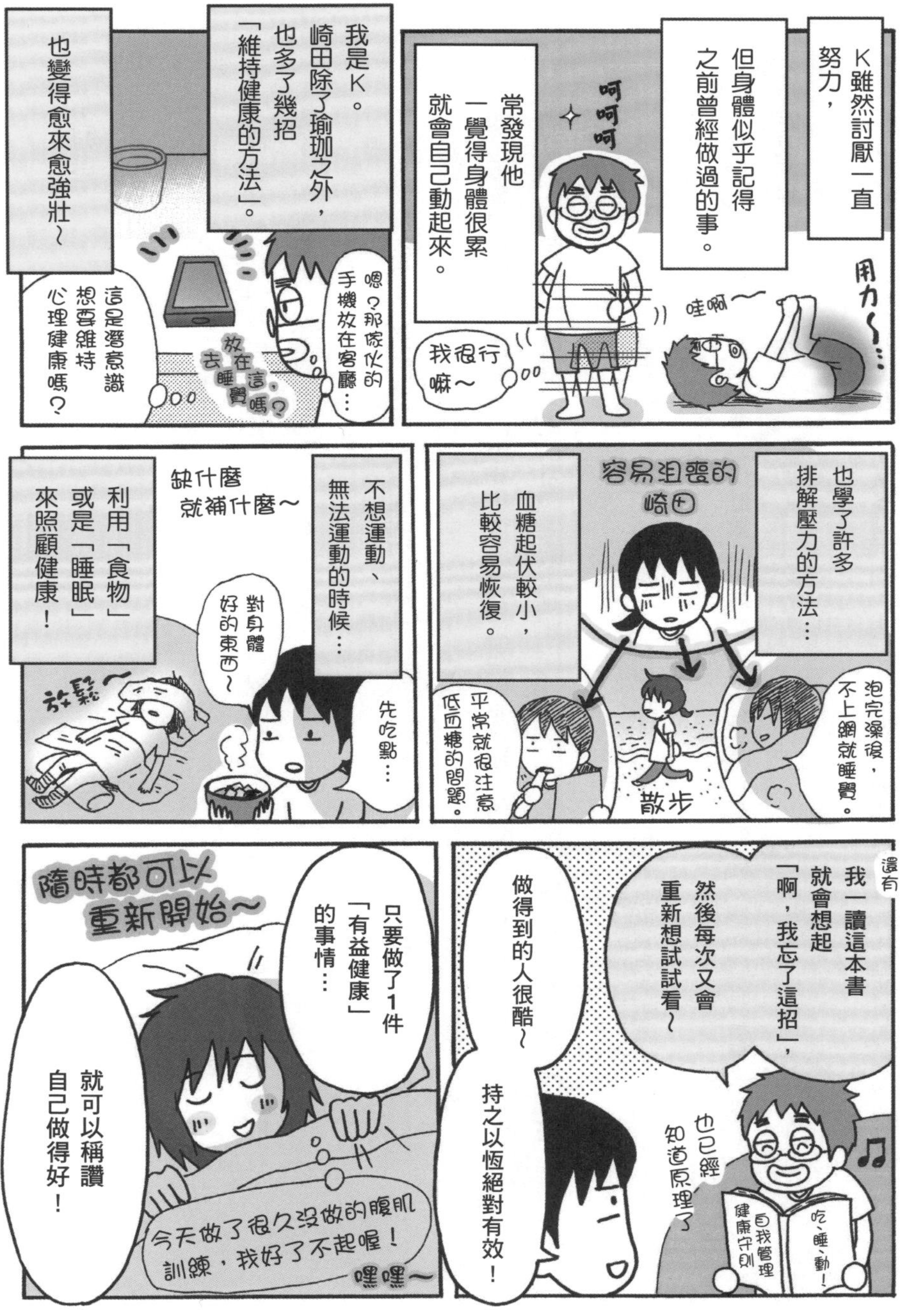
K雖然討厭一直努力，
但身體似乎記得之前曾經做過的事。
用力～
哇啊～
呵呵呵
常發現他一覺得身體很累就會自己動起來。
我很行嘛～
我是K。崎田除了瑜珈之外，也多了幾招「維持健康的方法」。
嗯？那傢伙的手機放在客廳…
放在這，去睡覺了嗎？
這是潛意識想要維持心理健康嗎？
也變得愈來愈強壯～
也學了許多排解壓力的方法…
容易沮喪的崎田
血糖起伏較小，比較容易恢復。
泡完澡後，不上網就睡覺。
散步
平常就很注意低血糖的問題。
不想運動、無法運動的時候…
缺什麼就補什麼～
先吃點…
對身體好的東西～
放鬆～
利用「食物」或是「睡眠」來照顧健康！
還有
我一讀這本書就會想起「啊，我忘了這招」，
然後每次又會重新想試試看～
做得到的人很酷～
也已經知道原理了
吃、睡、動！
自我管理健康守則
持之以恆絕對有效！
隨時都可以重新開始～
只要做了1件「有益健康」的事情…
就可以稱讚自己做得好！
今天做了很久沒做的腹肌訓練，我好了不起喔！
嘿嘿～

結語

首先感謝大家購買本書。

在撰寫《吃、睡、動！自我管理健康守則》這本書的時候，我與老公K先採訪了各領域的專家，再試著將「保養身體的方法」畫成漫畫。

向來悠哉的我總覺得能有還不錯的活力與體力，能夠維持一定的健康就好了。

我曾經透過瑜珈與打工活動身體，解決長年以來的憂鬱症，之後也一直透過瑜珈維持健康，但是之前曾因為搬家以及一點小傷而沒辦法繼續做瑜珈，所以就一直在想「沒有其他的辦法維持健康嗎？」最後我想到的就是在開頭的漫畫提到的【飲食】【運動】與【睡眠】這三個關鍵字。

不過，三個關鍵字有點太多，這三個關鍵字也常常給人刻苦的感覺，而且我們看不到體內的變化，又沒辦法立刻看到效果，所以很難持之以恆對吧……

等等，那只要查一查有什麼方法能讓心情放鬆不就好了嗎？然後再一個一個試看看，說不定就能從中找到好方法？

於是我跟老公K便在實踐「保養身體」的方法以及得到相關知識之後，知道該怎麼維持健康了。我是很散漫的人，所以隨時都會想偷懶，但該做的事情還是會做。不過，我沒辦法全部都做，所以只挑喜歡的訓練做。

真的很累的時候，休息是最好的選擇。如果大家也覺得「差不多是該訓練一下身體了」「最近的身體狀況有點糟」「想改善○○部分」，但願本書都能夠為大家提供一些方法，助大家一臂之力。

讀了本書之後，如果覺得有些「保養身體的方法」很有趣，還請嘗試看看。當然，就算只是為了轉換心情而讀，我也會覺得很光榮的！

我一直覺得這些「維持健康的方法」不是那些有毅力的人的專利。我知道，有志者事竟成，但是像我們這樣，斷斷續續地訓練自己也是不錯的選擇，那怕只試過一次都好。每個人都不一樣，做法、想法與生活也都不一樣，維持健康的方法也有很多種。

最後要感謝給予許多建議的朋友兼運動指導員的鈴木江美，以及十分可靠的編輯瀨谷由美子，還有幫忙設計本書的設計師千葉、監修本書的多位老師以及本書的相關人士。

感謝各位讀到最後，真的非常感謝！

崎田ミナ

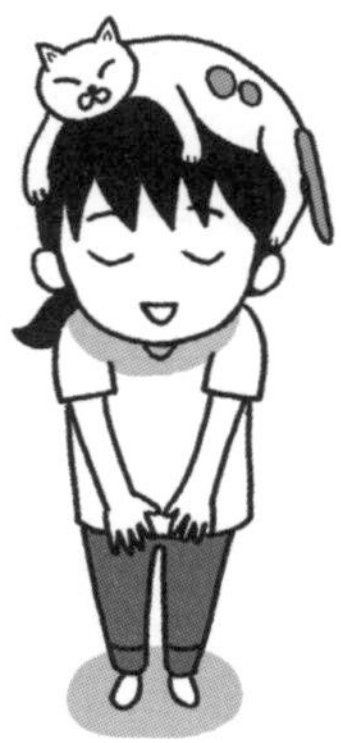

監修

木幡洋一

for.R整體院代表。訓練師。2008年早稻田大學大學院亞洲太平洋研究科畢業。擔任社會人大學院（MBA）補習班講師之後，擔任for.R董事長。專為企業舉辦伸展操講座，以及透過電視、雜誌與其他媒體監修相關內容。著有《全世界最舒服的伸展操（Wani Books）。
https://www.for-r.net

池田佐和子

健康運動指導師。2001年向全世界發表「重訓有氧健身操」的概念。目前以私人教練的身份，協助受傷之後的復健以及身材彫塑，幫助各年齡層的人打造理想的身材。著有《matagi shape》（Sony Magazines）、《減少體脂肪的伸展操》（主婦之友社）。

大柳珠美

營養師。2006年開始限制醣質攝取量的營養療法，這也是她的專業之一。在himenotomomi診所（身心內科、內科）、水道橋醫療診所（肥胖門診）擔任營養指導師，幫助患者在不過度依賴藥物的情況下進行治療。著有《只限制醣質攝取無法變瘦》（青春出版社）《利用熱門的減重食材減少醣質攝取量》（學研Plus）。

梶本修身

醫學博士。東京疲勞睡眠診所院長。自2003年開始，以產官學合作的方式負責「疲勞量化與抗疲勞食藥開發專案」，也負責設計任天堂DS「腦年齡腦壓力計腦掃瞄」遊戲，引爆「腦年齡」風潮。著有《為什麼你無法消除疲勞》（Diamond社）《所有的疲勞都與大腦有關》（集英社新書）。

參考文獻

『解剖生理をおもしろく学ぶ』増田敦子（サイオ出版）
『見るみるわかる 骨盤ナビ』総監修・解剖学監修：竹内京子、エクササイズ監修：岡橋優子（ラウンドフラット）
『身体運動の機能解剖』Clem W. Thompson、R. T. Floyd、翻訳：中村千秋、竹内真希（医道の日本社）
『ボディ・ナビゲーション ～触ってわかる身体解剖～』Andrew Biel、監訳：阪本桂造（医道の日本社）
『池田佐和子の1週間でかんたんスロトレ ―ティッシュボックスまたぎで体脂肪を燃やす！』監修：池田佐和子（NHK出版）
『マンガでわかる栄養学』著：薗田勝、作画：こやまけいこ、制作：ビーコムプラス（オーム社）
『酒好き医師が教える 最高の飲み方 太らない、翌日に残らない、病気にならない』葉石かおり、監修：浅部伸一（日経BP）
『【大人のための図鑑】脳と心のしくみ』監修：池谷裕二（新星出版社）
『ぜんぶわかる人体解剖図 ―系統別・部位別にわかりやすくビジュアル解説』坂井建雄、橋本尚詞（成美堂出版）
『寝ても寝ても疲れがとれない人のための スッキリした朝に変わる睡眠の本』梶本修身（PHP研究所）

崎田ミナ

插畫家、漫畫家。1978年於群馬縣出生。
透過瑜珈克服了長年以來的憂鬱症。著有《自律神經隨時可以重設！輕鬆的瑜珈》《自律神經隨時可以重設！更輕鬆的瑜珈》（皆為飛鳥出版社）《在職場、在家裡、在學校紓解你的疲勞，厲害的伸展操》（MdN Corporation）都是暢銷書籍。

吃、睡、動！

自我管理健康守則

出　　版／楓葉社文化事業有限公司
地　　址／新北市板橋區信義路163巷3號10樓
郵政劃撥／19907596 楓書坊文化出版社
網　　址／www.maplebook.com.tw
電　　話／02-2957-6096
傳　　真／02-2957-6435
作　　者／崎田ミナ
翻　　譯／許郁文
責任編輯／吳婕妤
內文排版／謝政龍
港澳經銷／泛華發行代理有限公司
定　　價／360元
出版日期／2024年9月

國家圖書館出版品預行編目資料

吃、睡、動！自我管理健康守則 / 崎田ミナ作；許郁文譯. -- 初版. -- 新北市：楓葉社文化事業有限公司, 2024.08 面； 公分

ISBN 978-986-370-698-4（平裝）

1. 健康法 2. 漫畫

411.1 113009301